ケーススタディ
いのちと向き合う看護と倫理──受精から終末期まで──

NURSING ETHICS through the Life Span
FOURTH EDITION

エルシー・L・バンドマン＋バートラム・バンドマン
監訳●木村利人　訳●鶴若麻理・仙波由加里

本書を、私たち二人の人生になくてはならない者たち
――ナンシー・バンドマン・ボイル、トーマス・ボイル、
そして絶えることのない喜びの源である
孫のサミュエル・フィリップ・ボイルに捧げる。
あなたたちのかわらぬ支援、愛、優しさに感謝をのべたい。

Authorized translation from the English language edition, entitled
NURSING ETHICS THROUGH THE LIFE SPAN,4th Edition,
ISBN:0838569765 by BANDMAN, ELSIE; BANDMAN, BERTRAM, published
by Pearson Education, Inc, publishing as Prentice Hall,Copyright©2002.

All rights reserved. No part of this book may be reproduced or transmitted in
any form or by any means,electronic or mechanical, including photocopying,
recording or by any information storage retrieval system, without permission
from Pearson Education, Inc.
JAPANESE language edition published by NINGEN TO REKISHI SHA LTD.
,Copyright©2010.

Japanese translation rights arranged with PEARSON EDUCATION, INC.,
publishing as Prentice Hall through TUTTLE-MORI AGENCY, INC., TO-
KYO, JAPAN

本書はBANDMAN, ELSIE; BANDMAN, BERTRAM著、「NURSING
ETHICS THROUGH THE LIFE SPAN」 第4版（ISBN:0838569765
Prentice Hall社版）をPearson Education, Inc.の許諾のもと翻訳して
います。
著作権の保護により、本書のいかなる部分も、Pearson Education,
Inc.の許可なしに電子的・機械的ないかなる形・手段によっても複
製・放送することはできません。そこには検索システムへの取り込み
による複写・記録も含まれます。
日本語版の著作権は「人間と歴史社」にあります。
日本語翻訳権は、タトル・モリ　エージェンシーを通してPEARSON
EDUCATION, INC（発刊Prentice Hall）と結んでいます。

日本語版発刊にあたって

早稲田大学名誉教授　木村利人

　生まれてから死に至るまで、あらゆる生命体はそれぞれの「ライフ・スパン」を生きている。本書では、人間のいのちの展開であるライフ・スパンのプロセスにおける問題点を、看護倫理の視座から分析・検討するというユニークな試みに挑戦し、具体的な事例を豊富に引用して分かりやすく解明している。

　人生は、誰にとっても一回限りであるが、特に現代に生きる人間の一生において、医療や看護との関わり無しに生きることはあり得ない時代となった。私たち自身が、患者となった場合はもちろんのこと、それなりに健康ないのちを与えられた生をおくっているとしても、家族、親族、友人、知人のうちで病に脅かされ、患者としての悩み、苦しみ、悲しみ、失望、絶望、死に何らかの意味でかかわりを持たざるを得ないケースも多いのが実情であろう。

　本書に見る、人の一生の様々なステージにおける事例の提示と、その看護倫理的考察を通し、患者の人間としての尊厳を守り、その自己決定を原則とするバイオエシックスの考え方をしようと願う医療・看護専門家をはじめ、患者や家族など多くの人々にとって極めて具体的な示唆が与えられると同時に、倫理的思考のための指針ともなるであろう。

　本書は、もちろん医療専門職としての看護師が直面する患者のライフ・スパンに即応した倫理の問題に、鋭いメスをあてて切開し、癒しの縫合を行い、治癒のための大胆な処置へと私たちを導く。まさに、グローバルな医療・看護文化の展開からすれば、多文化共生コミュニティとも言えるアメリカでの看護倫理の事例は、私たちの日本の医療と看護の現場に多くの点で共通する問題点があるばかりか、日本の医療文化における今後の「看護倫理」の臨床現場での展開に益することが多いものと確信している。

　日本における看護文化の固有性とその特色は、看護倫理的アプローチにおける国際的な異同や相似を超えて、世界の歴史の同時代性の中で、特に先端的医科学技術への対応をめぐって本質的に共通の問題意識をもたらすことは明らかである。

　本書は、その意味で極めて大きく重要な課題を日本における看護倫理の未来への展開に向けて指し示すことになるといえよう。本書を看護倫理における具体的な問題解決のためのマニュアルとして学び、手元に置き、参照するだけでなく、本書をてが

かりにしつつ、普遍的なバイオエシックスの原理に沿った新しい日本の看護倫理の形成への知恵と知識と実践と具体的事例の蓄積等々が、さらにいっそう広く、大きく、たゆまなく継続され、看護倫理の国際的な発展に大きく貢献することになるようにと心から願うものである。

　最後に、本書の翻訳をされた鶴若麻理、仙波由加里の両氏は、早稲田大学大学院人間科学研究科に学び、博士（人間科学）の学位を取得され、語学にも堪能な新進気鋭のバイオエシックス研究者である。この両氏の精力的で緻密な翻訳の作業に、深い敬意と感謝を表したい。また、日本赤十字看護大学准教授の吉田みつ子先生からは、ご専門の看護学の学術的用語や表現についてのアドバイスを頂けたことに心から御礼を申しあげたい。

　なお、本書は原著者との合意のもとに、翻訳にあたって部分的に編集上の調整を行ったことを付記し、本書の日本語訳に御快諾を頂いた共著者であるElsie L. Bandman, RN, EdDおよび、Bertram Bandman, Ph. D.の両博士に心からなる感謝を申し上げる次第である。

（きむら りひと・バイオエシックス）

ケーススタディ
いのちと向き合う
看護と倫理—受精から終末期まで—

CONTENTS

日本語版発刊にあたって……*i*
はじめに……3

第1章　看護における道徳の意義……7

概説：看護の意義……7
倫理と科学……8
　　倫理学と科学の相違点
なぜ看護倫理が必要なのか……11
倫理と看護倫理……13
何が善で何が害か……13
幸福な生活とは……14
幸福な生活を送るために……14
看護における重要な倫理的問題……15
　　「いのちの量」と「いのちの質」（QOL）／プロチョイスとプロライフ／
　　自由と抑制／真実を告げることと欺くこと／限られた資源の配分／
　　経験的知識と個人的信念の衝突
道徳的推論の方法……20
　　形式的手法／伝統的アプローチ／直観的アプローチ／弁証法的手法
看護倫理におけるケアの役割……23
　　フェミニストの視点／ケアの倫理のルーツ
看護倫理における看護師の役割……26
臨床と教育の連携……28
まとめ……29

第2章　専門家関係のモデル……31

概説……31
〔医師−患者〕関係のモデル……32
看護モデル……33
　　母親代わりとしての看護師／技術者としての看護師
　　契約医療者としての看護師／権利擁護者としての看護師
権利擁護者としての看護師の役割……35

権利擁護の重要性……36
　　　権利擁護に関する3つのモデル……38
　　　権利擁護に関する論争……39
　　　倫理綱領の基準……40
　　　米国看護協会の『看護師の倫理綱領』……41
　　　　　『看護師の倫理綱領』の具体的規定／『看護師の倫理綱領』の改定条項
　　　国際看護師協会（ICN）の倫理綱領……50
　　　『看護師の倫理綱領』のガイドライン……51
　　　米国医師会の倫理綱領のガイドライン……53
　　　専門家綱領への批判……54
　　　まとめ……54

第3章　看護における倫理的意思決定……57

　　概説……57
　　ヘルスケアの決定と支援……58
　　　　意思決定の共有／意思決定の原則
　　『患者の自己決定権法』の指針……60
　　　　ウェルビーイング（well being）の原則／公平の原則
　　患者の判断能力のアセスメント……64
　　　　患者の意思決定能力／意思決定能力のない患者／代理判断の基準／
　　　　患者の自発性／患者が情報を入手する権利
　　意思決定共有のためのガイドライン……72
　　　　関係性の促進
　　推論の落とし穴……74
　　　　まやかしの推論
　　　　　●「である／べきである」というまやかし／●「権力へ訴える」というまやかし／
　　　　　●「個人攻撃」というまやかし／●「一般大衆への訴え」というまやかし／
　　　　　●「不適切な権限への訴え」というまやかし／●「滑りやすい坂」というまやかし／
　　　　　●「怠惰な帰納的結論」というまやかし／●「偶然」というまやかし／
　　　　　●「入り組んだ質問」というまやかし
　　まとめ……79

第4章　家族関係と生殖に関する看護倫理……………81

概説……81
家族の機能……82
家族関係の3つのモデル……83
　　所有型モデル／クラブ所属型モデル／パートナーシップ型モデル／
　　各モデルの性質
家族間の力関係と価値観……89
　　家族介護／虐待／離婚
家族の意思決定に対する看護師の役割……94
生殖技術に関する倫理的問題……94
　　家族計画と避妊
　　【事例4.1】　HIVに感染した若い夫婦の妊娠
　　　家族計画／生殖技術
　　　　●人工授精／●体外受精と移植／●胎児治療
　　【事例4.2】　テイサックス遺伝子を持つ夫婦のケース
　　　　●代理母
　　　生殖技術における看護師の役割
遺伝情報への対応……102
　　【事例4.3】　家族性遺伝子疾患と子どもを産む権利
遺伝子検査における倫理的問題……105
　　　強制的か自主的か
遺伝カウンセリングにおける看護師の役割……108
まとめ……109

第5章　看護倫理と中絶の問題……………………113

概説……113
中絶の法的状況……114
生殖技術と中絶……118
　　中絶技術／健康な胎児を求めるための出生前検査
　　　●絨毛生検／●アルファフェトプロテイン検査／●羊水穿刺

　　　　　　　出生前診断のメリットとデメリット／胎児の減数手術／ヒト胚細胞の利用

中絶における倫理的・宗教的問題……121

中絶における看護師の役割……132

　　【事例5.1】　大学1年生の望まない妊娠

　　　　妊娠する権利、継続する権利、中絶する権利

まとめ……136

第6章　新生児の看護ケアにおける倫理的問題……139

概説……139

　　　　新生児の発達上の特徴

早産や先天性異常児救命への賛否……142

新生児HIV検査……146

新生児看護における倫理的配慮……148

　　　　看護介入の原則

どの権利を優先させるか……152

　　　　最近の哲学的動向

　　　　　●人と見なすための必要最低限の基準／●モデルの追求と検討／

　　　　　●潜在性の原則／●生存権の侵害

　　　　目的に基づく倫理

まとめ……158

第7章　子どもの看護ケアにおける倫理的問題………161

概説……161

　　　　子どもの発達上の特徴

子どもに関する倫理的問題……163

　　【事例7.1】　白血病治療を拒否した親への対応

　　【事例7.2】　子どもの集団スクリーニングへの関与

　　【事例7.3】　脳死宣告への対応

　　【事例7.4】　8歳児に腎臓提供のインフォームド・コンセントをすべきか

　　【事例7.5】　スクールナースは近親相姦を暴露すべきか

　　　　虐待
　　HIV／エイズの子どものケアに関する倫理的問題……169
　　　【事例7.6】 登校を拒否されたHIV患者への対応
　　　　　事実を伝えるという問題
　　　【事例7.7】 幼い息子にエイズを告知すべきか
　　子どもの看護ケアにおける道徳的影響……172
　　〔看護師−子ども−親〕の関係に対する倫理的・哲学的取り組み……176
　　　　哲学的動向／〔看護師−子ども−親〕の関係における権利の概念／
　　　　依存・パターナリズム・自由
　　まとめ……182

第8章　青年期の看護ケアにおける倫理的問題……185

　　概説……185
　　青年期の発達上の特徴……186
　　　　青年期の成長段階
　　青年期のヘルスケアの問題……187
　　青年期の生と死に関する倫理的問題……190
　　　【事例8.1】 人工透析治療の拒否と自宅で死ぬ権利
　　　【事例8.2】 心臓手術への同意を拒否したダウン症児の両親
　　青年期のQOLにおける倫理的問題……191
　　　【事例8.3】 父親が信仰に基づいて手術を拒否
　　　【事例8.4】 輸血に同意しない母親
　　　【事例8.5】 信仰に基づいて扁桃摘出術に同意しない父親
　　青年期のケアにおける看護師の役割……192
　　〔若者−看護師−親〕の関係における倫理的考慮……196
　　適応されるべき生物学的・伝記的・社会的・認知的特徴……197
　　まとめ……199

第9章　成人の看護ケアにおける倫理的問題……203

　　概説……203
　　成人の発達段階……204
　　　　若年成人

●若年期
　　　　壮年期
倫理的原則の適用……207
　　　　危害を避ける
　　　【事例9.1】　病院で死ぬ権利の主張
　　　　　限られた資源の配分
　　　【事例9.2】　無制限な医療の要求
　　　【事例9.3】　公的医療費負担の根拠
　　　　　真実を告げることと欺くこと
　　　【事例9.4】　HIV感染を秘匿したプロポーズ
　　　【事例9.5】　承諾のない精神安定剤の投与
　　　【事例9.6】　「がん」という言葉を避ける
　　　　　インフォームド・コンセントの原則／治療を受ける権利と拒否する権利
　　　【事例9.7】　精管切除（パイプカット）
　　　【事例9.8】　投薬拒否
　　　【事例9.9】　輸血拒否
　　　　　プライバシーの尊重
　　　【事例9.10】　てんかん
　　　【事例9.11】　ホモセクシャル
道徳的・哲学的配慮……213
　　　　適用されるべき原則／危害を避ける権利
　　　　真実を告げられる権利とウソを告げられない権利／
　　　　インフォームド・コンセント／
　　　　治療を受ける権利と治療を拒否する権利／
　　　　プライバシーと秘密を守られる権利
人として生きることへの倫理的・哲学的配慮……221
　　　　人として生きることの理性と自由
　　　　　●人であるということ
ヘルスケアにおける権利とヘルスケアに対する権利……223
　　　　HIVとエイズ／ヘルスケア資源配分のジレンマ
　　　　　●HIV・エイズ患者のヘルスケアの要求における倫理的な分析／
　　　　　●HIV・エイズに対する道徳・哲学的対応
看護師の役割……228

米国病院協会の『患者の権利章典』......233
まとめ......234

第10章　高齢者ケアにおける倫理的問題......237

概説......237

高齢期の特徴......238

退職／後期高齢期／虚弱高齢者／認知症

高齢期における問題と課題......241

事例に見る道徳的原則......244

【事例10.1】　集中治療室のプライオリティ

【事例10.2】　苦痛を訴える患者の自殺幇助の要請

【事例10.3】　患者の自己決定と家族の不同意

【事例10.4】　判断能力と患者の権利

【事例10.5】　患者の自己決定についての葛藤

【事例10.6】　患者の真実を知る権利

【事例10.7】　患者の権利擁護者としての看護師

【事例10.8】　看護サービスの公正な配分

老年看護における倫理的・哲学的考察......248

ヘルスケア配分の5つの方法

① 救命ボートの方法／② 功利主義の方法／③ くじ引きの方法／
④ 平等の原則／⑤ 平等に配慮するという原則

高齢患者の3つの権利......256

高齢患者の判断能力と権利......257

世代間の義務......259

高齢患者ケアの原則......261

身体拘束

【事例10.9】　身体拘束の減少プログラム

高齢患者への虐待

【事例10.10】　虐待が推定されるケース

権利擁護者としての役割／インフォームド・コンセントに基づく支援

「いのちの神聖性」と「いのちの質」（QOL）......267

真実を告げる

まとめ……269

第11章　末期ケアにおける倫理的問題……271

概説……271

死の意味と定義……272

 死の定義

看護判断と看護活動における原則……274

 【事例11.1】　ダウン症で腸閉塞を患う子どもの安楽死

 【事例11.2】　積極的安楽死の行使

 【事例11.3】　人工呼吸器は外されるべきか

 【事例11.4】　患者の真実を知る権利と家族の希望

 【事例11.5】　末期患者の自殺する権利

 【事例11.6】　患者の死ぬ権利といのちを守る権利

 【事例11.7】　誰が蘇生処置をしないことを決定するか

 【事例11.8】　蘇生処置を拒絶し臓器提供を希望したケース

 【事例11.9】　パターナリズムと患者の利益

死にゆく患者の3つの権利……278

死にゆく患者における倫理原則……279

 「いのちの質」（QOL）と「いのちの長さ」／

 苦しみの解放と二重結果原理／

 通常の治療と特別な治療／積極的安楽死と消極的安楽死／

 アドバンス・ディレクティブ（事前指示）／臓器提供／蘇生拒否への対応

自発的安楽死と反自発的安楽死……289

 自殺／理性的自殺

 【事例11.10】　医師による自殺幇助

  自殺幇助

 【事例11.11】　看護師のとるべき行動

 【事例11.12】　夫婦の選択による死

 【事例11.13】　納得した上での個人の選択

 【事例11.14】　機械による自殺幇助

 【事例11.15】　患者の要請に応じた死

宗教的信条への対応……300

　　　　　ヘルスケアにおける宗教の役割
死にゆく患者のケアにおける看護師の役割……302
　　　　　看護介入の判断／ホスピスのコンセプト
まとめ……308

参考文献……310
用語解説……326
訳者あとがき……330

ケーススタディ
いのちと向き合う
看護と倫理―受精から終末期まで―

はじめに

　ヘルスケアの提供システムの中で、看護の現場に決定的な影響を及ぼすような大きな変化が起きている。マネージドケアの業界は、ケアの質を落とさずにコストの削減をしていると自分たちが行っていることを正当化しようとしている。だが、これら二つが両立しないことは明らかである。コスト削減への動きは、看護資格を持たない補助的な人材の増員と共に正規の看護スタッフの人員削減や質的低下をもたらし、看護スタッフのリストラへとつながっている。その結果、患者を擁護する立場にある看護師の役目は、患者の安全性や患者の権利保護において、以前にも増して重要になってきている。

　看護師たちは、米国看護協会（American Nurses Association）の『看護師の倫理綱領（Code for Nurses）』で、患者を尊び、かつ患者たちを、安全性に欠け無資格で不適切な看護ケアから守るという原則を掲げてきた。看護師たちは、病院に対してうまく働きかけたりストライキをして、人材配置と労働条件向上の契約を勝ち取ってきた。看護師たちはこのようにして直接的な患者ケアの条件の向上と、組織の倫理の改善という二つの目的を達成してきている。抗議活動を進めている看護師たちは、組織に対してその使命を守ることや、質の高いヘルスケアサービスを提供する中での道徳的役割を公的に守るようにと押し進めてきた。ストライキを起こしている看護師たちは、世間の興味や同情、支援だけでなく、デモを肯定的に受け止めるメディア報道をも呼び起こしている。倫理委員会や患者代表団体のような組織の仕組みは、そうした組織すべてのレベルやコミュニティのレベルで、ヘルスケアの倫理的問題に応えるために拡大されることもあり得る。しかし、いかなる仕組みがあっても、現場の看護師ほど、患者の有している人として尊重される権利、インフォームド・コンセントを受ける権利、そして自分の価値観に従ってケアを受けたり、それを拒んだりする権利について、患者たちにアドバイスを与え、患者から信頼され重要かつ影響をもたらす存在はない。私たちは、人々に治療と予防ケアを提供し、彼らの痛みや苦痛を緩和して、パブリックヘルス（公衆衛生）と福祉対策を促進する看護師たちの決意をさらに強め、支持するつもりである。これらが、本書の目指すところである。

　この第4版では、私たちは章を構成し直した。モデルについての章では、看護に「エマニュエル」のモデルを適用した。1章〜3章[*1]では、哲学的考察に基づいて、

利己主義、善行倫理、結果主義的（功利主義的）倫理、義務に基づく倫理、権利に基づく倫理という主題別のアプローチを使って倫理を紹介している。それぞれの理論は、その歴史的発展や、そのメリットとデメリットというコンテキストの中で論じられる。各理論の基本的原理をよりはっきりとさせることで、学生たちはそれを適用し実践する力を増すことになる。記述は、初期のギリシャやキリスト教の道徳哲学の基礎を含み、自然法、利他主義、二重結果、そして看護における道徳や宗教的影響をも含んでいる。結果主義的（功利主義的）倫理は、大多数の幸福を強調し、現在のヘルスケアを提供する上で、広範にわたって検討されている。カントの義務を基礎とする倫理は、義務と責任、真実を告げること、約束を守ること、人の存在自体を究極目的として扱い、人をもっぱら他人の利益の手段として扱ってはならないということを強調している。そこで私たちは、権利に基づく倫理とそれに関わる患者のケアにおける現在の問題を分析している。

　4章〜11章は、子をもうけようとする家族に始まり、中絶、新生児、子ども、青年、成人、高齢者、そして終末期というように患者の生涯にわたる倫理を検討し、応用した。章のいたるところに事例をあげてある。ヒト免疫不全ウィルス（HIV）・エイズの問題も事例や本文中に入れた。高齢者や終末期を扱う章では医療資源の配分、拘束、虐待、積極的・消極的安楽死、自殺幇助の問題を広範囲に扱った。しばしば看護師は、臨終間近の患者たちへの心のこもったケアをしたり、患者たちが最後の息を引き取るまで人間らしさを保てるように支援する際に、中心的な役割を演じる。私たちは、患者の宗教的信条の内容がどうであろうと、その信仰的信条に敬意を払い、支援するという看護師たちの義務を支持している。

　*1　原書は、16章から構成されているが、日本語版翻訳にあたってボリュームの関係上、著者の許可を得て、原書にある3章（利己主義の道徳性）、4章（看護における徳の倫理）、5章（結果主義もしくは功利主義的倫理）、6章（義務に基づく倫理―普遍的な道徳原理）、7章（権利に基づく倫理）を割愛した。

　本書は様々な使い方ができると考えている。倫理の科目の入門書として、大学または大学院レベルでも使用可能である。本書の形式は、学生がカリキュラムを勉強していくにつれて学習レベルによって配列された複数の科目での使用にもまた役立つ。私たちの念頭にあるのは、ほとんどの看護学カリキュラムに準じ「子宮の中から墓場に至るまで」の応用倫理に対応するということである。

　この第4版を執筆するために休暇を与えてくれた、ロングアイランド大学のブルックリン校の理事会、および研究休暇委員会に感謝している。プレンティス・ホール・ヘルスの看護学編集者、ナンシー・アンセルメントには、この作業における彼女や彼女の

スタッフのサポートなど、その支援に謝辞を述べたい。特に、クラリンダ出版社のシニア著作物編集者であるエミリー・オータムに感謝している。私たちは、ナンシー・デュブラーとジェフリー・ブルースティンによって開催されているモンテフィオレ病院の月例のバイオエシックスセミナーから非常に多くのことを得た。また、ホリーオク・コミュニティ大学の何人かのコンピュータ監視要員、特にフローレンス・ライス氏、ケリー・トロンブリ氏、ミリー・クラウディオ氏、チャンク・シューマー氏、メリッサ・ラトゥール氏にも感謝している。さらに、ロングアイランド大学の教職員人事センター長のデヴェブラタ・モンデール氏と、彼の非常に有能なスタッフたちに、コンピュータのことではかなり助けてもらった。

最後に、自らの実践において看護の道徳的理想を縮図的に示してくれた一般開業医であり、糖尿病看護の教育者であり、患者一人ひとりに心の底から寛容なシェリル・D・スミス看護師、また看護師のプロ意識、患者の擁護と献身を目指すマサチューセッツ看護協会の第1地区会長であるスーザン・メイハー看護師とボニー・ピアス看護師の3人に心から謝辞を送りたい。この3人の女性たちは、倫理は実践だという概念に意味をもたせてくれた。

エルシー・L・バンドマン
バートラム・バンドマン

第1章　看護における道徳の意義

この章で学ぶこと

1. 看護師にとって、なぜ道徳心を向上させることが重要なのか、その理由を提示する。
2. 倫理と科学を区別できるようにする。
3. 個人、グループ、家族、ヘルスケアの提供などに影響を及ぼす道徳的決定に、看護師が参加する根拠を示せるようにする。
4. 看護と豊かな人生を送ることとの関係性を評価できるようにする。
5. 倫理的な問題やジレンマを分析するための四つの道徳的推論[*1]の使い方を学ぶ。
6. 日常の看護実践にケアの倫理を取り入れられるようにする。
7. 倫理的な意思決定に、看護師として参加できるようにする。

*1　道徳的推論：倫理原則の自律尊重の原則、善行の原則、無危害の原則、公正の原則をいう。

概説：看護の意義

　人が生きていくなかで、看護師はとくに大きな貢献を果たしてきた。看護師たちは患者の苦しみを和らげ、健康を守り、維持促進し、回復することを手助けしてきた。看護は患者の求めるヘルスケアのニーズや利益にとって、今も昔も不可欠と言える。

　看護の歴史を通して貫かれてきたのは、社会・経済的な地位や人種、宗教、文化または健康問題の本質にとらわれることなく、ケアを継続していくことと、人を育んでいくことである。ハンセン病患者や、社会から見放されたり病んでいたり傷ついている人

を、看護師がケアしてきたのは、「善いことを行い、害を避ける」ためである。これこそはまさに、倫理学の本質的なことであり、倫理的に正当化できる行為なのである。

19世紀になり、宗教に影響を受けない看護の時代が到来した。看護師はより高度な教育を受け、科学的、技術的、また専門的で効果的な判断を必要とする、理性的な行動規範に対応するべく教育されるようになった。今世紀になって、急速に科学技術の進展や、その価値を重視する社会になりつつあり、修士号・博士号を持つプロフェッショナル・ナースが、病める人や疾患を持っている人、負傷者、障がいのある人、ホームレスの人たちのヘルスケアのニーズや利益に、対処し続けている。

多くの看護師にとって、「善いことを行う」という信念が、苦労を要し、つらく複雑な看護の仕事への、大きな原動力になっている。

看護師の日々の実践において、「私は正しいことをしたのだろうか」「Yの代わりにXを行って良かったのだろうか」「患者が自分の選択やそれぞれの結果を理解するように、手助けできただろうか」という疑問が起こり、患者の人生に重大な影響を及ぼす選択に直面する。献身的にケアを提供する看護師なら、誰もがこのような疑問に悩むことがよくある。

本書の目的は、これらの課題を明らかにし、それによって看護における意思決定のプロセスを容易にすることにある。

看護専門家として、患者、家族、コミュニティの福祉に献身する代わりに、社会は彼らに専門家としての権威を認め、看護師として責任ある行動をとるように期待している。自主規制というのは、責任や分別のある専門職に見られる特質である[1]。（どの専門家もこの基準まで達しているかどうかは疑わしい。専門家を責任や分別のある者と定義し、良い専門家として認める努力には、さらに二つの難しい点が含まれている）。看護師と患者の相互作用は、「患者の人としての尊厳や個々の違いを尊重する」という道徳原則によって導かれている[2]。

看護師には、患者の安全と最善の利益を考えて、患者のヘルスケアのニーズに応えることが期待されている。患者のヘルスケアニーズに関する看護師の判断は、一人ひとりをかけがえのない人として認識するのと同じように、患者の身体的・心理的・社会的反応のアセスメントプロセス（評価の過程）に基づいている。

倫理と科学

道徳的価値について、単一の科学というものは存在しない。むしろ、これらの価値の間には、倫理や対話のそれぞれに選択可能な多様な理論がある。道徳の代替理

第1章 看護における道徳の意義

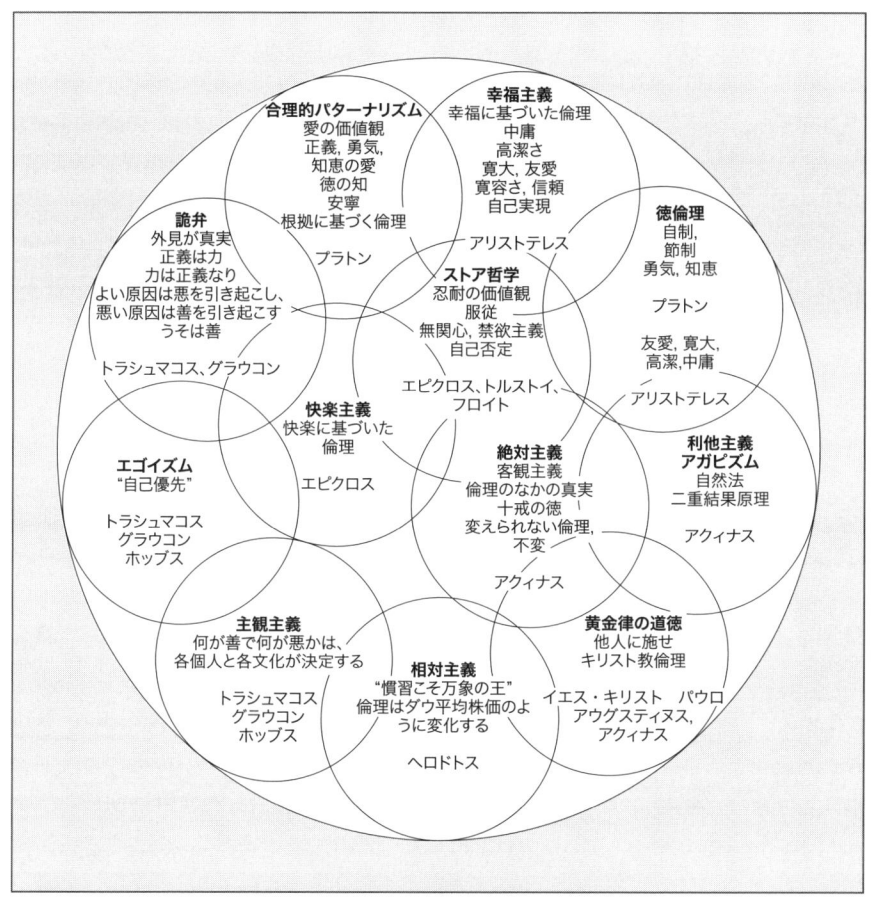

図1-1　道徳的価値のモデル

論は、患者のケアにおける看護の役割を方向づけるものである。これらの道徳的価値のモデルは、重なり合う円のようなものだ（**図1-1**）。それぞれの理論は、その価値を説明するために、看護における意思決定のある面を正当化しようとする。

　例えばトマス・アクィナス（1225〜1274年）は、人間のいのちは神からの贈りものであり、決していかなる人からも奪われるべきではないと主張している。アクィナスは、いのちの神聖性という考えを正当化するために、アガペー主義*2としてよく知られている、キリスト教の原則の一つを利用した。したがって、いのちは贈りものであるというこの原則は「正しいことをする」ために使用され、未熟児や早産の新生児のいのちを、あらゆる犠牲を払ってでも救おうとする看護師の決定を正当化する助けとなっている。

*2 アガペー主義:アガペーとは、キリスト教における神学概念で、神の人間に対する愛、無限の愛を表している。神が罪人たる人間に対して、一方的に恩寵を与える自己犠牲的な行為で、キリストの愛として新約聖書に現れた思想。そのアガペーを中心に据える考え方をアガペー主義という。

倫理学と科学の相違点

科学と倫理学それぞれの理論の間に類似性はあるが(例えば両理論とも人々にとって何が善いことなのかを説明しようとしている)、大きな相違点もある。科学の理論と倫理学の理論の主要な相違点は、以下の三つである。
① 科学の理論は、現象を説明することを目的としているが、倫理学の理論は一般的に、人間の行動を正当化することを目的としている。
② 科学の理論は、真実か偽りかである。一方、倫理学の理論は一般的に、そのようには扱われない。正しいか間違っているか、もしくはどちらでもないこともある。それは理論を受け入れることが、正当化できるかどうかによっている。
③ 科学の理論は説明、記述、予測を示す。一方、倫理学の理論は、正当化することができる事実に基づく義務、すなわち「すべき」を示す。

科学の理論と法則

科学の理論あるいは法則というものは、地球と太陽の間の引力のように、二つの現象の間の普遍的で、かつ不変的、実証的な関係性をあらわす。
例えば、万有引力の法則は、太陽系の2つの粒子が質量の積に比例し、お互いの距離の2乗に反比例して互いに引き合うことを示している。

倫理学の理論

倫理学の理論は、一つまたは多くの価値前提(あるいは最終結果の前提)と、目的と手段という事実前提を含んでいる。科学の理論というのは、記述的、実証的、予測的であるが、価値理論は規範的で、評価的である。しかしながら、価値理論は、次のアリストテレスの実用的三段論法*3にあるように、実際の目的と手段、価値前提の両方を含む。
例えば、価値前提は患者のクオリティ・オブ・ライフを高めることである。実際の目的と手段の前提は、87歳のヒル氏が大腿骨の手術から回復することである。ヒル氏のクオリティ・オブ・ライフは、毎時間、体位を変えることによって改善される。
評価的、指示的な結論:ゆえに、毎時間ヒル氏の体位を変える。

倫理学の理論は、形式的、経験的、弁証法的、直観的（それらの相違については後に議論する）であると言えよう。そして、それは特別な行動を正当化する時に求められる事実に基づく前提と同じように、道徳原則を用いる。倫理学の理論というのは、十戒に見られるユダヤ・キリスト教的な倫理のような、原理や原則を導く実際的な行動や、人が目的もしくは原則を達成する方法を示すために役立つ目的と手段の説明、あるいは事実に基づく説明を含んでいる。

前述したのは、科学と倫理学の理論の相違を分かりやすくするための三段論法の例である。倫理学の理論では、看護の原則を導く「害を与えるな（無害）」というような、患者のクオリティ・オブ・ライフを高める（善行）ことに寄与する評価の大前提から始める。したがって、実際の目的と手段に基づく前提を示すことは、一般の道徳原則の特別な適用例ということになる。小前提に必要なことは、大きな評価的な前提と一致していることである。

ベテラン看護師の役割の一つは、最も良い方法によって、患者のクオリティ・オブ・ライフ（QOL）を高めることだ。なぜなら、価値と事実における前提は、目的と手段における連続性のなかで相伴っており、孤立して存在していないからである。価値が何であるかは、ベテラン看護師にとって、常に問い続けるべき問題である。だからこそ、看護倫理は価値に左右されるのである。科学の理論には、その価値前提に、看護倫理と同じような固執した、かつ連続的な役割はない。

　*3　実用的三段論法：「大前提」として、法則的に導きだされる一般的な原理を置き、「小前提」に目前の具体的な事実を置き、「結論」にそこから導きだされる答えを置いた、「大前提」「小前提」「結論」の三つの命題からなる推論規則である。

なぜ看護倫理が必要なのか

医療技術の発達により、心拍、呼吸、他の生命機能を取り戻すことによって、患者の運命に介入することはかなり多い。将来は、生命機能をコントロールし、身体のさまざまな部分を改造していくことも予想される。看護師は、こうした介入にも関わることになる。

予防やケアの第一段階では、患者と家族は、生命維持について困難な決断に直面した時、担当の看護師に情報や助言、支援を期待する。治療的なケアの第二段階では、積極的な治療をするのに必要な機器をモニターし、維持することに積極的に関わっていく。第三段階では、看護師はより高度な臨床能力を発揮し、意思決定に参加する。社会的なレベルでは、看護師は保健機構や専門家集団内、立法府内の政策の立案に積極的に関わる、あるいは関わることが期待されている。

このように、看護はヘルスケアの提供システムに、なくてはならないものである。他のいかなる専門領域以上に、看護を実践する者は、患者と家族に継続的に関わることになる。この立場は、特殊な権限や責任をもたらす。看護師は、患者の最も個人的な恐怖や希望、後悔について関わりをもつ。

患者と家族の関係は、病気がお互いの表面的なものを取り去ることで明白になる。家族によるケアの手厚さ、あるいは患者に対する関心や尊敬の念が欠如していれば、病気の進行に従ってそれが明らかになってくる。看護師は、言葉や行為によって、ケアの意味や人間の基本的な尊厳を、家族に示すことになる。それは、家族と患者との関係、家族と学際的なヘルスケアチームの他のメンバーとの関係に、積極的な変化をもたらす。

看護の貢献が注目されるのは、看護師が「マネージド・ケア（管理医療）*4」という経済的問題やヘルスケアの課題に、実に果敢に対処しているからである。費用と収益という考え方は、患者への適切なケアを提供しようとするヘルスケアの提供者には、時として大きな障害になることがある。

看護師は、病人のケアや健康の促進、病気予防のための普遍的なニーズに応えようと、努力している。エキスパートナースは、個々の患者にとって価値あるものを守ろうとする。それは、あらゆる身体のシステムが、最適に機能することである。とりわけ看護とは、慈悲という本質を含み、提供者と提供される側の双方を高める可能性のある、ヘルスサービスである。看護の実践は、「人間に関することであり、人間を人間らしくすることである」[3]。この実践の中心にある重要さとは、ケアに関わるすべての人の人間性を高めることである[4]。

事実、私たちは健康な人と病気の人、あるいはその両者への看護を、善い行いだと見なしている。しかし、なぜ看護は善い行いなのだろうか。それは、常識的に言われるように、善いことを行うことを目的としているから、善なのである。

例えば、スミス看護師がジョーンズ氏を看護しているときは、ジョーンズ氏が健康になるために役に立つ看護支援は、何でも提供する。したがって、善いことをしていると見なす。実際、私たちは習慣的に看護を善い行いであると考えているため、「スミス看護師が、ジョーンズ氏に害を与えようとしている」ということ自体が矛盾しており、道徳的にも、そのようにいうことは咎められる。

では、看護師は善い行いをしようとしているのに、なぜ看護倫理が必要なのだろうか。それは、選択すべき事柄に関する知識が〔ある／なし〕によって、善にも害にもなることがあるため、善い行いをしようという思いだけでは、十分ではないからである。他の治療を選択する、もしくは完全に治療を拒否する理由は、他の可能性をも勘案し

ながら、批判的に検討する必要がある。また、看護師は自律の保障されている人に対して、治療の選択を強制しようとしない。

　看護師の考えている幸福な生活と、患者の考えているそれは、異なっているかもしれない。この違いは、個別性や個性の表れとして認められ、尊重される必要がある。ゆえに、他を選択した理由の根拠となる知識は、看護師にとって、臨床や日常生活において絶対に必要なのである。このように、看護倫理の機能は、当然善いと考えられる方向に、看護活動を導いていく。

*4　マネージド・ケア（管理医療）：医師の診療内容や、患者が受診できる医療機関に、保険会社が制限を加えることにより、効率的な医療の提供を目指した、新しいタイプの医療保険。アメリカでは1980年代後半から急速に加入者が増えている（『看護学事典』p.578、2003、日本看護協会出版会）。

倫理と看護倫理

　倫理についての既存の定義は、「善いことを行い、害を避ける」ことである。看護における決定は人々に影響を及ぼす。したがって、看護師は患者に対して善い行いをするが、一方でまた、害を及ぼす力も持っている。善い行いになるか害を及ぼすかは、一部は実際の知識に関連しており、一部は価値による。その時元気なのか病んでいるかによって、善い行いにもなり、害を及ぼすことにもなる。そのため、事実も価値もともに意識的また批判的に、評価されることがある。

　例えば予測される善とは、患者に薬剤の投与を続け、また規定された食事を守ることが道理にかなっているならば、そうするように教育することである。害をなすことの事例は、後天性免疫不全症候群（AIDS：エイズ）の患者、あるいは看護師の価値観とは合わない難しい患者の看護のニーズを否定して、避けることである。害をなす他の事例は、看護師の意見に反して高齢の初産婦が中絶を決断する場合、患者の決定を左右するような情報や必要なカウンセリングを、提供しないことである。

何が善で何が害か

　ある人は尋ねるかもしれない。何が善であり、何が害であるのか。誰にとっての善であり、誰にとっての害であるのかと。例えば看護師は、患者にとって生存するために欠くことのできない挿管、薬剤の注射、開口部の洗浄を行う際に、うっかりして患者に痛みを与えてしまうかもしれない。害を与えることなしに誰かに善い行いをするのは、時として不可能なこともある。しかし、苦しみを和らげ、健康を回復し、促進させ、あ

るいは病気を予防することにより利益をもたらそうとする看護師は、善いことをしている。

善はまず、患者に利益をもたらす。有能で理にかなった看護を意識的に実践している看護師は、自分自身や仲間、患者、家族から、専門的にも給与の面でも評価を受ける。

しかし、いかに善をなし害を避けるかについては、ジレンマが生ずる。この場合のジレンマとは、満足のいく解決ができない問題として定義される。

例えば、38歳の初産婦が羊水穿刺*5を行い、胎児がダウン症であると分かるが、女性は産むことを切望している。善や害という限りにおいて、必ずしも簡単に定義することはできない。妊婦が産むことを望んでいるこの例では、善いことを行うための手がかりがある。

このジレンマには、当然ながら、彼女のさまざまな思いが含まれている。彼女はこの出産で、健常児を産むことはできない。彼女のその思いを通して、害や悪の意味することについての手がかりを得ることができる。女性は胎児を殺すことは、いのちを破壊するという害のある行為だと考えている。しかし女性の夫は、知的発達の遅れた子どもを将来育てることを拒絶し、結婚生活が苦痛になるかもしれないと感じている。この事例は、善や害を定義する問題に、さらなる洞察を与える。

*5 羊水穿刺:妊娠前期には主に先天性異常を、後期には主に胎児の成熟、健康度を検査し観察分析するために、超音波装置を使用して、胎盤や胎児を穿刺する危険のない部位において、腹壁、子宮筋層、羊膜を穿刺して羊水を採取すること。

幸福な生活とは

幸福な生活とは、いくつもの要素で構成された、複雑な織物のようである。すなわち、豊かな人生とは、あらゆる人に害を与えず、看護や介護をする人とされる人の関係性、仕事の満足度、身体の良好な状態、健康、安全、目的が追求され達成されること、障害が取り除かれることなどで構成される。

私たちは、幸福な生活に不可欠なものは、健康であると考えている。健康であるという目的は、看護を通して達成される。

幸福な生活を送るために

看護実践は、善いことを行うことに関係している。これとともに、看護における最も大きな価値の一つは、幸福な生活を目指すことに関係している。健康とは、幸福な生

活を導くものであり、またその一部なのである。
　この点において、アリストテレス[5]は、カントよりも、より良い議論を展開しているように見える。カントは、健康であることでさえ人に自尊心を抱かせ、それによって人の「善なる意思」、すなわち無条件の善を損なうことがあると考えていた[6]。アリストテレスによれば、本当に幸せな人生のためには、健康は必要不可欠な状態である。そして「元気に暮らす」ことによって支えられている幸福な生活とは、人が手足や五感を十分に使っているかどうかにかかっている。
　人は足や腕を骨折したり失った時、または目が見えなくなったり、耳が聞こえなくなった時に、健常な状態のありがたみを知るだろう。

看護における重要な倫理的問題

「いのちの量」と「いのちの質」（QOL）*6

　これらの倫理的問題の最初にあげられるのは、いのちの量と質に関するものである。いのちの量とは、患者が生きている時間（長さ）、もしくは同じ病に侵されている人の数を意味している。いのちの長さに関する事例は、8ヵ月間昏睡状態にある14歳の男の子の両親が、看護師に延命治療を中止して欲しいと依頼するようなものである。
　看護師は、いのちの質（QOL）と、いのちの長さに対する問題に、影響を及ぼす立場にある。なぜなら、家族は愛する人に最初に直接ケアを提供する看護師を、頼ってくるからだ。つまり問題は、道徳的に正当化できる看護師の立場は何か、ということである。
　この問題の重要性は、米国看護協会の雑誌『The American Nurse』誌上に載った、1994年の調査結果において明らかになっている。
　それは、207名の会員に、1990年代において、何が最も重大な倫理的問題であるかを尋ねている。そのうち42%は、看護師が直面する緊急な倫理的問題の二番目に、「いのちの終わりの決定」をあげていた（「ヘルスケアの配分」が最も緊急な問題であった）[7]。回答者はその理由として、「この国では、毎年何百万ドルもの金銭が、延命治療に使用されている。原点に戻って、死は自然なことだと認識し、あらゆるところで行われているすべての延命治療を中止する必要がある」ことをあげている（看護スタッフ）[8]。
　回答者の57%は、医師による自殺幇助が法制化されるべきであると答えていた[9]。反対に、たとえ自殺幇助や自発的安楽死が、ともに死ぬために他人の支援を受けると

いう、判断能力のある成人の決定であったとしても、43.9%は安楽死の法制化を望んでいなかった。他の意見は次のようなものである。

> 「誰が生き、誰が死ぬのか。そして誰が決定するのか。安楽死と殺人の間には、はっきりとした線引きがある。この選択が乱用されることを恐れている（ベテランの臨床看護師）」[10]。
>
> 「私は安楽死というのは、医師によって決定されるべきではなく、むしろ全体像を考慮して、家族、宗教家、ソーシャルワーカー、医師、看護師のチームによって決定されるべきだと感じている」（看護教育者）[11]。
>
> 「患者は、（心肺蘇生、水分・栄養補給、人工呼吸器などで）延命される恐怖から解放されて死に至るまでの間、心地よい状態であるべきだと私は思う。しかし、そのいのちを故意に終わらせることは、倫理的ではない。それは、私や他の誰の決定でもなく、神の決定である」（フリーの看護師）[12]。

消極的・積極的安楽死、自発的・反自発的な安楽死、自殺幇助の相違のみならず、患者の死ぬ権利や、その権利を行使する際の手助けを拒否する医療者側の権利に関しては、不明瞭であると思われる。これらの問題はさらに第11章で検討する。

*6　いのちの質（QOL）：一般にいのちの質は、Quality of Life（QOL）の訳語として使用されている。文脈によって、生活の質、生きることの質、人生の質、生命の質などともいう。これは、ライフ（life）という言葉の持つ意味が、多様であるためだ。
特に1980年代から、医療や看護、特にがん医療の分野で、この概念が使用されてきた。治療方針の決定に際して、生命の長さにだけ焦点を当てるのではなく、いかに生きているかという質を問うものである。

プロチョイス*7とプロライフ*8

回答した看護師207名のうち33%は、1990年代で最も重要な倫理的問題の三番目に、「妊娠中絶」をあげていた[13]。アメリカの連邦議会議事堂へのデモ行進、1993年のある医師の殺害、1994年の別の医師の殺害というメディア報道のように、この話題はしばしば、ニュースのトップ記事になる。そしてそれはすべて、胎児のいのちを救うという名のもとに行われていた。

アメリカ最高裁判所は、1973年のロウ対ウェイド判決（第5章を参照）によって、擁護されている妊娠中絶の権利を、制限するか廃止するかを求める裁判に、毎年直面している。反対者は、連邦政府の予算制限を通して廃止を求めているため、議会では中絶論争は年中行事である。妊娠初期の経口中絶薬や、RU-486（ミフェプリスト

ン）*9をFDA*10が認可した後でさえ、議論は相変わらず激しい様相のままである。

*7　プロチョイス：妊娠している本人が妊娠中絶を選ぶ権利を持つという、妊娠中絶擁護の立場。
*8　プロライフ：「胎児の生命」と「母体の選択権」を比較した場合に「胎児の生命」を優先するという、妊娠中絶反対の立場。
*9　RU-486（ミフェプリストン）：RU-486という名前でフランスで開発され、妊娠が継続するために必要なプロゲステロンと呼ばれるホルモンの作用を止める経口妊娠中絶薬。
*10　FDA：米国食品医薬品局。米国の連邦政府管轄の組織であり、日本の厚生労働省の一局にあたる。食料品、医薬品、化粧品の検査や取り締まり、認可などを行う。

自由と抑制

　依然として看護師が直面している他の倫理的問題は、「自由」対「害のコントロールや予防」である。個人レベルで1例をあげると、自由に歩きたいが、弱っている高齢患者への身体拘束の例がある。この歩きたいという高齢者の自由と、ヘルスケアチームがこの患者への害を予防しようとする努力は衝突する。
　他にも、個人の権利や自由を理由に、食べることを拒否する患者に、強制的に食事を与える例がある。1981年の映画『いったい誰のいのちなのか?』は、さらに、「自由」対「害の予防」という問題を例示している。両下肢麻痺の入院患者であるケン・ハリソンは、死ぬ権利を主張し、一方病院の管理者は彼を死なせまいと対立する原則を論じている。さらに、より良い労働環境や質の高いケアを求めて、看護師がストライキを起こす自由と、病院側が患者に悪影響が及ばないように尽力するという事例もある。

真実を告げることと欺くこと

　批判的に物事を考えることによって見えてくる四つ目の問題は、誠実さ（真実を告げる）と欺いたりウソをつくことである。だましたりウソをついたりする理由は、自分の思い通りにするためや、悪いニュースを伝えないで害を避けるため、またはアルコール依存症や麻薬中毒のような乱用パターンを隠すためである。
　例えば、仲間に乱用の問題がある場合、自分が事実を隠すことに加担するか、真実を話して止めさせるかを決定しなくてはならないというジレンマが存在する。別のジレンマは、薬物乱用者が、乱用を止めさせようとする人に対して、職業上あるいは個人的な利益にとって不可欠なことを、暴露すると脅す場合に生じる。
　かつては献身的で極めて有能な医療専門家だった人物が、今は薬物中毒者で、患者に対して深刻な害をもたらす立場にあるような場合は、どのような手段を講じるべきだろうか。誠実さと欺くことの問題を扱う事例を、さらにあげよう。いわゆる尿の検体

に関する「尿沈渣」で、検査技師が分析のための検体をとったが、シンクに流してしまい、結果についてウソをついたという事例である。あるいは看護師が、行ってもいない治療や血圧、体温、排尿の量を偽って記録することがあげられる。

限られた資源の配分

　五つ目の倫理的問題は、限られた資源の公正な配分に関するものである。先の『The American Nurse』の調査では、回答者の56%は、最も差し迫った看護師の直面している倫理的問題として、ヘルスケア資源の配分に言及していた[14]。

　ヘルスケア改革は、万人が基本的なヘルスケアを利用できるようにと、クリントン政権の取り組みでは、国家の優先事項として見なされていた。カナダ方式にならった単一支払い制度から、使用者と公的補助金による健康保険、自由市場でヘルスケアを商品として購入する方式などは、激しい議論がなされ、政治活動およびメディアの注目するところとなっている。

　市の中心部の病院、もしくは貧しい田舎の地域で臨床に関わる看護師は、患者の健康に対するヘルスケア資源が不適切であることをよく知っている。健康保険がないために、現に陣痛を起こしている女性が、私立の病院で入院を拒否された例がある。またメディケア*11やメディケイド*12による支払いを好まない外科医によって請求される医療費を、支払う余裕のない患者もいる。高価で最先端の薬剤の負担は、十分な保険に加入していない患者の経済的財力を超えている。

　多くの病院は、費用が高騰する一方、病院稼働率や第三者機関からの償還、運営利幅などが低下しているため、不安定で経済的に苦しい立場にある。小規模な病院の数は減り、医学校や研究プログラムを付設するような大規模な医療センターは、深刻な経済的赤字であると言われている。

　米国病院協会の生命医学倫理の専門委員会議長であるポール・ホッフマンは、集中治療室のベッド数は、1960年の1,000床から1992年には70,000床、その費用も毎年140億ドルから200億ドルへ増加し、米国の病院の予算のうち、14～20%を占めていると述べている[15]。ホッフマンによれば、1992年において遷延性意識障害*13の患者10,000人以上は、結果として毎年13億ドルの費用を払って入院しているという[16]。

　遷延性意識障害の患者の最長生存記録は、リタ・グリーンの39年以上である。彼女は看護師で、看護スタッフとして働いていた23歳の時に罹った結核の治療処置を受けた後、退院の前日に心停止を起こした。彼女は、1992年の時点で、62歳でワシントンDCのコロンビア地区の総合病院において、まだ生存していた[17]。これらは、限られた資源の配分に関する倫理的問題の、ほんの数例である。

*11　メディケア：65歳以上の老人や身体障がい者などに対する政府の医療保障制度。入院保険と医薬品保険からなる。
*12　メディケイド：公的医療扶助制度。低所得者と身体障がい者に入院加療と医療保険を与える制度で、各州で運営され、支払いは州と連邦政府が共同負担する。
*13　遷延性意識障害：広範で重篤な脳障害にかかわらず、間脳、脳幹の機能は保たれている状態である。この状態では、睡眠と覚醒のサイクルは保たれ、呼吸や循環機能も正常に維持されている。しかし昏睡状態にあり、内的外的な認識機能は失われ、反応しない（『看護学事典』p.1373、2003、日本看護協会出版会）。

経験的知識と個人的信念の衝突

　六つ目の倫理的な問題は、科学に基づく経験的な知識と、観念的、宗教的、文化的、経済的信念に基づく知識との衝突である。社会は研究に対して十分に報いていない。なぜなら、調査は往々にして、現状に対してわずらわしい問題を提起するからである。喫煙または飲酒の有害な影響についての研究は、経済的な利益と衝突する証拠を示すことになるだろう。商業的、軍事的な利益に関係する研究は、ヘルスケアもしくは環境の安全性に関する研究よりも、広範にわたって資金が提供される。女性の健康問題は、同様の意味で無視されてきた。

　いくつかのグループの宗教的信念、例えば進化論に反して、聖書によって創造を説明するという文字通りの信念が優先されているのは、創造説を教えるという決定をしたことでもはっきりとしている。例えば、クリスチャンサイエンス*14信者のようないくつかのグループの信仰−治療の実践は、経験的・科学的根拠に対して、宗教的信念の別の事例である。

　代替療法への信念の事例の一つは、レアトリル（laetrile）*15を奨励した看護師と、白血病である3歳のチャド・グリーンの両親やさまざまな有名人が、がんの化学療法を拒絶し、レアトリル（laetrile）というがんに対する有効性が確認されていない、自然物から合成された物質を選んだことによって示されている。

　看護におけるジレンマは、ここまで議論されてきた6種類の問題の内で、常に起こるものである。それは、年齢、身体的・文化的・社会経済的環境の進展状況、道徳的価値や原則に基づいて多様性がある。

*14　クリスチャンサイエンス：19世紀中頃、メリー・ベーカー・エディ（1821〜1910）によって米国マサチューセッツ州ボストン市に創設された宗教教団。日本での名称は「科学者キリスト教会」または「キリスト教科学」という。
*15　レアトリル（laetrile）：アンズの種から得られたアミグダリンが主成分で，抗腫瘍性を有すると言われている薬物。その抗腫瘍効果は証明されていない。

道徳的推論の方法

　このような関係性のある倫理的問題の解決を図るために、さまざまな努力やアプローチが試みられてきた。倫理の意味を明らかにするために、道徳的推論の四つの方法を考えてみよう。

形式的手法

　倫理における推論の一手法は、専門家綱領を通して表現されるような、形式的なものである。米国看護協会の『看護師の倫理綱領』によれば、倫理綱領というのは、専門家の第一の目的や価値を明らかにしているものである。

　看護師になる時（戴帽式の時）に、倫理綱領で示している価値や、特別な道徳的義務を守ると誓いをたてる[18]。『看護師の倫理綱領』は、「看護行動を規定し、正当化する」という普遍的・道徳的原則について述べている。この原則の最も基本的なことは、人に対する尊重、自律、善行（善いことをする）、無危害（害を与えない）、誠実（真実を告げる）、機密性の保持（部外秘の情報を守る）、忠誠（約束を守る）、正義（人々を公平に扱う）である[19]。

　倫理に関する形式的方法は、過去に同意された倫理の原則に基づいて、どのような決定がなされるかを推測することである。倫理に関する形式的手法の事例を一つあげると、十戒のような道徳規範を含んでいる信条、法典、儀式を有する宗教に由来する倫理の体系がある。

　ベナー（Benner P）とルーベル（Wrubel J）[20]は、長い間一般的に信じられてきたことが、健康の作用因子として変化した例をあげている。例えば、現在アメリカ人の多くは、喫煙は有害であると、一般的に信じている。この一般化された信念は、公共の場所で喫煙を禁止する変革の力になり、また規則の基本になる。

　看護における推論の形式的方法には、いくつかの利点や欠点がある。大きな利点としては、もし人が道徳原則（例えば善い行いをする）を受け入れた上で、医療専門家が患者に害を与えていることに気づくならば、人は医療専門家が間違っていると分かる。

　しかし、看護倫理を考える上で、形式的方法の重大な欠点として、第一点目に、柔軟性に欠けるため効果が少ないことがある。第二点目として、規定された価値には、実行することのできない矛盾した解釈がある。第三点目は、看護師が、必ずしもケアの道徳原則を実践しなければならないと感じていないことだ。

伝統的アプローチ

　道徳的推論における二つ目のアプローチは、従来の方法であり、経験的・帰納法的・社会学的方法と認識されており、文化や慣習の経験的な研究から、道徳的な行為を引き出している。例えば、1920年代の看護師は、医師が部屋に入室する時は直立し、質問せずに医学的な指示に「従っていた」。

　道徳的推論への従来のアプローチの長所は、「慣習は万象の王である」ということである[21]。このヘロドトスの格言は、大多数に共通する行動を支持している。善いことをする、害を避ける、真実を告げる、そして秘密を保持するというような慣習的な道徳原則は、頻繁に実践されることによって、ますます魅力的に見えてくる。

　これらの原則は、殺人や強姦、窃盗、そして虐待は許されないものとして扱っている。このような従来の伝統的な倫理は、時に道徳の根幹をなすものとして、社会的に受け入れられることを示している。

　従来の伝統的な推論の欠点は、先に進まず、刻々と進む社会変化を、受け入れようとしないことだ。看護師が、1920年代に医師の命令に従っていたとしても、それは現在や将来においてもなお、看護師はそうすべきであるということを意味してはいない。また、看護師がそれらの命令に、いかなる時でも従うべきであったとも言えない。

　結局、過去や現在においても、周知のように医師の過失はある。これは、「そうあったのだから、今もそうあるべきである」という誤った考えとして知られている。そうであったということに基づいて、そうあるべきであるとする判断は、正当化できない。自主的な看護判断は、医師の臨床的判断を補う。医師と一緒にその決定は行われ、良い結果が得られることになるであろう。

　従来の伝統的な倫理は、倫理のいくつかの根幹をなす問題への理解や行動に対して、有効なはずである。しかし、公に受け入れられている核心から外れた問題では、必ずしもその行為を理解し、正当化するのに役に立つわけではない。倫理の網をくぐり、安楽死や自殺幇助のような容易に判断できない難題、ジレンマ、論争を呼ぶ問題に人は気づく。こうした行為の受け入れを正当化するために、人は従来の倫理の先を見つめる必要がある。

直観的アプローチ

　倫理への三つ目のアプローチによれば、人は毎日直観に基づいて倫理を活用していると言えるかもしれない。この意味で、倫理は文学上の人物を通しても分かると言えるだろう。

　例えば、トルストイの『戦争と平和』における、賢い農民のプラトン・カラタエフや、

マーク・トウェインの『ハックルベリーフィンの冒険』のハック、正義のない社会は「強盗団」であると感じていた聖アウグスティヌスの洞察、または人種的に統合された社会は、人種差別のある社会よりも道徳的に好ましいと夢見ていた、マーティン・ルーサー・キングJrなどがそれである。これは、道徳的見方を表現する大衆の、日常的な常識感覚の例でもある。

　倫理的正当性を規定しようと試みると、道徳的推論の四つの方法すべてに及ぶだろう。道徳のモデルは、全部ではないが、いつも一つないしそれ以上のアプローチを重視している。このように倫理は、主観的、そして相対論的側面と同様に、客観的側面も持っている。看護やあらゆる他の分野における倫理を、間違って形式的・科学的・哲学的・日常の直観それぞれの問題としてのみ理解している人もいる。しかし、哲学的な倫理は、四つの方法すべての要素から成っているのである。

弁証法的手法

　推論における形式的方法と、従来の伝統的方法に難点があるため、結果としては、道徳性についての四つ目のアプローチを検討することになる。その四つ目のアプローチとは、倫理といくつかの哲学理論を結びつけ、そのような理論間の相互作用や問答を、明らかにするというものである。このような意味において、倫理は、アルゴリズム*16、もしくは法則に支配される形式的な、あるいは事実に基づく自然科学よりも、芸術もしくは継続的な法の実践と同種である。

　類似点を議論することは道徳的推論の一つの方法である。例えば、胎児を「まだ生まれていない子ども」と呼んで子どもになぞらえたり、妊娠した女性を「女家主*17」となぞらえることである。前者の類似点は、胎児は人であるとほのめかし、後者では妊婦は、借家人を思いのままに追い出す女家主である、とほのめかしている。

　道徳的推論の方法は、議論の誤りを証明することである。論理的な反論の事例の一つに、道徳原則は一貫性がないというものがある。ソクラテスは、彼と同時代のケパロスが豊かな人生を送る秘訣として、「借りたものは必ず返す」と語った時、次のように言った。ソクラテスは、「もし、誰かがあなたに武器を貸した。ところが、その人が発狂して、その武器を返して欲しいといってきたらどうするだろうか」[22]と反論した。人は狂っている人物に、武器を返さないのは明らかだろう。このように、彼は「借りたものは必ず返す」という原則を論破した。

　弁証法的倫理は、道徳的推論の考え方や原則、方法を正当化することにも使われる。吟味されていない価値だけでは、患者と看護師の双方が、倫理的選択をするための根拠としては、不十分である。人命への影響という点で、何が善であるかに関

する判断はとても重要なため、人は危険な検査を許すのである。

　一般的に、8〜14の有力で哲学的な道徳理論がある。善の意味や、看護との関連性を求める人々は皆、これら道徳理論のモデルの一つあるいはいくつかに対して、賛成か反対かという哲学的な対話や議論をする。そういう議論は、例えば次のような場合に起こる。高齢患者を保護するため身体拘束をするべきか、または、転倒予防のための抑制ベルトを付けることを拒否している患者の考えを支持すべきか、という問題に答えようとする時だ。

　倫理についての哲学的理論の、特に注目すべき長所は、倫理的問題を解決するための絶対的な権威に、賛成する必要がないことである。人は、すでにある倫理的モデルの一部、またはほとんどすべての部分について、反論する自由がある。安楽死に賛成の看護師は、「貧しい患者や高齢患者、苦しんでいる患者を安楽死させることは、道徳的に許容される」と言うかもしれない。

　道徳についての哲学的理論に訴える場合の問題点は、議論の余地のある場合に、訴えることのできる基準をまとめている機構、もしくは裁定人が存在しないことである。

*16　アルゴリズム：問題を解決する定型的な手法。
*17　女家主：自分の子宮を胎児に貸す人をたとえての表現。

看護倫理におけるケアの役割

　道徳理論に関する事例の一つに、ケアのモデルがある。それは、古くはアガペー主義、または利他主義の理論として位置づけられ、トマス・アクィナスのような中世のキリスト教の哲学者によって発展してきた。ケアとは、善いことを行い害を避ける方法である。それゆえに、ケアは倫理と看護倫理の両方において、中心的なことなのである。

　看護において、ケアはとても影響力のある概念であるため、「ホワイト看護師が、患者をケアしなかった」ということを肯定するには、矛盾がつきまとう。つまり、これは看護師を非難することになるのである。ケアのモデルの基礎をなしているのは、ケアを与えるという概念である。すべての看護が道徳的であり、人の幸福に焦点を当てるということにおいて、ケアの概念は確立した習慣であり、枠組みなのだ。

　本書を通して分析され、適用される道徳理論は、入院患者や仲間、家族や施設、そして社会に対する看護師の行動の道標になるような方法、ガイドライン、指針や原則である。

　ベナーとルーベルは、ケアの概念を適切に提示している。｜私が病室にいくと、彼は

私に向かって『あなたは聴いていますか』と叫んだ。私はとても穏やかに『はい』と言った。そして、彼は静かに泣いて話を始めた。彼は、私が聴いていると分かっていたのだ」(メアリー・カルネーム、登録看護師)[23]。ベナーとルーベルにとって、「ケアは、人々にとって重要な人、出来事、計画、事柄」を意味している[24]。

ケアの関わりの範囲は、恋人同士の愛から親の愛、友情まで、また庭の世話から患者の仕事についての心配、さらに患者の世話にまで及んでいる[25]。

ここに、「ケア(care)」という言葉を使った文の事例を、いくつかあげてみよう。
① 注意しなさい(Be careful)
② 気をつけて(Take care)
③ 取り扱い注意(Handle with care)
④ あの両親は、自分たちの子どもを世話する(That mother and father care for their children)
⑤ あのカップルは、互いに気遣っている(That couple cares for each other)
⑥ 彼女はバラを育てている(She cares for her rose)
⑦ 彼は祖母の世話をしている(He cares for his grandmother)
⑧ アラン・ジョーンズ(登録看護師)は、92歳の患者スティーブ・モスを介護している(Alan Jones, RN, cares for Steve Moss, his 92-year-old patient)
⑨ バリエル(登録看護師)は、403号室の虐待された子どもの面倒を見ている(Ms. Bariel, RN, cares for the abused child in Room 403)
⑩ いくつかの国々ではすべての国民にヘルスケアを提供している(Some countries provide health care to everyone)
⑪ ある貧しい人々は、ケアパッケージ(食糧や衣料などの救援物資が入っている小包)をもらっている(Some poor people received a care package)

これらの例は、ケアすることは、自分自身を対象物や人に捧げる、ということを示している。

ベナーとルーベルによれば、ケアとは、ストレスへの対処だという[26]。言い換えれば、ストレスは苦しみと関連しており、ケアとは、コーピング*18の方法であり、苦しんでいる人々を助ける方法なのである。看護は、他の人々のヘルスケアの利益を取り戻すための、支援なのである[27]。

看護師は、患者のストレスや苦悩を和らげることで、ケアを提供している。ケアとはつまり、ストレスに対する継続的な支援に示されるような関わりである。またケアは、それぞれの患者に対して実践される。これは、「その人に合った治療」というスローガン

の魅力を説明するだろう。それはまた、さまざまなニーズや望み、目的、価値観、ライフスタイルを持つ個々人への敬意を表すことにもなる。

　　＊18　コーピング：心理的なストレス状況に直面して、受動的に苦しむのではなく、状況を能動的に対処して、それを克服しようとする個人の努力のことを、コーピング（対処）という。

フェミニストの視点

　ベナーとルーベルによって、巧みに提起されたケアの枠組みは、ギリガン（Gilligan C）[28]やノッディングス（Noddings N）[29]のような、最近のフェミニストの書物の基盤となっている。

　ギリガンによれば、（権利などに対する）侵害や主張と同様に、権利、正義、公平性に焦点をおくロールズ（Rawls J）、サンデル（Sandel）、コールバーグ（Kohlberg L）のような書き手は、倫理において男性的志向を主張する。それとは反対に、愛やケア、育成、共感のような価値は、女性的（フェミニスト）志向を主張する。ギリガンによれば、「女性が"ケアの倫理"を発達させてきた。その基盤になっている論理は、……関係性に関する心理学的な論理である。それは、正義のアプローチで、特徴的な公平性についての形式論理学＊19（一般的に男性的）と対照的である」[30]。

　ノッディングスによればケアというのは、もし二人の子どもが溺れて、母親は一人の子にしか手を差し伸べられないとしたら、近所の子どもではなく、自分の子どもを救うという母親の選択に示されている。ケアの倫理は、平等[31]、普遍性、もしくは中立性[32]の倫理よりもむしろ母親の倫理的な意思決定を導く。ノッディングスによれば、「ケアは道徳における思いやりの心であり、それに持続性を与えている」[33]。ケアの倫理は、勇気、寛容さ、関わり合い、責任のような特質に訴える、徳倫理学の一部である。

　　＊19　形式論理学：正しい思考の構造および過程を、思考の内容を捨象して、もっぱらその形式・法則の面から取り扱う学問。一般に、アリストテレスに始まり、中世を通じて演繹（えんえき）的論理学の体系としてまとめられた伝統的論理学を指すが、現代では記号論理学をも指す。

ケアの倫理のルーツ

　ケアの倫理は、その主要なところを、いくつかのルーツから得ている。その一つは、アリストテレス派の哲学における、友愛、思慮深さ、知恵、節制、勇気のような、自然の徳の発展の重視である。ベナーは、ケアをする看護師について、以下のような事例を報告した。

　　「患者は17歳の男性で、頸椎骨折のあと入院した。……深刻な肺の硬化が進行してきた。医師は挿管することに決定した。……彼の呼吸数は急速に増加した。……彼

の炭酸ガス分圧は減少していた。医師たちは、彼の呼吸運動を抑えるために、鎮静剤を増やすことを考えていた。そうすれば、完全に呼吸を制御できるからだ。私には起こり得るやっかいなことが分かっていた。……そのような極端な手段をとらなくても、まさに自分たちがこの問題を解決できるだろうということも分かっていた。……私は彼と話し合いを始めた。……前向きに、正直に、専門的ではあるが個人的に。私は、彼のために複数の医師との間に入った。彼の回復について、自分には自信があることを説明した。そして、その問題を解決するため、さらなる時間を使って話し合った。彼がリラックスするまでに、3時間半かかった。……そして、何よりも私たちを信頼してもらえるようにしなければならなかった。彼に、自分たちが彼について、心配していることを知ってもらわねばならなかった。……」[34]。

　ケアの倫理を支持する人たちの疑問は、この見方が、主体性や相対主義のような倫理の問題を、いかに解決するのに役立つか、ということだけではなく、いかに看護における主要な倫理的問題を、私たちが解決する時の助けとなるかである。この問いについては、第2章で考察する。
　その他のケアに関する倫理のルーツは、宗教によって方向づけられた徳が、豊かな人生において、極めて重要であると考えた、トマス・アクィナスによって示された利他主義、もしくは愛に基づく倫理に見られる。ケアの倫理の三つ目のルーツは、初期のギリシャの快楽主義や、のちのヒューム（David Hume）の功利主義[*20]の中に見られるものである。それは、倫理は人々の欲望や好みに基づくものであり、嫌悪や反感を避けるというものだ。

　　[*20]　功利主義：功利を道徳の基礎とし最大多数の最大幸福の促進を行為の規範とするもの。

看護倫理における看護師の役割

　キーン（Kean A）とリッチモンド（Richmond T）は、三次医療を担うナースプラクティショナー[*21]（TNP: tertiary nurse practioners）を通して、「複雑な状態の患者の、特別なヘルスケアニーズに対応するために」[35]という新たな提言の中で、以下のように述べている。

　　発達した臨床業務のためにのみ、専門的なナースプラクティショナーを整備するのは、不適切である。彼らは患者の擁護者という役割を続け、また技術を使うにあたり、決定につながる枠組みを作り出せるように、指導されなければならない。米国看護協会

の『看護師の倫理綱領』は、患者のケアにおける、倫理的意思決定の論理的な基盤となっている。患者の権利擁護のモデルは、理論のコースに含まれている。価値観を明確化し、価値、信念、また選択を継承していくことは、科学技術を適切に応用する際の基盤となる[36]。

看護倫理学者のアロスカー（Mila Ann Arosker）は、1960年代から1970年代の間に、「看護における倫理は、ヘルスケア施設において、個としての患者の権利を擁護すること、患者の自律を尊重し、患者の権利を促進すること、また看護実践において、さらに患者の自律を探求すること、患者のケアについて、さらなる全人的なアプローチを発展させることを重視し始めた」[37]と記している。

アロスカーは1980年代に、道徳的行為者としての看護師、倫理的な看護実践における障害、それぞれの臨床や専門性に関する看護師の倫理的問題、そしてフェミニストの評価や看護理論の評価などを含めて、看護倫理の話題をさらに拡大して論じている[38]。

1980年代には、コールバーグ（Lawrence Kohlberg）による、道徳的発達の六つの段階の理論を使った、学生や登録看護師の道徳的発達における、実証的研究が見られた。個人の意思決定および共同での意思決定は、いくつかの学問分野にまたがって、過去も現在も常に分析の主題となっている。「看護の目的や関心ごとに関連する、正義、政治、健康政策についての議論は、政治情勢、社会問題、費用抑制策、そして率直な資源の配分についての議論の変化に影響され、看護文献に何度も登場する」[39]。

1992年に米国看護協会は、プライマリケアと予防を重視する、普遍的なヘルスケアについての改革政策を発表した。これは、「ヘルスケアは、すべての人々の基本的権利であるという信念に基づく」[40]という、1977年に出された、すべての人々にケアを提供する国家の健康政策を求める声明に続くものだった。

この声明は、次のようなヘルスケアのサービス提供の、新しいアプローチを推奨している。それは国家による健康保険プログラム、ヘルスケアの統合システム立案の調整、看護師がプライマリケアの役割を担うこと、こうしたサービスを監視する専門家の説明責任、健康教育、在宅ケア、政府による高齢者や精神障がい者、子どもへの政策である[41]。

*21　ナースプラクティショナー：アメリカで生まれた看護師の認定資格の一つで、プライマリケアの実務を、医師に代わって担当することができる。大学教育を受け、登録看護師になり、さらに修士課程の教育と訓練を受けた人々である。2年間の修士課程における教育は、主としてプライ

マリケアに関するもので、健康増進、疾病予防、そして急性・慢性疾患の管理までを含めた幅広いものである。主として、外来診療や地域保健事業が、主な仕事になっている。クライエントの最初の面接を受け持ち、問診とフィジカルアセスメントを行い、適切な診療科の医師へつなげたり、健康相談や保健指導をする。州により異なるが、許された範囲内で診療処置を行うこともあり、特定の薬剤を処方する権限もある。ここで、キーンとリッチモンドが述べている三次医療を担うナースプラクティショナーは、特殊で複雑なヘルスケアニーズをもつ重篤な患者を対象とし、プライマリケアだけではなく、専門的領域において、専門的なケアを提供する人材である。

臨床と教育の連携

　看護師は、意思決定プロセスにおいて、患者や家族、仲間との関わり合いから生じる倫理的不確かさや板ばさみと、毎日奮闘している。トゥールミン（Toulmin S）によれば、看護倫理やヘルスケアの倫理は、事例（現実と想像）、法律と慣習、倫理学の理論（図1-2）の三角関係や相互作用で構成されている[42]。看護倫理やヘルスケアの倫理を実践することは、これら三つの側面のすべてを取り扱うことである。

　病院は、スタッフを教育したり、問題の分析を容易にしたり、ストレスを緩和したり、倫理的な立場が衝突している者の間で問題を仲裁するために、通常は哲学や生命倫理学などの研究者を通じて、専門的な支援を提供するようになってきている。時にはそのプロセスに、患者の家族が含まれている。学際的な倫理委員会は、現在は通常ヘルスケア施設に設置されている。

　1992年に出された、アメリカの医療施設認定合同委員会（JCAHO）の『病院認定マニュアル』には、「組織は、患者ケアにおいて生じる倫理的問題の検討のための機構を持つべきである。そして、ヘルスケアにおける倫理的問題について、ケア提供者と患者へ教育を提供すべきである」[43]と述べられている。医療施設認定合同委員会（JCAHO）の基準は、「あらゆるヘルスケア専門家は、倫理問題の議論と解決に参加すべきである。また、選択肢を評価するのに必要とされる、教育的措置が与えられるべきである」[44]と明記している。

　マニュアルでは、この委員会への看護師の参加を求めている。なぜなら、看護師は、入院中の患者と密接な関わりを持ち、また、その先必ず生じるであろう倫理問題に対処するために、「明確な仕組み」を必要としているからである[45]。

　倫理の専門家が訪問し、臨床で生じる倫理的問題について、意見交換する倫理回診は、倫理的問題を提起し関心を高めるために、日常業務の中の臨床で生じる問題を、看護師が再検討するための仕組みである。『生物医学・行動研究における、被験者保護のための国家委員会』は、研究に関する委員会規定を実行するために、それぞれの病院、医療センター、認可された正規のケア提供施設、単科大学、総

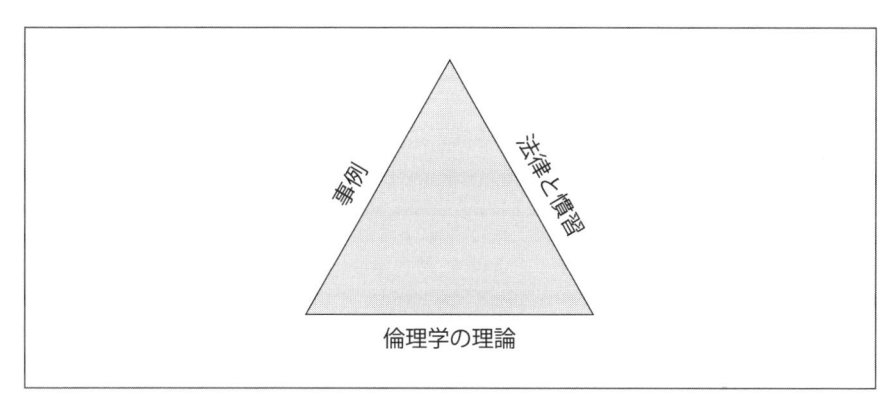

図1-2 事例・法律・倫理学の相互作用

（三角形の図：左辺「事例」、右辺「法律と慣習」、底辺「倫理学の理論」）

合大学に、施設内倫理委員会を組織するように命じた。

最後に、正規の教育と臨床に基礎を置く教育の連携は、看護師が患者を擁護する役割を果たし、患者の看護や幸福について多分野にわたり検討する際に、最も良い助けになるだろう。

まとめ

看護の発展を通して、看護は最大限に健康の潜在力を高めるために、個人や家族、グループ、社会を支援するという中心的な役割を担いながら、健康を最も価値あるものと見なすようになってきた。看護師たちは、全体的に見て幸福な状態であることに、高い価値があると認めている。看護実践はケアの価値を、善の概念には欠かせない前提としている。

しかし、看護がどのように定義されようとも、看護倫理の中心的問いは、依然として残ったままである。自分の看護行動に対する、道徳的に正当とされる理由は何であろうか。この章では、これらに触れ、説明や解明を提供するために、関連する問題を扱ってきた。

看護は道徳的活動である。看護は、患者に善い行いをすること、そして害を避けることで成り立っている。さまざまな倫理的価値は、お互いに対立するものもあるが、それらは看護を正しい方向に向かわせ、『看護師の倫理綱領』に具現化されている。これらは恩恵、害を及ぼさないこと、公平、忠誠、誠実、患者の自律の尊重を含んでいる。

看護師によって認められている、極めて重要な倫理的価値は、ケアの概念である。この概念は、たとえその適用において概念的問題があったとしても、看護の理論と実践の中で、明確に定義されてきている。

討論のテーマ

❶ 人は健康でないのに、幸せになれるだろうか。これについてアリストテレスやカントが言っていることは正しいだろうか。人は貧しくても、幸せになれるだろうか。お金持ちである、容姿端麗である、頭が良い、健康である、立派な両親がいる、優秀な子どもがいる、良き友人がいる人々は、貧しい、醜い、頭が悪い、病気である、悪い両親がいる、できの悪い子どもがいる、悪友がいる、もしくは友人がいない人々よりも幸せだろうか。これについて、あなたの答えとその理由を述べよ。

❷ どのような方法であれば、看護が倫理的に善い活動であると言えるのだろうか。

❸ 科学技術は、倫理とみなしていることにどのように影響するだろうか。

❹ 科学と技術は、道徳的問題を解決するためにどのように役立つだろうか。

❺ ケアの概念に伴ういくつかの重要な長所と短所は何であるか、あなた自身の意見を述べよ。

❻ 看護倫理において「正しい」とされる答えがあるとしたらそれは何であろうか。

第2章　専門家関係のモデル

この章で学ぶこと

1. 〔医師−患者〕関係を考える。
2. 患者のケアに関して、〔医師−患者〕関係のモデルを評価する。
3. 〔看護師−患者〕関係のモデルを分析する。
4. 患者の権利擁護者として、看護師の役割を正当化する。
5. 専門家綱領の道徳的、実用的な意味とその適用を検討する。
6. 専門家綱領の機能を評価する。
7. 看護活動の定義、正当化、制限に対して、いかに『看護師の倫理綱領』は道徳的、専門的なガイドラインを提供しているかを検討する。

概説

　モデルは、複雑な事象をその本質的特性から考えるために、非常に単純化された理想的な様式である。そして、現実における重要な部分の抽象的表現でもある。またモデルは、ある現象の最も一般的な側面から要点を取り出す。それらは、現実にはどのようであるかを推測する、「現実の候補」と呼ばれてきた[1]。モデルは、現実の抽象的な表現であり、必ずしも絵のように目に見える必要はない[2]。それは、「主題の重要な特質」を単純化し、また浮き彫りにするのである[3]。

　価値に基づくモデルは、ヘルスケアのプロセスを理解するにあたって、異なった見方を示す。モデルの利用は、ヘルスケアが価値あるものとする概念を支持し、また臨床の場で、医療専門家同士の間に起こる価値観の対立を、解明するための助けとなる。

〔医師-患者〕関係のモデル

　E. J. エマニュエルとL. L. エマニュエルの両氏[4]は、〔医師-患者〕関係について、理想的な関係を定義しようと、四つのモデルを提示している。両氏は、意思決定における〔医師-患者〕関係を、自律と健康、そして患者の価値観に対する、医師の価値観と優位性の葛藤として表現している。それぞれのモデルは、医師の目的と義務、患者の価値観と自律が異なっていることを示している。

　「**パターナリスティック**[*1]**モデル**」は、親または聖職者のモデルとも言われる。これは医師が、患者の健康や福祉が最善となるように、働きかけようとするものである[5]。

　その場合、患者と医師が、同じ価値観や選択を共有していることを前提とする。〔医師=後見人〕という形は、自分よりも患者の利益に重きを置くので、患者は同意することが期待されている。このモデルは、緊急の際に正当化される。

　「**情報提供型モデル**」（もしくは、科学・技術・消費モデルとも呼ばれる）は、患者へあらゆる情報を提供するよう、医師に求めている[6]。情報には、患者の病状、可能な診断・検査や治療、すでに知られている、あるいは未知の危険性や利益も含まれている。

　このモデルでは、患者は自分の価値観に合うように診療行為を判断しながら、事実と価値観を区別する[7]。このモデルでは、患者の価値観、もしくは患者が何を重視しているのかに対して、医師によるケアは存在しない。それは、患者のもつ周知の価値観や一定の価値観に、必要以上にアドバイスすることを、医師が自制するからである。医師は、技術の専門家として考えられている。

　人は、自分が実際には何を望んでいるのか分からないことがよくある。よく考えた末に、自分の選択を変える傾向があることは、著者である私たちも認識している。

　「**解釈モデル**」は、患者が、自分の価値観や希望を明確にするのを助け、それらを実現するために、必要な医学的介入を見分けられるようにする[8]。

　医師は、必要とされる関連医学情報を提供し、そして患者の目的や希望、関心、性格を理解することで、患者の価値観や実際に必要な医学的介入を、はっきり表現できるよう支援する。医師は、患者の人生をそのまま物語（ナラティブ）として捉える。その物語は、患者の意思決定を理解するという共有のプロセスで確認された、医学的状況に関連する、患者の価値観や優先性で構成されている[9]。

　理想的と考えられている「**討論型モデル**」では、患者が、「……臨床症状において、実現可能な最善の健康に関連した価値を選ぶように」、医師が患者に対して支援することを目指している[10]。

医師は、健康に関する価値を、他と比較した場合の有用性を考えながら、患者にどのようなことが求められるのか、または患者が何をするべきかに関して提案を行いながら、患者の臨床症状について、有用な情報や価値を提供する[11]。また医師は、患者の病気や治療に影響する、あるいは患者の病気や治療によって影響を受ける価値に限って道徳的に考え、そしてそれらの価値の有用性を、ともに判断する[12]。

このモデルでは、「医師は、最も良い行動方針は何なのかを、患者と対話をすることにより、教師または友人の役割を果たす」。患者の自律という考えは、道徳的な自己発達である。患者は単に、吟味されていない選択、あるいは吟味された価値に従うだけではなく、対話、健康に関する魅力的な価値、それらの有用性、治療に対する意味を通して検討する権利を与えられている[13]。

エマニュエル両氏の「討論型モデル」は、アメリカ大統領生命倫理諮問委員会の勧告を反映している。このモデルは、医師に、患者と協同して行うプロセスにおいて、医学的状況や可能な行動指針を、患者が理解できるように支援することを勧めている[14]。彼らは、選択肢の一覧表から、何の制限もなく、どの行動指針を選ぶかを許すのは、自律を歪曲することだと考えている[15]。

「医学的決定に対する自由とコントロールのみでは、患者の自律に寄与しない。自律というのは、批判的に自分自身の価値観や好みを見極めること、それらが望ましいかどうかを判断すること、そして、その影響や自分の行動を正当化するものとして価値を確認すること、その上で、自由に価値を実現するために、行動を起こせることを必要とする。討論型モデルに不可欠な議論のプロセスは、こうして理解される患者の自律を実現するために、絶対に必要である」[16]。

エマニュエル両氏は、医師の役割を技術者の役割に限定してしまう、「情報提供型モデル」が優勢になってきていると考えている[17]。彼らは医療の本質を、価値のあるアプローチで、患者の価値観と病状を統合するような思いやりのある医師による、知識、理解力、教育、実践の組み合わさったものであると定義している[18]。

*1　パターナリスティック：日本語では「家父長主義的」「父権主義的」「温情主義的」と訳されるが、「親が子を愛し慈しむように相手の面倒を見る」ということが原義。当人の利益のために、当人に代わって意思決定をすること。

看護モデル

母親代わりとしての看護師

スミス（Sheri Smith）は、〔医師-患者〕関係のモデルと〔看護師-患者〕関係のモデルの共通点をあげている。母親代わりのモデル（伝統的な看護モデル）では、

第一に看護師は、母親のように患者（子ども）のケアと安全に努め、責任をもつ。患者に対する看護師の倫理的責任は重く、母親が病気で自分を頼りにしている子どもの面倒を見るのと同様に、看護師にはいかなる時でも、患者の最善の利益になるように行動する義務がある。

このモデルでは、看護師の価値観は、患者の最善の利益になるために下される決定を、規定している。看護師は、患者に看護師自身の価値観に基づいた特定の治療を受け入れ、または治療に対する適切な目標を決定するように促すだろう。これらはすべて、看護師によるケアについての選択の表明であり、患者の利益のために行われる。

このモデルは、看護の中で最も古く伝統的なモデルであり、そして、いつも男性医師や管理者たちによって実践され、厳しい批判にさらされているパターナリズムのモデルと全く変わらない[19]。

技術者としての看護師

技術者としての看護師というモデルは、患者に価値観や選択を押し付けることを避けるため、患者に対して客観的な方法で、科学的治療、知識、技能を提供する臨床科学としての、看護の観点から発達してきた。患者のニーズは、生物学的である。ケアそして最善の利益は、患者によって決定される。

技術者として看護師は、自分にとって愛着のある道徳的な判断や価値観を持たずに、患者や医師に対して情報や技能、そして求められる最も正しいケアを提供する。看護師は（可能な限り）道徳的判断を慎み、そして患者に対する責任を負う。

このモデルは、各個人、文化、もしくはサブカルチャーが、どう決定しようと自由であるという、相対主義や主観主義の立場をとる人々によって、広く支持されている。

契約医療者としての看護師

契約医療者としての看護師のモデルは、ブロック（Brock D）、ヴィーチ（Veatch R）、ズァッツ（Szasz）のような道徳哲学者によって発展してきた医学モデルと、類似している。このモデルは、〔看護師−患者〕関係を「患者は自分の身体に生じていること、また看護師が看護を提供する時に、どのような役割を担うかの両方をコントロールする権利をもっている。また看護師は、患者に対して特別なケアを提供するという、契約同意から生じるもの」[20]として説明しようとする。

この関係は同意に基づいているがゆえに、看護師は自分の価値観や信念を踏まえて、ケアに参加することもしないこともできる。しかし、基礎となる価値観は、患者の自

己決定の権利である。

権利擁護者としての看護師

　ガドウ（Sally Gadow）は、患者の権利運動とは異なった、権利擁護の概念を提示している。それは、誰でも権利擁護者になることができ、彼女はそれを消費者主義と呼んでいる。ガドウは、実存的権利擁護（実存的アドボカシー）を好み、看護師がこれに最もふさわしいと考えている。ガドウのモデルでは、患者と看護師は、互いの関係がどうあるべきかを自由に決定する[21]。ガドウは、実存的権利擁護を看護の中心に据えており、それは、患者が健康や病気、苦痛、または死にゆくという個人的な経験に伴って、特別な価値を決定する時に、看護師はその決定に加わるからである。

　看護師は、包括的で継続的な看護過程において、患者を独特の強さや複雑さをもつ、一人の人間として捉えると、理想的な立場にいる。この文脈において、ガドウは、おそらく利益になるだろうが望まれていないような善を与えて、人の権利や自由を制限するパターナリスティックな行動の機会や態度を否定している。

　パターナリズムを擁護する人は、このような行動や態度を、支援として前向きに捉えている。ゆえに、すでに説明したように、専門家の責任は、いつも患者の最善の利益になるように行動することであり、また実現可能な最高のケアによって、患者の権利を守ることである。このようにパターナリズムは、権利擁護と混同されてしまう。パターナリズムは、他者のために行動することによって、他者の自己決定や権利擁護を侵害するのである[22]。

　実存的な権利擁護を通してガドウが示していることは、次の通りである。人は「自分自身や世の中のことについて、自分の大事な信念や価値観を示すような、真の意味での自分の決定にたどり着けるよう」[23]、自己決定の自由を行使するための支援を、看護師に求めることができるということだ。病気は、人にとって重要な価値観を脅かすので、人は自分がはっきりと望んでいることを実現するための価値観や状況を、再形成しなければならない[24]。ガドウは、自己決定の自由を、最も基本的な人間の権利と考えている[25]。

権利擁護者としての看護師の役割

　看護師は、時には患者の目や耳あるいは手足となり、自由にあらゆる手段を使って、患者の利益を守る役割を果たす。特に、患者が生きるか死ぬかの最後の闘いの時に、それに打ち勝つように患者を助けて戦う立場の人が誰も他にいないと、看護師は

時に一人で、介護者、保護者そして権利擁護者の役割を担うことになる。このようなさまざまな代理人としての役割を担うなかで、看護師は患者の健康が危機に瀕している時、セラピストにもなり、患者の生きる原動力にもなる。

　看護師は、患者に対してパターナリスティックに、自分の価値観や好みを押し付ける存在というよりは、むしろ自分自身を患者と同じ人間として、友愛の情をもって捉える。看護師は、率直であり、民主的であり、多元的なものに基づいて、個人としての患者の自律に、敬意を払うことを決して忘れない。

　権利擁護の役割を理解している看護師は、患者が治癒し回復することを目指して、患者の利益と権利を促し保護することで、結果的にそれが擁護になる。それが可能でない場合には、看護師はできる限り患者が心地よく感じ、痛みや苦しみから解放されるようにする。いずれにせよ看護師は、自分の第一の義務を、患者の健康と安全を守り、ケアすることであると考えている。患者を安全に保護するために、看護師は患者の健康の回復や、福祉における患者の利益を支援する。それが結果として、擁護することになるのである。

　移りゆく時代のなかで、グッドナウ（Minnie Goodnow）は、患者の権利擁護者の役割は、「まず患者を何よりも第一に置くこと」[26]と考えている。つまり、患者が看護とは何かを定義し、そして患者には権利があり、患者が自分で権利を行使できない時には、その権利は、患者の権利を守りケアする立場にある他者（すなわち看護師）に依存することを前提としている。このように、患者の権利擁護者としての看護師は、他のすべての看護の機能を明らかにし、導く試金石である。

権利擁護の重要性

　なぜ権利擁護は、それほど重要なのだろうか。それは、擁護され効果的に守らなければ、権利は存在しないからである。権利は、それを支える権利に依拠している。その支える権利とは、自身の権利を主張する時に、効果的に守られる権利である。不祥事に対し、それを取り除き救済策を講じることが、権利擁護の役割であると認識している擁護者や社会によるこの支えの権利なくしては、権利はないと言いたい。権利擁護者の役割は、クライアント[*2]たちを、虐待や権利の侵害から守ることである。

　権利を持つことは、そうした権利の擁護や保護を伴うという考え方に対して、二つの論争が異議を唱えてきた。第一の議論は、「自然法」の支持者によって提起されたものだ。たとえ権利が、実際面において尊重されてないような特殊な社会的状況でも、権利はあるという主張である。したがって、古代ギリシャの奴隷や米国の奴隷も、

たとえ彼らが不当に権利を剥奪されていたとしても、自由になる権利を持っていたとする。

同様に、自然法の観点では、第二次世界大戦中ナチスの強制収容所に投獄されていたユダヤ人は、自由である権利や生きる権利を失っていなかったが、彼らの権利は侵害されていた。強姦された女性もまた同様で、その女性の権利は侵害されても、失われてはいないとする。

権利擁護の必要性に対する第二の反論は、ミル（J. S. Mill）によって提起されたものである[27]。「それぞれの、あるいはいかなる人の権利や利益も、その当事者自身が権利や利益を守ることができ、いつも用いる限り、無視されることなく擁護される」というものだ。結果的に、私たちは自分で効果的に主張することができないと権利を失う。私たちは、自分が持っている権利に関して、最も良い後見人でなければならない。もし、私たちが自分自身の権利を保護せずに失ったとしても、それは自身の責任によるとする。

社会の構成員のあらゆる権利に対して保護し、ケアするよう協力する社会の人々の能力、やる気、知恵と同じくらい、権利は力強いものであると私たちは考えている。ミルの主張は（各人は、他のいかなる人よりも自分の権利や利益に対して、非常に関心をもっているので）ある部分は正しく、またある部分では間違っている。

誰かの権利、もしくはすべての人の権利は、その権利に含まれる責任をお互いに負う人たちの、やる気や能力に左右される。他人の手を借りずに、たった一人で権利を守れる人はいない。これは特に、これからどうなるのか、また支援が得られるかどうかといった不安を抱え、病気におびえている患者に言えることである。よって、他者によるそれらの権利に対する擁護がなければ、権利は存在しない。

明らかに看護師は、患者の権利や利益のために、権利を擁護するという強い立場にある。

このように、擁護なくして権利が存在しないのは、個人は常に自分の権利を守る立場にあるわけではなく、他者がその立場にあるかもしれないからだ。第二に、その権利のための効果的な主張や、時には権利保持者に代わる他者からの主張がなければ、権利は存在しない。主張する権利は、必ずしも権利保持者だけに与えられているわけではない。権利が無視され侵害された人に代わって、他者が主張することもできるし、これまでもそうであった。

奴隷、幼児、患者は、たとえ効果的に自分の権利を主張できないとしても、権利を持っている。なぜなら、たとえ彼らが権利を主張するには無力だったとしても、他の人々が権利擁護者として、その利益を主張することができるからだ。代理人が適切で

効果的に主張でき、実際にそうすることで、このような人たちの権利主張の問題は、克服されるはずである。

もし、子どもや患者が無力であるならば、親または後見人、保証人や権利擁護者が、彼らを保護するために介入することができる。看護師もまた、患者の権利を守ることができ、実際にそうしているのである。

*2　クライアント：健康や病気の状態にかかわらず、ヘルスケアサービスを利用する人、広くケア受給者を指す。

権利擁護に関する3つのモデル

患者の権利擁護には、三つのモデルがある。第一はエイブラムス（Abrams N）によって提起された、「市民的不服従」[28]のモデルである。このモデルにおいて看護師は、リスクを負いながらも確立された権威と争い、結果としてそれらに従わないなど、患者の権利を擁護する立場にある。市民的不服従のモデルでは、看護師が自分の行動は正しいと、仮説や合理的な権威の影の法廷で示していくことで、看護師は自らを防衛する。

看護師にとって確立された権威に対抗して、正しいことを主張する責任は重い。これは職業上の保障を脅かすことにもなる。

第二の患者の権利擁護に関係するモデルは、看護師をヘルスケアシステムに対して戦う「ゲリラ戦士」になぞらえる[29]。患者の権利擁護者として、確立された権威と戦うこの看護師のモデルは、市民的不服従という看護師のモデルと同じような欠点がある。どちらも、不適当な場所やふさわしくない集団の中に、敵対者、反対派や問題点を残すことである。

問題は、看護師ではなく、むしろヘルスケアに積極的に参加して、患者の権利を擁護する人が誰もいないような無関心なシステムによって、患者の権利が無視されていることにある。

健康を害していることや病気に対して、医療専門家は対立する代わりに、看護師、患者、医師の間で自然に協力し合うべきである。この点において医療専門家は、患者の権利擁護について、市民的不服従もしくはゲリラ戦士のモデルよりも、医療チームの概念から、さらなる役割の手引きと支援を引き出す。患者のニーズを擁護することは、患者の健康をともに支援する医療チームの役割の一環である。

しかし看護師は、このチームの一員であるために、他の医療専門家との間で、お互いを尊重する必要はあるが、市民的不服従者またはゲリラ戦士のように振るまう必

要はない。

　看護師は、患者の権利擁護者、また医療チームの一員であり、第三のモデルの一部である。法的な言葉から借用された概念であるが、看護師は専門的な「当事者適格*3」者である。その資格が与えられているのは、決定を下す委員会または法廷に先立って、その人の意見が真剣に聴取され、考慮されるに値するからである。ただし、その意見が必ずしも受け入れられるとは限らない。

　そのようなチームやグループ、委員会、審議会、もしくは法廷の前では、最も合理的な意見が優勢であり、それは患者のケアにおいて、最も良い代替案を提供できると証明できる意見である。このモデルは、看護師に患者の権利擁護者としての資格を与えている。道徳的で知的権威を適切に利用することは、看護師を市民的不服従者または都市ゲリラとするモデルよりも好ましい。

　　*3　当事者適格：当事者適格は、民事訴訟で、訴訟物とされた一定の権利関係について、訴訟当事者として訴訟を追行し、本案判決を受けるために必要な資格。

権利擁護に関する論争

　患者の権利擁護者としての看護師という概念に対して三つの議論が示されている。
　第一は、患者の権利擁護は、制度上の支援体系を持たないという議論である。患者の権利が最も重要な時に、進んで擁護しようとする看護師は、医師と対立した場合、自分の仕事を失うリスクがある。患者の権利擁護者としての看護師の姿は、制度的・政治的そして経済的現実に対して、真っ向から対抗するものであると論じられている。
　第二は、少なくとも医師の中には、自分を患者の権利の基本的な保護者であると見なし、他の医療専門家が、患者との契約上の特権に割り込んでくることを不快に思う人がいる、という議論である。
　第三は、先の二つの議論の一部から生じている。看護師は患者の権利擁護者として、時間とその手腕を使うには、あまりにも多くの他の役割をもっている。そのため、他の人による不祥事は、看護師よりもむしろ他の人々（例えば弁護士）によって、適切に処理されるものだという議論である。

　患者の権利擁護には、制度上の支援が不足しているという第一の議論への反論は、看護師の権利擁護の役割は、科学技術に支配されている社会環境の中で、自律的人間としての患者の立場を保証することにあるというものだ。患者の権利は保護される必要があり、看護師は患者との自然な協力関係を保っている。さらに、施設は

訴訟には脆弱で、患者の権利が侵害されているのが表面化した時、評判が悪くなることに敏感に反応する。結果的に、看護師は患者のケアにおいて、当然、患者の権利擁護の役割を担うようになる。

例えば、アダムス（Barry Adams）は、マサチューセッツ看護協会の委員であった時、患者に対する質の高いケアを求めて立ち上がり告発したが、解雇された。米国の全国労働関係委員会は、彼を復帰させるように命令した。そして彼は、患者に対する、安全とはいえないケアに対して非難する看護師を保護する法が認められるよう、州の看護協会を支援した[30]。

第二の議論に対する反論は、医師たちは必ずしも責任を負っているわけではなく、また説明責任があるわけでもないとするものだ。「行き過ぎを抑えて均衡を保つ」というヘルスケアシステムには、患者の権利を守るための資源や技能、能力が必要である。それは必ずしも、医師によって保証されたり、実行されるとは限らない。

さらに看護師は、より高い教育を受けていることを示しており、ますます複雑になる看護において、効果的な権利擁護の方法を自然に提供している。医療センターで看護の質が高いと判断する根拠としては、そのような看護師たちが、権利擁護の役割を自然に果たしていることがあげられる。

最後に、看護師はあまりにも多くの重要な技術的役割をもっており、権利擁護としての機能を果たすための時間、技術、能力をもつことができないという第三の議論に答えよう。看護師は、他のグループ以上に、患者や家族と継続的に親密な関わりをもっている。したがって、看護師が患者や家族の価値観や倫理的選択について、一番理解していることがよくある。深刻な状況にある彼らの利益を保護するのに、それは申し分のない立場である。

倫理綱領の基準

現代の専門職の基本的特徴は、専門教育プログラム、社会への特別なサービス、教育と実践の基準、経済と福祉のプログラムのような、実践につながる倫理綱領を展開させたものであり、法に基づく実践は、免許を与え自主規制することが、共通の要素であると言われている[31]。倫理綱領は程度の差はあれ、あらゆる実践、教育、法律ならびに免許において統合された基準であり、看護師や医師に対する綱領は、これらの点で検討され評価されるだろう。

専門職綱領は、自己規制の手段として機能している。それらは、信頼できる有能な責任ある実践者への社会的なニーズに応じて、個人や集団に対するガイドラインと

しての機能を果たす。専門職綱領は、その会員を統制し、社会に対してその責任を明らかにするように期待されている点で、規則と原則のシステムであると見なされている。

1950年に採択されて以来、専門職内における社会的状況や変化に応じて、『看護師の倫理綱領』は改定されてきた。しかし、『倫理綱領』の中核は、常に専門的職業の道徳的価値や義務を反映する、安定した存在であり続けている[32]。看護師と患者の両方にとって、自律の役割への認識が、よりいっそう高まってきている。

『倫理綱領』は、変わらぬものと変わるものの両方を反映しながら、対応し続けなければならない。看護師の権利擁護は普遍的なものだが、ヘルスケアの提供を阻害する社会・経済的状況への懸念が、危機的要因になっている。看護において、いくつかの変化は、必ずしもよいものではないという認識が高まっている。科学技術は看護専門職者に、価値や義務をよく考えた上で対応するよう、看護師の役割と新しい倫理的問題を提起している。

米国看護協会の『看護師の倫理綱領』

米国看護協会の『看護師の倫理綱領(Code for Nurses)』(1985年。2001年に『Code of Ethics for Nurses with interpretive Statement』に改定)は、四つの点において、専門家の社会的地位の基盤として機能している。

第一に、『看護師の倫理綱領』は、社会に対して、看護師は一般市民によって与えられた信頼と責任を理解し、受け入れるよう期待されていることを示している[33]。

第二に、綱領は倫理的実践の基盤として、職業上の行為と関係性に対するガイドラインを提供している[34]。

第三に、綱領では看護師は、患者に対しては権利擁護者として、他の医療専門職には同僚として、看護という専門職に対しては貢献者として、そして社会に対しては看護の規律を実践する代表として、看護師の関係性を定義している。

第四は、専門的職業に自己規制の手段を提供している[35]。

『看護師の倫理綱領』は、看護における道徳的な問題、価値、目的を表わす信念の公式声明である。綱領は、倫理的決定の正当化をねらいとしている。それは、結果主義者と絶対主義者両方のモデルを使用する。人を尊重するという原則は、綱領の中で最も基本的な価値と考えられている。人を尊重するという原則から、患者を合理的決定の中心に置く、自律尊重の原則が生じる。

恩恵(善をなす)、無危害(害を避ける)、誠実(真実を告げる)、機密性保持

（守秘義務を守る）、忠実（約束を守る）、そして正義（人々を公平に扱う）の原則[36]は、人格を尊重するという価値を支えるものである。

『看護師の倫理綱領』の具体的規定

1. 看護師は、患者の社会的・経済的地位、個人的属性あるいは健康上の問題の特質などを理由に制約されることなく、患者の人としての尊厳と独自性を尊重しながら、サービスを提供する[37]。

　看護師は、患者あるいはクライアントを、関心、尊敬ならびに礼儀を示すべき人物として受け入れることによって、この規定を実行する。患者に対する尊重は、社会的、経済的地位、個人的属性あるいは健康上の問題の特質などによって影響されない。看護師は、患者へのケアにおいて、「患者自身が、計画や実行すべてに関わりをもつ」[38]という患者の権利の原則を約束する。個々の患者は、自分に行われることを決定する道徳上の権利と同様に、それらを決定する際に必要とされる情報を得て、その結果を理解し、その上で治療を受け入れるか打ち切るか、または拒否する権利を持っている。

　患者あるいはクライアントの自己決定のプロセスにおいて、看護師は有資格者ならびに技術的専門家という役割で関与することになる。

　看護師は適切な情報を提供し、また患者や家族、重要な他者あるいは自分自身の知識を補うために、他の専門家の支援を求めることもある。看護師は、患者が恐怖、依存、苦痛といった感情や、完治することへの希望を模索できるように、情緒的な支援をする。看護師はヘルスケアニーズについて問題を確認し、分析し、解決する過程において、患者またはクライアント、重要な他者の協力を得る。

　これらの協力は、患者が回復すること、最適な機能を取り戻すこと、あるいは尊厳をもって安らかに死を迎えることを目指すものである。

　胎児を中絶する決定や、肢体が不自由であったり、発達の遅れた小児の治療を差し控えるというような決定など、提供されるヘルスケアそのものに、反対の立場をとっている看護師は、患者に看護ケアを提供する代わりのものが整えば、すぐにそのケアへの参加を拒否したり、辞退したりすることが正当化される[39]。

　死にゆく患者に提供される看護ケアでは、患者ができる限り身体的、精神的、社会的安らぎをもって生きることができるように、期待されている。人として最期の時をいかに生きるか、そして死が近づいているなかで、いかに平穏と尊厳を持ち続けられるか[40]を決定づけるのが、死にゆく人への看護ケアである。看護師は、人生の最後の瞬間まで、「その状況に応じた最も良い決定になるように、患者や関係者、その他の

重要な人々とともに取り組む」[41]という、人間の尊厳を尊重する価値観を守ろうとする。

[2] 看護師は、思慮分別をもって秘密の情報を保護することにより、患者のプライバシーの権利を守る[42]。

　看護師と患者あるいはクライアントの関係は、信頼と相互依存の関係であることが期待されている。患者は、秘密の保持を前提に、現在抱えている問題とは関連のない、個人的でこれまで隠されていた事実を、看護師と分かち合うこともある。この秘密保持は、看護師が秘匿特権(ひとくとっけん)を行使できるできないにかかわらず、法廷にまで及ぶだろう。

　法的なものとは別に、看護師は人間の尊厳を尊重するという道徳的基盤に基づいて、患者のプライバシーの権利を遵守(じゅんしゅ)する。しかし、患者の健康状態に関するデータは、患者の福祉を共通の目的とする他のヘルスケアチームのメンバーと、共有する必要がある。

　第三者による支払い、同僚による評価、ならびに治療の質を保証するための手続きにおいて、明らかにされる患者の診断、治療、ケアについての情報は、厳しい強制力をもつ書面によるガイドラインに従って、機密保持が望まれる[43]。患者の記録が、研究ないしは他の目的で使用される場合には、前もって患者の同意が必要である[44]。

[3] 看護師は不適格なこと、非倫理的なこと、あるいは法に反することが実践されることでヘルスケアや安全が侵されている場合、患者と一般の人々を守るために行動する[45]。

　権利擁護者の役割は、「看護師の第一義的関心は、患者もしくはクライアントに対するケアと安全である」[46]という規定において定義される。当然の結果として、看護師は、患者の最善の利益に反する非倫理的で、不適格で、違法であるような、いかなる医療専門家による実践、そしてシステムそのものに対して、油断することなく気を配るよう期待されている[47]。これは、「倫理的」という言葉の明確化はもちろんのこと、州の診療規則と施設の方針や手続き両方についての知識が求められる。

　是正のプロセスは、患者に害を与えた個人からまず始めていく。さらなる報告として必要な場合には、それぞれの機関および確立した手続きを利用するよう求められる。文書化することもまた同様である。

　もし行動が、雇用環境の中で是正されない、または患者へのケアや安全が脅かされ続けているならば、適切な専門家により構成される実行委員会、あるいは、資格に関して法的に任命された組織のような他の適切な権威ある組織に、問題は報告され

るべきである[48]。文書化された苦情は、法的な組織に提供されるべきであるが、すべての努力は、患者の権利擁護のためのプライバシーを保護する目的で行われる。

　患者を保護し、実践を改善するための効果的な方法は、同僚による評価である。この同僚による評価は、公の基準に基づいて勧告を行う手続きでもある。それは、ヘルスケアのサービスやクライアントの安全、健康ならびに福祉を改善する方法として、意図されたものである[49]。

④　看護師は、自分の看護判断および行為に関して、責任と説明義務を負う[50]。
　専門家として承認された看護師には、提供する看護の質や効果、効率に対して責任があり、またそれに対する説明責任もある。さらに、社会は専門家に、自己規制を求めている。しかし、患者擁護のための専門職試験や資格の授与は、多くの州において、最低限の能力の保証として実施されている。最近、看護活動の設定基準に対する、専門職の職責を支援することに加えて、職業上の不正行為を調査、起訴する州の規制機関が新設された。

　看護師は、「自分自身、患者、雇用されている組織、看護専門職に対して」[51]何をしたか、あるいは何をしなかったかを説明する責任がある。説明責任は、法的な義務を含んでいる。看護師は、一定のケースについて、自分がとった行動、またはとらなかった行動に対して責任を持っている。看護師と看護活動はともに、専門家や施設、あるいはヘルスケアの提供に関し、今後の成り行きに影響する政策レベルの決定について、社会的責任を負っていることも加えておきたい。

　評価は、個人レベルにおいて主観的になされ、また同僚によっても評価が下される。このような、自分あるいは他者による評価のプロセスには、継続的な実践の向上を伴っている。同僚の評価は、専門職それ自体による自己規制の手段として意図されている[52]。『看護実践の基準』、改定された看護実践の法律ならびに認定手続きを通して、米国看護協会は、一般の人々に対し、その説明責任を明示している[53]。

⑤　看護師は、看護における能力を維持する[54]。
　看護の効果は、患者が生きるか死ぬか、回復するか健康が損なわれたままか、という違いをもたらす。ゆえに看護師には、自分が何をするべきかを知ることが求められる。さらには、看護師は能力を維持し、最新の知識をよく知っておく必要がある。

　現在の能力指標は、「同僚による評価基準、結果基準、ならびに米国看護協会認定プログラムを含んでいる」[55]。継続的な教育や大学院での正規教育は、専門的、科学的ならびに技術的な進歩の現状についていくための手段である。科学の進歩

は、看護サービスやヘルスケアの提供において、急速に複雑さを増す一因となっている。能力を維持するプロセスは、専門看護師、教育者、管理者もしくは指導者ときちんと協議できる能力の必要性を感じて、自分から始めるものであり、かつ自分で決定するものである。

⑥ 看護師は、意見を求めたり、責任を引き受けたり、看護活動を他の人へ委任するにあたっては、十分な知識を得た上で判断を下し、各人の能力と資格を、その判断基準として用いる[56]。

看護の実践はダイナミックなものであり、ますます複雑になっている。例えば、プライマリケアや小児科学、老年医学、家庭医学の専門領域では、以前は医師によって行われていた役割が、現在は看護師によって行われている。看護師は、看護実践のアセスメントや看護診断の一部として、身体所見や病歴をとる。したがって、看護師の役割は伝統的な看護から、医師の補佐的要員に変わりつつある。

看護師は、責任を引き受けたり割り当てたりするという責任の委譲が行われる過程において、慎重な姿勢を取り、判断することが求められる。相談することは自由である。

第一の目標は、安全で効果的な看護を保証することである。

第二の目標は、それぞれの専門職のために、法的に定められた実践活動の枠内で、活動することである。看護の役割のなかでは、役割と責任の違いをはっきりさせるため、医療との共同の施策声明を発展させる努力が行われている。現在ある共同の施策声明の記述は、専門家の判断を具現化したもので、裁判所において適格と認められている。

第三の目標は、法律の建設的な変更に影響を及ぼすことである。

現在、全体的な医療サービスの提供は、一人の専門職の能力を超えている。患者のケア全体に対して、知識、技能、責任を分かち合うよう、学際的チームは努力しているが、それでもなお、看護師の能力の限界を認識する必要がある。看護師は、他の看護師たち、医師たち、もしくは他の医療専門職を含む適切な人たちに、助言を求めることが必要である。教育や訓練に基づいた役割や機能における違いは、個人がもつ小さな役割を軽視することなく考慮される。

教育、訓練、政策が事前の評価を必要とするのと同じく、個人の能力は、看護機能を補佐的要員に委任したり、医療的な役割を引き受ける前に評価される[57]。ある考え方では、個人的な能力が定かでない看護師も、問題になっている職務を拒否する権利と責任の両方をもっている。これは、患者と看護師の両方を保護することになる。

同じ権利と責任は、看護の責任ではない職務が委任されたり、看護師がケアの提供を妨げられる場合にもあてはまる。同様の予防策は、職務に対する資格を持たない他のチームメンバーへ、機能を委任する際にも守られることが望まれる[58]。

⑦ 看護師は、看護専門職の知識体系の、いっそうの発展に寄与する活動に参加する[59]。

体系的な調査研究は、各々の専門職の知識体系を発展させるために必要である。十分な根拠に基づいた真実や信念を含む知識は、専門職の教育と、実践の枠組みや指針としての役割を果たす。

米国看護協会は、研究に参加する人へのガイドラインを開発してきた。研究は、資格のある人物によって、もしくは適切な管理のもとで実行されることが求められる。研究の目的、性質、目標そして方法論は、被験者の保護に対するガイドラインに照らし合わせて評価される。被験者のインフォームド・コンセント、プライバシー、人として尊重される権利は、それによって保証される。

さらに、被験者は、いつでも参加を取り止める権利をもつ。これらの原則は特に、両親もしくは保護者によって承諾された子ども、高齢者、精神障がい者に対して行われる研究において重要である。問題を孕（はら）む状況ゆえに、研究に同意しない看護師は患者に対する不利な影響を理由に参加を拒否したり、手を引く権利をもっている[60]。

⑧ 看護師は専門職として看護業務規準を実施し、向上させるために努力する[61]。

専門職に対して想定される一般の人々の関心は、資格のある人物のみが、業務の実践を認められるということである。看護能力は、専門技能や学問的成功、明確な責任、また他者の利益のために、看護活動を改善することへの関与を含んでいる。学生の選抜や能力の評価は、教育者の義務である。人を救うことは、惜しみない人道的な衝動以上のものを必要としている。ゆえに、米国看護協会は、看護師の参加を求める活動、教育、サービスのための規準を開発してきた[62]。

⑨ 看護師は、専門職として、看護の質を高めることにつながるような雇用条件を確立し、維持するために努力する[63]。

看護師は現在、労働条件や労働状況を変えるプロセスに巻き込まれている。この『看護師の倫理綱領』の規定は、最適な水準で任務を果たす適格な看護師を採用し確保するには、経済的条件や公共の福祉が、重要な要因であると強調している。

看護の質を明確に定めて管理する最も効果的な方法は、集団的な交渉である。

州の看護協会は、雇用主との交渉において、看護師を支援し代理人になる。一つのねらいは、職業上承認された活動規準を保証することである。同様に重要なことは、「質の高い看護活動を行うための雇用条件や、雇用状況の決定に参加する」[64]看護師の権利を支援することだ。看護師たちの雇用条件を、倫理的に威厳のある条件へと改善するための流れは、州および国の看護協会の経済的、および全般的福祉プログラムを通して行われる。

　これまで組織化されていなかったヘルスケア施設において、仕事の契約は、徐々に達成されつつある。雇われている大半の看護師が満足するように、古い契約は再交渉され、そして見直されている。いくつかの契約は、交渉だけで確保された。

　その他については、長期化したり、交渉がうまくいかなかったり、ストライキをすると迫ったり、重病の患者に対して、ケアが提供されるよう求めてストライキを行った後に、ようやく実現した。見直され改定された契約の主要なテーマは、患者の安全である。それは、看護実践の管理へ向けての一歩であるスタッフの水準を決めることに、看護師が参加することで達成される。

⑩ 看護師は、一般の人々を誤った不正確な情報から守り、看護の誠実さを維持するための専門職の活動に参加する[65]。

『看護師の倫理綱領』のこの部分では、評判が良い本のリストや伝記を通して、個々人に看護サービスについて理解してもらうよう提供している。看護師は、学位を取得した登録看護師である証しとしての免許や、また専門職として認定された証しとして、米国看護アカデミー会員であることを利用する場合もある。

　看護師は、商品の勧誘・宣伝・販売促進・販売などを許されていない。なぜなら専門職集団全体が、それらの商品を承認していると誤解される可能性があるからである。健康教育の過程において、患者もしくは実践者がインフォームド・チョイスできるように、同類の製品あるいはサービスが、提示され説明されることが期待されている[66]。

　一方、看護師は危険な製品を使用しないよう、患者に助言することが求められている。他の看護師によって、これらの原則が妨害された時は、専門家協会に報告することが求められる。このような行動は、看護に対する一般の人々の信頼を、傷つけるものだからである。

⑪ 看護師は、一般の人々のヘルス・ニーズ（健康への要求）を満たすため、コミュニティや国の努力を促す際に、保健医療専門職のメンバーや他の市民と協力する[67]。

ヘルスケアは、すべての市民の権利であることが、1958年の下院で承認されたこの条項に示されている[68]。すべての人が利用し、入手できる健康サービスの計画には、あらゆるレベルにおいて、ヘルスケアに関わる消費者と提供者間の協力を必要としている。看護師は、政治的プロセスや法的措置を通し、自分の考えを実行することで、質の高いヘルスケアを達成し支援する権利と責任の両方をもっている。
　「政治活動のための看護連盟」は、重要な問題について、国会議員に直接見解を伝えるために効果的であった。このような組織は、看護の利益やヘルスケアサービスならびに人間の福祉に関して、好意的に考えてきた政治家を支援し支持してきた。
　『看護師の倫理綱領』のこの条項は、他の規律との関係が、協調的で支持的であるように求められている。そのような性質上、複雑なヘルスケアの提供は、学際的なアプローチを必要とする。同様に、看護と医学の関係は、「クライアントのニーズの周辺にある」[69]として、互いに依存し協力的であると見なされる。
　変化する看護師の役割の中で、特にプライマリケア、もしくは専門領域のナースプラクテショナーは、重複したり類似する、あるいは異なる機能と実践領域について、医師と議論するとともに、協力関係を保つことが求められる[70]。
　看護師と看護組織の目標は、はっきりと示されている。看護師はあらゆる人に奉仕する、というものだ。それゆえに、看護師はヘルスケアと看護サービスの量、質ならびに配分に影響するあらゆる審議や決定に対して、発言権を持っている。

『看護師の倫理綱領』の改定条項

　委員会や下院を通過して、米国看護協会によって『看護師の倫理綱領』を改定することが決定された。看護に関する綱領の職務声明において、看護師の第一の責務は、国内的また国際的にも、各患者、集団、ならびにコミュニティのヘルスケアに対するニーズのために、尽くすことに重点を置いている。倫理的な義務は、患者のヘルスケア、福祉、安全だけでなく、実践、教育、研究、そして管理に関わる看護師の、道徳的誠実さを保護することにもある[71]。また、患者の権利のところでは、患者に対するケアを脅かすような、看護師たちの労働環境についても強調されている。
　看護師には、看護職を発展させることが求められている。それは州レベル、国レベル、また国際的レベルにおいて、看護やヘルスケア政策の変化に関わる専門職としての活動や市民活動をするなかで、指導者や援助者としての責任を引き受けることにより行われる。看護管理者もしくは経営者は、自律や自己規制を伴う承認された規準に基づいて、実践を促進する雇用条件に責任がある。また看護教育者は、安全な実務に対する基本的な知識と技能、関心を備えた学生のみを卒業させる責任がある。

改定案では、看護師たちに、権利擁護の役割があると認識されているのは、次のような場合である。つまり、救急蘇生、生命維持治療や人工的な水分・栄養補給の差し控え、あるいは中止のような医療技術、またアドバンス・ディレクティブ*4を使用するような問題がある時だ。看護師は、たとえそれがいのちを縮めることになるとしても、目標はいのちを終わらせることではないとして、痛みや他の症状を和らげるよう介入するだろう[72]（これは二重結果原理の適用に見られる）。関係者との協力は、計画や意思決定の際に必要である。

　看護師の役割に関する責任や説明義務は、看護に関わる管理者、教育者、研究者にまで及ぶ[73]。個々の看護師は、他の医療専門家に看護の仕事を委任し、彼らの仕事の安全性や質を評価する責任がある。経営者や看護管理者は、適切な委任を支援し促進する責任がある[74]。労働環境の安全、公平性、道徳性に関する看護師の懸念は、州の看護協会における集団行動を通して、改善されるだろう[75]。

　非常に重点を置いているのが、看護師が道徳的義務を果たしていく上での、環境の影響である。正直さ、信頼性、公平性、思いやりといった美徳は、実践する環境により、支援され助長されるか、もしくは妨害され損なわれることもある。そうした環境には、労働条件や労働政策、集団規範、組織構成、苦情処理制度、倫理委員会、給与体系、ならびに懲戒手順が含まれる。被雇用者に対する正しく公平な待遇や、実践規準に対する支援は、看護の価値を高めるものである。

　個々の看護師、特に看護管理者は、被雇用者を公平に扱い、看護師を業務の決定に参加させる責任がある。安全性が低く、不公平で非道徳的な業務を黙認することは、このような業務を許可することと同じである[76]。州の看護協会を通した集団行動、つまり権利擁護としての行動は、適切な変化に対して、最も効果的な手段となるだろう。

　提案された改定案の最後の条項は、会員や一般の人々に対して、看護の価値を強調している。看護職団体は、看護師の説明義務を社会に明らかにするために、看護活動や看護教育の規準、看護の知識や研究ならびに評価活動の発展を通して、継続的な努力を宣誓している。『看護師の倫理綱領』は、批判的反省や自己分析を通し、理想に向かって変化しながら、維持・強化されていくだろう。

　国と州の看護協会は、ヘルスケア政策と法規について、総体的に看護師を代弁する専門職業的責任がある。ヘルスケアは広く、飢餓、住居の不足、暴力、人権、貧困、そして病気への偏見に関連した問題を含むと理解されている[77]。

　*4　アドバンス・ディレクティブ：将来自らが判断能力を失った際に、自分に行われる医療行為に対する意向（例えば生命維持装置を中止するかどうか）を、まだ知的・精神的判断能力がある間

に、前もって意思表示しておくこと。この事前指示には、自分の意思を、自分に代わって判断してもらう、代理意思決定者を委任することを含み、これらを包括的にアドバンス・ディレクティブスという。

国際看護師協会（ICN）の倫理綱領

1948年、国際看護師協会（ICN）は、あらゆる非政府組織の看護の代弁者であると、公式に世界保健機関（WHO）に承認された。協会は現在、世界保健機関（WHO）の会合において、あらゆる看護の公式代表組織となっている[78]。

世界中の看護師の行動に対するガイドラインである、国際看護師協会（ICN）の『ICN看護師の倫理綱領』は、看護活動は文化的、宗教的差異を反映し、尊重しなければならないことを認めている。その結果、ある地域の看護が、別の地域の看護とは、基本的な点で異なることもあるだろう。

もし看護師が、自分の地域の法律や慣習を、異なった地域へ持ち込めば、『倫理綱領』は争いの種となる。サブカルチャー、または少数派のグループの価値を尊重することは、弊害のある価値を尊重するか、あるいは変化をもたらすために努力するかどうかのジレンマを呼び起こす。例えば、アフリカの看護師は、幻覚を伴う急性の統合失調症による症状がある、思考障害の患者をコントロールするために、向精神薬と地元の治療師の活動との間で、選択を強いられるかもしれない。

『倫理綱領』では、看護師と人々との関係について、看護は個人それぞれの価値観、スピリチュアルな信念や慣習を尊重する環境のなかで、提供されるものであると定義している。個人的な情報は、看護師が共有すべきだと判断しない限り、守秘されなければならない[79]。

業務に対して看護師が責任を持つことは、能力を維持するための継続的な学習の一つになる[80]。特定の状況において、看護師は可能な限り最高水準の看護を維持し、その水準を、責任の委任や受け入れの判断材料とする。個人の行為は、専門職の信頼性に反映するのである[81]。

看護師と社会との関係は、コミュニティにおける健康や社会的ニーズを提案し、実行するため、責任を共有することである[82]。看護師と同僚との関係は、協力することである（医師は他の同僚と区別されない）。看護師は、患者が危険にさらされている時、適切な行動をとることによって、ケアを受けている人々を保護する。

看護師と看護専門職集団との関係は、看護教育や看護活動における望ましい規準を発達、実現させ、そして看護知識に寄与するという積極的な役割にある。さらに、看護師は専門家組織を通して、公平な経済的・社会的労働条件を、積極的に確保

することが求められる。女性の看護師は、いまだに専門職としての人生が、彼女たちの個人的人生とは別のものだという認識や、平等を求めて奮闘しなければならない。

『倫理綱領』は、専門職の看護師は、自分自身や患者、同僚、コミュニティ、専門職集団、そして看護ニーズやヘルスケアニーズに対して、権利と責任を有する存在だとする定義を支持している。世界保健機関（WHO）は、『倫理綱領』を、看護教育や看護活動を支持するものとして認めている。それは、国民に役に立つヘルスケアシステムを作り上げようとしている国々で、カリキュラムの開発、免許の授与および立法のための指針として利用されている。

『看護師の倫理綱領』のガイドライン

アメリカ・ヘリテッジ辞典によれば、「綱領（Code）」は、「規則の系統だった収集体、手続きもしくは行為についての規則」[83]とある。法律の場合には、「法典（Code）」は「公式に公布された実定法の完璧なシステム……」[84]である。理想的に、「専門職綱領（Professional Code）」は、制裁措置を制定することによって、直接的または非直接的に、会員の専門職としての行為を規制し、その規定を強化している。

これらの綱領に関する議論の中で使用されている「専門家」という言葉は、説得力のある定義として用いられる。それは読み手に対して、書き手や話し手に同意するよう促す、「価値のある言葉」として使用されている。説得力のある定義の使用は、例えば、島は水によって囲まれた土地である、ということの真偽のような、辞書的または報告書的な定義とは対照的である。

「専門家」や「非専門家」という言葉もまた、説得力をもって使用される。例えば、登録看護師のジョレーン・トゥーマ（Jolene Tuma）は、レアトリル（laetrile）を支持して〔患者-医師〕の関係を崩壊させたとして、彼女の行動は「専門家としてふさわしくない」との理由で、1976年8月にアイダホ州看護評議会によって、看護資格を無効にされた。トゥーマは、自分は専門家として行動したという自身の見解を支持するよう、『看護師の倫理綱領』へ訴えた[85]。

『看護師の倫理綱領』は、消費者のヘルスケアの利益や権利に対応して、看護実践の道徳的なガイドラインを示している。綱領では、専門的に受け入れ可能な看護の規準に対して、看護師には説明義務があるとしている。この受け入れ可能な看護の規準は、綱領が発展するにつれて、次第にヘルスケアの中心に、クライアントを据えるようになってきた。一方、患者と看護師の双方に、徐々に権利と責任が付与されるよ

うになった。
　この綱領の中で、権利という用語を使用することは、患者が権利を持っているというだけでなく、看護師たちは、患者の権利を擁護する役割を担っていることも反映している。看護師たちは、患者の権利擁護者としての役割を実行するために、医師たちの指示が、医学的・科学的に禁忌であるならば、医師に対してさえも行使できる、特別に「取得した」権利や特権を持っている。
　患者や看護師の権利というものの出現は、看護師に与えられた一連のより高い教育的、専門的役割に要求されるものや責任を描き直すと同様に、〔医師－患者〕関係の概念を、描き直すことをも意味している。
　看護師の権利擁護の役割の発展は、また「記念病院 対 ダーリン」のような画期的なケースの結果、起こってきたのかもしれない[86]。壊疽し切断が必要とされた、ダレンス・ケネス・ダーリンの足の骨折のケースでは、医師は看護師とともに過失があったと認定された。看護師の判断が原因であったが、看護師と医師の過失に対する責任を支持することで、看護師の判断が違えば、異なった結果をもたらしたかもしれないと、看護師の判断が要因であると特定された。
　イリノイ州の最高裁判所は、看護師の責任を支持することで、看護師の判断の役割と重要性を認め、その結果、医師の役割を伝統的な「船の船長」から、チームメンバーの要としての役割へと変更した。州の最高裁判所が示したように、看護師が、ダーリンへの過失に対する責任を、医師と共に担うということは、必要であれば医師に反対してでも、クライアントの権利を擁護するため、治療についてより大きな自主性と専門的権利を持つことを看護師に求めている。
　ダーリンのケースでは、看護師たちは、たとえそれが医師の過失を報告することになるとしても、ダーリンの足のギブスの状態を報告しなかったことが証言された。この種の報告は、現在では「内部告発」として知られている。
　『看護師の倫理綱領』の第一の機能は、看護の専門職としての質を高めることである。その結果、看護師に権利と責任を持たせることになり、患者と看護師の双方にとって利益となる。権利が与えられることで、看護師は患者のヘルスケアの利益や権利に対して、より効果的にケアすることができる。一部の看護研究者は、その権利を医師のみに任せることはできないと思っている。しかし、看護師の権利は、患者に対抗する権利ではない。なぜならそのような権利は、看護や権利擁護の真意を損なうことになるからである。
　むしろ、看護師の権利は、クライアントに代わって行動する権利であり、医師や他の看護師を含む他の医療専門職に反対する看護師の権利を含んでいる。他の医療

専門職が、患者の権利や利益の促進を果たせないならば、この権利が行使される。このように、患者の権利が初めにあり、そしてもちろん専門家の権利や特権が、患者の権利に一致し両立し得るものならば、他の医療専門家の取得した権利や特権は正当化される。

『看護師の倫理綱領』の二つ目の機能は、ヘルスケアの質を高めるという第一の機能と一致しており、それを暗に示すものである。この機能は、看護実践者の行為を規制するための規準を定めることであり、彼らがその規準を守らなかった場合、説明義務や道徳的責任を求めるものである。綱領は、これらの規準が、看護師によって守られていることについての、専門家集団による一般の人々に対する宣誓もしくは約束として機能している。

『看護師の倫理綱領』を通した論理的展開によって、専門家集団は、看護実践者の行為を規制するために、免許の授与、施設の認定およびカリキュラムの内容に影響を及ぼすことになる[87]。さもなければ、『看護師の倫理綱領』は、看護実践者の管理に影響を及ぼすことなく、もっぱら形式的な声明になるだろう。看護師は綱領に対して、場合によっては口先だけで同意するかもしれない。しかし、それでは「行為」が実現されるという意味づけを欠くことになる。すなわち、綱領は物事を成し遂げることをねらいとしているのだ[88]。

綱領が「実現させる力」を持たないならば、実効性はないだろう。実現させる力を持つために、『看護師の倫理綱領』は、資格、施設の認定、カリキュラムに対するガイドラインに影響を与えることによって、看護実践者を規制しているのである。

米国医師会の倫理綱領のガイドライン

米国医師会は、1990年に新しい倫理綱領を採択し、1994年にそれを改定した[89]。医師は、患者や患者の権利を擁護する者としての役割を果たすことにより、患者の協力者として記述されている。これらの権利は、治療選択に関する利益とリスク、費用に関して情報を受ける権利、そして患者が治療を受け入れるか拒否するかの根拠として、専門家の意見を聞く権利として認識されている。

患者は秘密が保持される権利や、自分の診療録のコピーや概要を入手する権利を持っている。また継続的なケアを受ける権利、医師が他の専門職と協力して活動することに対する権利、治療中止に関する適切な情報を受ける権利をも持っている。

患者は、適切なヘルスケアを受ける権利があり、またどの患者も、費用のためにケアを提供されないことがないように、医師はその目的に向かって、適切な財源を社会

で用意するよう働きかけることが期待されている。医師は、ケアを受ける余裕のない患者に対しても、本質的な医療ケアについて引き続き責任を持つこと、また第三者と取引をする場合に、患者を擁護することが期待されている。

専門家綱領への批判

　一般的に、『看護師の倫理綱領』や専門家綱領への批判は、それらが既得権を反映しているというものだ。これら既得利益は、ポール・グッドマンが「利益主導型」というところの、給料や利益の増加にも関連して、一般大衆と専門職集団の間にある利益間の根深い摩擦を覆い隠しているという。『看護師の倫理綱領』は、看護専門職の利益を推進するが、明らかに患者の利益と権利に、より役立つようになっており、看護師の利益は患者の利益の次に置かれていることを明白に示している。

　患者と看護師の利益は衝突することなく、むしろ密接につながっている。患者と看護師は共に、ある部分では過小評価され、公共サービスが不十分だったり、また専門職団体の中の介護の中心であることも手伝って、両者の間には自然な協力点が存在するのである。

まとめ

　看護師は、生や死への価値、クオリティ・オブ・ライフやヘルスケアの価値に、当然親近感を持っており、価値の問題についてかなり自覚してきている。したがって、患者の権利の擁護は、当然の結果である。患者の権利擁護は、患者の看護において広がってきた関係性とともに、不可欠なものである。〔看護師−患者−医師〕の関係性のモデルは、看護師による患者の権利擁護が、患者のヘルスケアの権利にとって、基本的なものであることを示している。
　『看護師の倫理綱領』は、その機能を通して、看護行為を正しいものとするための、道徳的基盤を提供する。
　① 患者のケアに対する権利や責任を付与することにより、看護の質を高める。
　② 実践者に対して、説明義務のある道徳的規準を定める。
　③ 免許授与の基準に影響を与える。
　④ 能力や行為に対する教育的水準やカリキュラムの基準に影響を与える。
　⑤ 法人や一般の人々に対して、行動規範のような宣言書を通して訴える。
　『看護師の倫理綱領』は、看護を含めた専門家の実践に重要な、象徴としての

機能や規制の機能をもっている。象徴としての機能は、看護師や他の医療専門職の人々に、ヘルスケアにおける看護の社会的地位や重要性を気づかせるためにある。『看護師の倫理綱領』は、自己決定や福祉に対する、患者や看護師の人権を強調することにより、この役割を実行する。『看護師の倫理綱領』の規制の機能は、看護の基準や実践に影響を与えるためにある。

> **討論のテーマ**
>
> ❶ 看護師を母親代わりモデル、技術者モデル、権利擁護モデルとして考える時、あなたが倫理的に正当化できる看護モデルの概念とは何であろうか。
> ❷ 市民的不服従、都市ゲリラ、当事者適格のモデルについての主要な利点と欠点は何であろうか。
> ❸ 患者を支援することを拒否するかどうかを決定する際に、『看護師の倫理綱領』は看護行為にどのような影響を与え、またどのように導くだろうか。
> ❹ 治療を拒否する権利に関して、あなたは『看護師の倫理綱領』の規定のどれが倫理的に正当化できると考えるだろうか。その理由も述べよ。

第3章　看護における倫理的意思決定

この章で学ぶこと

1. 意思決定を共有するという理にかなった原則を利用する。
2. 意思決定を共有するために不可欠な部分として、自己決定の原則、ウェルビーイング*1 の原則、公平の原則を適用する。
3. 意思決定を共有する際、患者の能力や意欲を評価し、効果的に参加するための基盤として必要な情報を入手する。
4. 意思決定の共有において、患者が十分に参加できるように、看護のガイドラインと看護方略を利用する。
5. 根拠のない結論に達した時に利用される、共通したまやかしの推論を確認する。

*1　ウェルビーイング：全体的に健康で、幸福な状態をいう。

概説

　ヘルスケアにおける科学技術の急速な発展は、人々に健康をもたらし、いのちや生活の質を向上させ、寿命を延ばし、「病人にとっての新しい希望の源」[1)]を与えている。技術革命[2)]は、ヘルスケアにおいて、治療の選択の範囲を広げてきた。その選択は、一つの診療行為を受け入れる、あるいは拒否することから、どの治療を選ぶべきかというより複雑な問題へと変化している。

　このような選択肢の一つ一つは、成功、副作用、侵襲の程度についての予測がさまざまであることから、患者のライフスタイルに対する影響は大きい。

　マスメディアは、好奇心旺盛な一般の人たちに、人工心臓や臓器移植、体外受

精、胎児手術についての、親しみやすい詳細な映像を提供している。またヘルスケアの手段、目的、限界はテレビや新聞でも広く議論されている。その結果、消費者の期待は変化してきた。一般的に、患者は健康に関する決定をする時に、自分の価値観、目的、ライフスタイルに一致させようとし、またそれに対して責任を持とうとする。

同様に、ヘルスケア専門家の役割も再定義されることになるだろう。現在、ヘルスケア提供者のパターナリスティックな態度は、ほとんど受け入れられていない。患者やその家族はインフォームド・コンセントの基礎として、専門家が彼らの知識を、自分たちと共有してくれることを期待している。このように理想としては、十分に共有した知識、明確な倫理原則、自発的な同意に基づいて、理性的に意思決定することである。

この章では、このモデルに関連し、このモデルを支持している価値観を検討する。患者の能力や判断能力は、自律した人間として医療に参加するための、必要条件として分析されるだろう。この概念に立脚しているガイドラインは、意思決定へのアプローチとしても示される。「アプローチ」という言葉を使うのは、倫理は厳密な科学ではないからである。

倫理的決定は、便利な公式に従うことで、簡単に得られるようなものではない。どんなに慎重に一つの問題が解決されたとしても、料理の本のようにその解決策を他の問題にも適用することはできない。むしろ、それぞれの問題は、その特殊な状況に照らして、検討されなければならないのである[3]。最後に、議論の中のまやかしの推論は、倫理的意思決定を妨げるので、そのようなまやかしの推論についても議論しよう。

トンプソン（Thompson D. F）によれば、「昔の病院、つまり医師が独裁的に支配してきた"医師たちの職場"は、表舞台から退きつつある」[4]。看護師、管理者、労働組合、家族、患者の権利を代表する者、法律家などは、ヘルスケアを決定し職権を行使する際に、発言権があると主張する。倫理的決定を行うにあたって、これに関わる人の数も増えて多様化している。

これらのさまざまな主張に対してバランスをとろうとする時には、問題もある。だが、トンプソンは、「このようなことにおいて、医師や他のいかなるグループが、道徳的な知恵を独占していると決め込む理由はない。しかし、何か貢献するものを持っていると考えるそれぞれのグループや個人に、同等の重みを与えることが、唯一の解決策であると決めつける理由もない」[5]と述べている。

ヘルスケアの決定と支援

価値と自律尊重の原則、ウェルビーイングの原則、公平の原則を適用することは、

下された決定や、それらを達成する際の看護師の役割を正当化するのに不可欠なものである。

意思決定の共有

意思決定の共有における看護師の役割は、重要な前提に基づいている。

第一の前提は、すべての判断能力のある成人は、自分に何が行われるのか、つまり治療を受け入れたり、中止や拒否する権利を持っていることである。

第二の前提は、患者へのケア、患者の安全やウェルビーイングを保つことは、看護師の第一の義務であることだ。この考えは、患者が全面的に関わりを持ち、理解し同意するなかで、専門職が詳細な吟味と活動の中心に患者を置く、というものである。

第三の重要な前提は、ますます複雑化するヘルスケアにおいては、患者へのケアの場面で、学際的なアプローチを必要とするというものだ。看護師の重要な職務は、患者に代わって、ケアに関わっている専門家間の協力を促すことである。

意思決定の原則

ヘルスケアの決定において、患者の自己決定は、看護師や他の関係者によって尊重され、高められるべき重要な価値として、広く受け入れられている。

米国看護協会の『看護師の倫理綱領』は、患者の自己決定を、道徳的な権利として支持している[6]。インフォームド・コンセントの原則は、明確な法的意味をもっているが、「それは本質的には倫理的規範であり……成人は各人の価値観に基づいて、また各人の目的を促進するために、ヘルスケアの介入を、受け入れたり、拒否する権利を与えられているという基本的認識に根ざしている」[7]。

> 自分の身体と治療をコントロールする権利、自己決定、プライバシー、自由、自律の重要性、また欺かれないことや徹底して真実の情報が与えられることの重要性、これらすべてが、権利に基づく考え方の重要な側面、すなわち個人の意思決定における、各患者の意思という役割を示している[8]。

さらにこの言明は、人を尊重することは、必然的に「自分を守るためのもの（盾）」として、自己決定を支持している。自己決定は、「してあげる」という外部の支配から自由になることを重んじるものであり、その願望が自分自身のためのもので、他人の意思による行動ではないことを示すものである。

また決定は、戦うための武器（剣）として、その価値を表わしている。それは個々

人が創造者、すなわち「受け身ではなく主体であれ」という、西洋文化がもっている価値観を表すものでもある[9]。この立場は、人々が自分たちの価値を明確にして、特別なライフスタイルや医療に対する責任を、当然のこととしている。思慮分別のある意思決定を説明しているのが、『患者の自己決定権法』である。

『患者の自己決定権法』の指針

連邦政府による『患者の自己決定権法』(1990年) は、ヘルスケアを受けているすべての人々が、法のもとでそのケアについて意思決定するための権利、またケアを拒否する権利や、アドバンス・ディレクティブを実行する権利を含んでおり、それらが書面で知らされるよう求めている。この情報は、患者には病院に入院する時、またナーシングホームに入所する際に、提示されなければならない。また、健康維持機構(HMOs)[*2]には、患者が加入する時、ホスピスには患者がケアを受ける時、また在宅ケア機関には、ケアが提供される前にこの情報が提示されなければならない[10]。『患者の自己決定権法』は、施設に対して、アドバンス・ディレクティブに関する方針、手続き、そしてスタッフとコミュニティ教育の担当者を提示するよう求めている。法が意図しているのは、成人に対してリビングウィル、もしくは医療における持続的委任権のような形式の文書による事前指示を準備するよう、奨励することである。

アドバンス・ディレクティブ

リビングウィル：将来、判断能力を失ったり、末期になった場合、治療に同意するか、または見合わせるかの、それぞれの選択を明記する文書。
持続的委任権：将来判断能力を失った場合のために、代理の意思決定者を指名しておく文書[11]。

看護師はしばしば、病院、ナーシングホーム、在宅ケア機関において、法を遂行する責任を担っている。よって、看護師は患者と代理人に、次の点を確かめる必要がある。
① 治療決定の基礎となる知識を入手できる。
② 決定や希望をはっきりと表明している。
③ 表明された選択に従って治療を受ける[12]。

看護師は、患者や家族と親しい関係にあり、しばしば個人的な関わりをもつような間柄である。そのため、アドバンス・ディレクティブについて話したいと思っている患者

や、ヘルスケアの状態から見て、その必要がある患者が分かる。これらは、曖昧で不確かな職権であると言えよう。

　被雇用者として看護師は、アドバンス・ディレクティブに関する正式な方法と、略式な方法の両方を知っている必要がある。病院やナーシングホームは、『患者の自己決定権法』を遵守するための、明確な手続きを必要としている。法には、署名に立ち合う委任された者も含めて、アドバンス・ディレクティブを完成するために、患者に情報を与え、支援する責任部署も含まれている[13]。

　その責任者としては、ソーシャルワーカーまたは患者の代理人が考えられる。しかし、週末や夜、あるいは切迫した状況では、たいてい看護師が適切な情報提供者となる[14]。

　『患者の自己決定権法』は、患者にはアドバンス・ディレクティブの権利があることを知らせるよう、施設に法的な責任を課している。法は、「施設がスタッフを教育し、法の遂行の結果として出てくる問題を、検討するための討論の場を提供するよう命じている」[15]。メゼイ（Mezey）は看護師が、ケースレビュー、倫理回診、品質保証基準を通して、施設の法令遵守の責任を担っていると考えている[16]。

　入院していたり、法の条件に対して理解が十分でない場合は、それが治療の選択にあたって、患者の不安の一因となるだろう。看護師は、対応の方法や、いったい誰が最終的に責任を負うかについて、確信が持てないこともあるかもしれない。もし、明らかに考え方が二分されているような場合には、「倫理的にやっかいなケース」[17]に対応する患者代理人、倫理委員会、リスクマネージャーのような病院内のスタッフや組織が役に立つ。部署ごとの、あるいは学際的な倫理回診や会議もまた有用である。

　治療を拒否するという患者のアドバンス・ディレクティブがあったとしても、依然として患者は、継続的な安らぎのあるケア、痛みのコントロール、コミュニケーション、心を癒す交流を必要としている。医師たちは、このような患者の健康とウェルビーイングにおいて、看護が果たす役割が重要だと認めないまま、末期患者やその家族から、静かに離れていくこともあるかもしれない。

　家族と患者の希望が対立したり、患者が単に無視されているという状況を避けるために、患者と家族、および患者とケア提供者の間のコミュニケーションを保っていく必要がある。特に高齢者、うつ状態の人、障がいのある人、英語を話せない患者の場合、彼らの意思決定能力を支援する時に、看護師は極めて重要な立場となる。

　患者の能力が誤って評価されたり、患者のために家族が決定を下すことが大きな負担となる場合、看護師は、倫理委員会や指名された人物に、助言を求める必要がある。患者の決定について、他の専門家の評価に看護師が疑問を呈しても、看護

師が安心して嫌がらせから守られるような体制が求められる。

　言葉であれ文書化されたものであれ、患者の希望は、他のいかなる決定よりも優先される。『患者の自己決定権法』は、決定に関する患者と家族、および患者とヘルスケア提供者間の対立については、看護師の懸念に対処する仕組みを作るよう、施設に求めている[18]。しかし、ヘルスケア専門家たちの協力こそが、まさに患者の自律を保護するという『患者の自己決定権法』の目的を達成する、最大の保証となっている。

　＊2　健康維持機構（HMOs）：会費を払って加入する総合的な健康管理機関（医療団体）。

ウェルビーイング（well being）の原則

　健康の維持・増進を通して、患者のウェルビーイングを実現することが、看護や他のあらゆるヘルスケアの、もう一つの存在理由である[19]。看護専門職は、看護を必要としている人々を支援するために存在している[20]。患者のウェルビーイングを高めるという義務は、患者とケア提供者双方による、ヘルスケアシステムの運用原理とみなされる。

　さらにウェルビーイングは、人は悪を避け、善を促進すべきであるという、善行の原則によって支持される[21]。看護師は、自分たちの役割を、患者の使用人や反対に支配する人としてではなく、アリストテレスの言う患者の友人になることだと考えている。

　例えば、乳がんやヘルニアのような病気は、実際の治療や状況においては、何通りかの方法で治療されている。ほとんどの医療消費者は、医師や看護師の言うことに従えば、ウェルビーイングが得られるだろうと期待して、専門家の決定を受け入れている。だが、羊水穿刺や、転移を伴う難治性で進行性のがん治療の中止のような問題は、全くの技術的、臨床の問題というよりは、むしろ価値の選択の問題である[22]。患者は自分のウェルビーイングを、なおいっそう増進させるという根拠で、このような選択をする。

　しかし、ウェルビーイングを実現するもう一つの方法は、推薦された方法よりも、ある治療を患者が選ぶのを支援することで達成される。例えば、椎間板ヘルニアの患者は、内科的・整形外科的あるいは外科的に治療できるだろう。ある患者は、長期にわたって療養することが憂うつだったので、手術に伴う大きなリスクを選んだ[23]。プロ野球の投手が、ひじに炎症を起こした場合、外野手になるよりは、痛み止めのコルチゾンを取り続けるほうを好むだろう[24]。

　ウェルビーイングという観点で、患者の選択を評価することは、それに代わる選択を制限することで、善を促し害を避けるという原則への看護や提供者の関与を、重要視することである。患者は、自分が望むことを、何でも要求するわけにはいかない。

患者の選択は、「医学的に受け入れられるもので、利用できる選択肢の中からである。そしてすべては、いつもそれ以上の医学的介入をしないという選択肢をも含みつつ、ヘルスケア提供者が好ましいと考えない選択であっても、患者のウェルビーイングを促進する可能性があるものである」[25]。

明らかに、ウェルビーイングの定義は、自己決定よりも広い概念である。ウェルビーイングの概念は、患者が自己決定した目標や、価値に関連した患者の最善の利益を考慮したものである。このプロセスでは、患者の考えや目標、価値観は、利用可能な治療の選択に関連しているので、医師と患者の間の対話が必要となる。

このように、自己決定の原則は、意思決定を共有していくプロセスにおいて、患者のウェルビーイングに関連する医療者の貢献を含めて拡がっている。したがって、自己決定とウェルビーイングは、両立し得る価値と見なすことができる。

自己決定とウェルビーイングが両立するということは、意思決定を共有する形をとる。そして、意思決定を共有するということは、患者の選択への評価、それぞれの選択の結果、患者のウェルビーイングの妥当性などと同時に、専門家の技術を認めることである。また意思決定の共有は、家族のウェルビーイングや目標、価値観に対する配慮を認めるものでもある。そこでは、患者に利益がほとんどあるいは全くない場合、患者が家族の資源を使い果たすことに対して、制約が生じることもある。

公平の原則

人々が、「関係者全員と共に平等で公平に」[26]扱われるという理念は、ヘルスケアにおける消費者と提供者双方にとって、さまざまな意味を含んでいる。昔からある類似したものとしては、「同じようなケースは同様に扱われる」という、アリストテレスの正義の原則がある[27]。

あらゆる末期の腎臓病患者に行われるすべての人工透析に、政府が支援する場合にも、この原則は適用される。恣意的なものは、原則として除外される。同じようなケースは同様に扱われるという原則は、すなわち、異なったものは異なったものとして扱われることを意味している。患者を公平に扱うということは、患者に個別に対応することだ。つまりそれは、患者のニーズが異なっているからである。

しかし、この原則の両方を適用しようとすると、現実的な問題にぶつかる。特に看護資源は、公平に配分することが難しい。同じ手術をして、期待通りの結果になった患者でさえ、集中治療室においては、異なる身体的反応や情緒的反応があり、これらが互いに影響し合うニーズを示す。

信頼できる看護師によって明らかにされた、あらゆる患者のニーズにかなうような、

適切な看護サービスは滅多にない。にもかかわらず、看護師の真価は、患者のウェルビーイングを促進することにある。看護師は、患者の権利や治療の選択を尊重することで、それを実践する。このように、共有してヘルスケアの決定をする時に、患者はその決定に参加する他の人たちと同様、公平に扱われる。

患者の判断能力のアセスメント

　自己決定、ウェルビーイング、公平の原則を実践するには、議論の障害になるものをよく知っておく必要がある。看護の目的は、意思決定に患者が参加できるようにすることである。それには、患者の能力の正確なアセスメントが必要である。

　理性的な人でも、議論を間違うことがある。しかし、理性的に思考する能力と、考え方の過ちを正す能力の両方が欠けている人もいる。この違いは、はっきりと区別する必要がある。なぜなら、意思決定のプロセスの目的は、「自分のいのちや健康に関する決定をコントロールでき、また責任を持つことができるよう、患者の能力を高めることにある」からである[28]。

　決定のプロセスにおいて、能力のある参加者であるために不可欠な要因は、次の三つである[29]。
① 患者に参加する能力があること。
② 決定が自発的であること。
③ 患者が健康問題や人生、目標、プラン、価値観にとって、不可欠な情報を入手できること。

患者の意思決定能力

　効果的に参加する能力は、患者の「精神的、情緒的、法的な」能力に左右される[30]。「意思決定能力は、特別な決定においてはっきりと現れる。また、ヘルスケアについて決定するという状況における、患者の実際の働きによっても左右される」[31]。赤ん坊、幼児、昏睡状態の人、重度の精神障がいの人々は、明らかに判断能力がなく、彼らには別の配慮が求められる。

　判断能力があるかどうかを決めにくい場合、さまざまな状況下で昼夜の別なく患者に関わっている看護師による、患者の理解力や論理的思考についての慎重なアセスメントが、評価プロセスに大きな貢献を果たす。例えば、「午前中は敏捷だが、夕方になると混乱してしまう患者」を、「日没症候群」と評価するような場合がそうである。これと同じように、看護師は患者への向精神薬の効果を評価する際に、最も適した立

場にある。

　経過観察を通して、看護師は患者情報の空白部分を確認し、不足している知識を提供する。最終的に、患者が治療に関して決定する能力の有無をはっきりさせることで、問題は解決される。

　決定を下すに当たっての患者の能力の判定は、個人の能力、決定したいという要求、選択したことにより起こり得る結果に関連している。アメリカ大統領生命倫理諮問委員会[32]は、決定を下すのに必要とされる能力を、次のように提示している。

① 一連の価値観と目的（希望）を有していること。
② 情報を伝え理解する能力。
③ 選択について論理的に考え、熟考する能力。

　目的や価値観という枠組みは、患者にとって何が善で何が悪かを決定するために、不可欠だ。理解しながら情報を求めたり、入手したり、提供する能力には、目の前の課題を把握するための、十分な語学力と考え方の技能が必要である。人生経験は、別の治療やライフスタイルの意義を理解するために役に立つ[33]。

　患者は、論理的思考や熟考する能力によって、自分の目的やプランについて、別の決定をした場合の効果を、評価することが可能になる[34]。この能力は、自身の現在と将来の見込みや可能性について、評価する能力を含んでいる。アメリカ大統領生命倫理諮問委員会は、治療に関して、特別な決定をする患者の能力を評価するための基準をあげている[35]。その基準は次の通りである。

① 関連する事実や価値を理解する能力。
② 価値観や目的の枠組み内で、決定を比較検討する能力。
③ 情報について論理的に考え、熟考する能力。
④ 事実、代替案、患者自身の目的と、価値観による決定の影響などに照らし合わせて、決定に対して根拠を示す能力。

　日々の臨床において、意思決定能力に関して細かく検討されるのは、たいていヘルスケア専門家が勧めることに賛成しない患者だけだ。もし患者が提案に賛成し、また家族も賛成しているならば、患者の能力はほとんど問題にされることはない。治療の拒否が、患者のウェルビーイングに害をもたらすと考えられる時、患者の意思決定能力を問う必要があるだろう。

　しかし、患者の拒否は、その状態についての患者との対話の終わりというより、むしろ始まりと言える。もし患者が、その状態について十分に理解し、論理的思考能力を十分に示しているならば、治療を拒否する患者の決定は最終的なものであり、尊重されなければならない[36]。

意思決定能力のない患者

「適正な判断能力がない（incompetence）」「判断が不可能である（incapacity）」という言葉は、おおむね同じだが、判断能力（competence）は、裁判所によって決定された、法的な概念である。意思決定能力は、自己決定の権利を行使するために、重要な条件である。赤ん坊や幼い子ども、昏睡状態の患者、重度の知的障がいのある患者、重度の精神疾患による障がいを持つ人は、明らかに意思決定能力が欠けていると認定される。しかし、判断が不可能であるという認定と境界を接するような困難な事例に結論を下すために、適切な基準を決めるという問題が一つある。

例えば、中度の知的障がいのある患者、児童、思春期にある人のような場合である。特に難しいのは、患者の自律を実現するための治療を拒否する患者だ。マクリン（Macklin R）は、その場合には、治療を拒否する精神疾患を有する患者の権利を無効にすべきだと言う[37]。マクリンの、この明らかに強圧的な考え方についての説得力ある根拠は、患者に同意をもたらすべき器官そのもの、つまり精神が冒されている場合、患者の正常な能力と自律は、治療によって増進されるというものである。

明白な境界を引く理由は、判断能力のある患者は治療を見合わせ、拒否し、中止することもできるが、判断能力のない患者の「希望は、彼らのいのちとウェルビーイングを守るために無視されることもある」からである[38]。判断能力がないと考えられる時、利害関係のある他者が、その人に代わって意思決定の能力を行使する。

例えば、10歳の息子が足にがんを患っていると知った父親は、いのちを救うという理由で、積極的に子どもに理解や処置を承認するよう求めながら、外科手術による足の切断に同意するかもしれない。

判断能力があると判定される人（ここでいう能力とは、理解力についての法的および最低限の指標である）は、自己決定の権利を行使し、それを享受する立場にある人である。

代理判断の基準

意思決定能力を欠く人々に対応する基準は二つある。それは、「代理判断」と「最善の利益」の基準である。代理判断の基準は、「もし、判断能力のない人が、選択することができたならば下したであろう決定を、代理人（判断能力がない人に対して代理をつとめる人）に、忠実に再現する」よう求めている[39]。

この時、代理人には課すべき制限がある。それは「社会が合法的に、自力で決定できる患者に課しているのと同じ制限」[40]である。さらに、ある危険を伴う処置に関し

ては、「合理性」が必要とされる。そうすると例えば、代理意思決定者は、判断能力のない人に代わって、このような件に関しては、決定をしないかもしれない[41]。

一方、最善の利益の基準によって導かれる意思決定は、代理人に対して、「患者が実際にもしくはおそらく選ぶであろう選択を考慮せず、客観的な立場から、患者に善をもたらすと思われることをする」ように求めている[42]。

代理判断の基準は、個人の自己決定を尊重するという伝統に、忠実であるよう意図されている。一方、最善の利益の基準は、分別のある患者ならば選択したであろう、患者にとって理にかなった利益を達成することを目的としている。例えば、輸血を拒否しているエホバの証人の信者で判断能力のない患者は、それぞれの基準によって異なった扱いを受けるだろう。

もし、代理判断の基準が使用されれば、エホバの証人の患者は、血液が不足して死ぬだろう。最善の利益の基準であれば、そのような患者には輸血が行われ、いのちは救われる。

擁護者、そして目付け役としての看護師の役割は、患者の最善の利益を守ることであり、また法的、道徳的に許されないヘルスケアの介入に対して、合理的な制限を課すことである。だが、どちらの基準を使用すべきかの決定は、時々やっかいな問題となる。もし、自己決定より患者のウェルビーイングが優先されるならば、最善の利益の基準が使われる。緊急事態の時には、通常その基準が適用される。ヘルスケアのチームメンバーが、患者の周囲の状況から離れていればいるほど、彼らは最善の利益の基準に頼りがちである。

最善の利益の基準に伴う困難な問題は、この基準に訴えることの曖昧さ、つまり患者の最善の利益なのか、それとも社会の他の人々の最善の利益なのかを、見えにくくする可能性があることだ。この二つの基準は、いつも一致するわけではない。にもかかわらず、最善の利益の基準は、しばしば黄金律という合理的な形態を示すだろう。これは、代理判断基準の場合、必ずしもそうとは言えない。

代理判断と最善の利益の基準は、対極にあると見なすことができる。正当と認められるヘルスケアの意思決定は、適切に両方を考慮に入れることである。倫理的意思決定に対する一つのガイドラインは、可能な限り自己決定という基盤を尊重し発展させることだ。この価値観は人間性の核心にあり、そして最善の利益はその周辺にある。

ウェルビーイングは、自己決定と最善の利益の達成にかかっている。エホバの証人の場合のように、自己決定と最善の利益が対立する時、子どもの輸血に同意する後見人を任命することで、最善の利益の基準が優勢となる。しかし、意識があり判断能力のある成人は、いのちを犠牲にしても輸血を拒否するかもしれない。

なかには、人間の中核をなす理性的な自己決定とともに、自己決定と最善の利益の関係を表すように考えられた、二つの同心円を想像したり、描いたりする人もいるだろう。この価値観は、時には「理性的主体性」もしくは「自律」と呼ばれる。幼児そして昏睡状態の患者の場合のように自律性に欠けている場合、最善の利益がその役割を果たすことになる。

患者の自発性

インフォームド・コンセントについてのもう一つの必要条件は、患者の最終的な選択が、強制を受けたり、巧みに操作をされたりすることなく、自発的であることだ。自発性の原則は、患者の自己決定を尊重する法的・道徳的義務である。

重篤な病気では、利用できる治療の選択肢がないか、たとえ選択肢があっても満足のいかない場合がよくあるため、患者とヘルスケア専門家の両方に制限を強いることになる。このような制限は現実のものであり、人はコントロールできない。したがって、自発性はしばしば特別なケースでの部分的なものにすぎない。

急性疾患や重症の患者が、自発性を制限されていたり、専門家の指示に頼ったりするのも、その明らかな証拠と言える。特にこれらの患者は、彼らの意志をどのように取り扱うかについて、敏感にあからさまに影響を受けやすい。その結果、自発性が損なわれてしまうことがある。

多くの日常的な看護やヘルスケアは、強制的な治療のカテゴリーに分類される。なぜなら、それらは、患者のインフォームド・コンセントなしで行われるからだ。例えば、患者は、看護師に言われる通りに体の向きを変え、咳をし、深呼吸し、ベッドから降りて排尿をするよう要求される。患者が入院していること自体が、病院に同意する行動だという前提で、多くの場合患者の同意がないまま、日常検査や診断学的検査が指示され、実施される。

強制的な治療は、患者の同意がないまま、あるいは患者の反対に逆らって行われる医療の介入を含んでいる。義務的な予防接種、公共の飲料水の塩素処理、暴力性のある精神疾患の患者の鎮静は、公共の利益になるよう行われる、強制的な処置のよい例である。強制は、これらの事例が示すように必ずしも間違ってはいない。

患者が医療の介入に同意しなければ、好ましくない結果になる恐れがある場合には、強制的な決定が下される。精神疾患を患う患者は、「薬剤に効果がなかった後、うつ状態の気分を高揚させる唯一の希望」としての電気ショック療法に賛同しない限り、退院させられるかもしれない。看護師が手当てをする用意ができている時、ベッドから抜け出してしまって治療を拒否する患者は、後になって、看護師が多忙で手当て

患者や看護師、医師の間で、権力と地位の不均衡が大きくなればなるほど、ナーシングホーム、グループホーム、精神病院のような「閉じ込められた」患者集団の間で、自発性が悪用され、無視される可能性はより大きい。時々家族は、利益となる見込みがほとんどない、不要な診療行為を受け入れるよう、患者に強要する。反対に家族は、期待できる利益のある高価な治療を拒否するよう、患者を直接あるいはそれとなく言いくるめるかもしれない。

　治療に同意するよう患者を言いくるめるのは、決定に対して、医師や看護師を完全に信頼し、頼りきっている患者にはたやすいことだ。そのような患者たちは、自分自身を無知であると思っている。患者たちは、ヘルスケア専門家の技術と、専門家が患者のウェルビーイングのために奉仕する倫理原則に、忠実であることを認めている。ゆえに、「患者が実際的に選択する余地がない時に、事実をまとめて提示することはたやすい。知識、立場、影響の不均衡につけこむような行為は、巧みに操作して患者の選択の自発性を損なう[43]」。

　操作にはたくさんのやり方がある。患者に情報が伝えられない、あるいは誤って伝えられる、また他の選択肢が伝えられないなどである。さらに推薦される治療のリスクや、起こり得る合併症が見過ごされ、軽視されることもある。

　情報提供の仕方は、患者の認識や対応に強く影響する。情報提供者と受けとる者（患者）の顔の表情、声の音質、対応する身体の姿勢（情報提供者が立って患者を見下ろしている）、そして提供時のさまざまな態度は、特定の方向に選択的にメッセージを歪める。情報は、概括的で確信的に提示されると、内容を変更することなく、リスクや代替案を過少にして提示することができる。そして、その情報は、聞く人に影響を与える方法で、組み立てることができる。例えば、「この方法は、たいていの場合成功する」「この方法は40％の失敗率である」というようにである[44]。

患者が情報を入手する権利

　ヘルスケアの決定において、患者が参加することの第三の要件は、最終的に決定の基礎となる「事実、価値、懸念、代替の方法」[45]に関連する、ヘルスケア専門家と患者の間の、開かれた継続的なコミュニケーションである。その目的は、患者の自己決定とウェルビーイングを高めるために、対話を築くことだ[46]。専門用語で表現される事実とリスクの列挙は、標準化された同意書に署名することで、法的要件を満たすかもしれないが、患者の自己決定を尊重するという倫理的要請を果たしているとはとても言えない。

アメリカ大統領生命倫理諮問委員会は、患者と専門家によって話し合われなければならない核となる実質的な問題は、次のようなことと考えている。
① 患者の現在の医学的状態。何の改善ももたらされない場合の、今後起こり得る経過も含まれる。
② 予後を改善するかもしれない治療。ここには、治療に含まれる方法の説明、見込みと関連するリスクと利益の効果の特徴、そして治療をする場合としない場合の、起こり得る経過も含まれる。
③ 専門家の意見。通常は、最善の選択肢として提示される[47]。

患者の現在の医学的状態は、米国病院協会の声明『患者の権利章典』(1973)の中で、医師が責任を負うべきであると認められている。その声明は、診断、治療そして予後について、患者の知る権利を確約している。

医学的診断ができるのは、法律により、資格のある医師に限られている。しかし、ニューヨーク州を含むいくつかの州は、看護業務法の中で「診断する」という言葉を使用している。ここでいう看護診断は、「看護計画の効果的実施、管理に不可欠である身体的、心理社会的兆候、また症状の同定と識別」[48]として、医学的診断とは区別される。

このように看護師の役割は、患者が自分の医学的状態について知る権利を支援すること、またその知識に対する患者の心理社会的な反応を明確に確認し、共有することから成り立っている。その結果、患者のウェルビーイングを回復させる看護ケアが提供される。

看護師が実践する、これらの医学的および看護介入は、健康教育や健康カウンセリングの一部として、患者と適切に話し合われる。このような機能は、ニューヨーク州の看護業務法（この概念を使用している州の法律の一例）に、明確に言及されている。専門的看護は「対象者の発見、健康教育、健康カウンセリング、いのちやウェルビーイングを支援し回復させるケアの提供、こうしたサービスを通して現実的、潜在的な健康問題への人の反応を診断し、治療すること」と定義されている[49]。ジェーン・グリーンロー（Jane Greenlaw　登録看護師、法務博士）の見解では、

> 看護師として自分の意見を示し、自らの経験や知識に基づいてのみ話すという姿勢を明確にとっていれば、看護師は、患者の治療過程についての問題に、自由に答えることができる。同じような治療を経験した、他の患者へのケアで経験したことに関連づけて、代替治療に関する質問にも答えることができる[50]。

この考え方から看護師は、投薬や体温、血圧、傷のケア、そして「患者のいのちや、ウェルビーイングを支援し回復する」[51]他のいかなる看護や医学的介入をも、話し合うことができる。また、看護のプランや目標に関連した、患者の価値観や目的について、話し合いを進められる。

法律家のヘルダー（Holder A. R）と哲学者のルイス（Lewis J. W）は、「患者のインフォームド・コンセントを得るために必要な話し合いを、処置を実施する人の責任として考えている。医師は、話し合うことを他人に委任することもできるが、患者が理解しているかを確かめる法的責任を持っている」[52]と言っている。

手術前の同意書に対する看護師の法的責任は、患者がその署名を自分自身で行ったと証明することである。看護師の道徳的責任は、提示されている医学的介入の目的や重要性を理解するという患者の権利を、支援することだ。もし、患者の知識がかなり不足しているようなら、看護師の義務は、責任を担っている人に連絡することである。そうすることで提示されている手術や診断が、患者自身の価値観や希望に関連付けて十分に説明され、同意を得た上で実施されることになる。

皮肉にも、文書による同意が日常的に得られている症例の少ない手術は、看護師が自分自身や患者に対して、疑問を持つことなく与えている多くの薬剤よりも、リスクはかなり少ないと言えよう。この種の医療の介入では、看護師は患者に対して、普段は行っていない薬剤や効果に関する教育の機会を得ることになる。

薬剤は、予想していない反応や相互作用が生じるので、いのちを救うものにも脅かすものにもなる。これは、使われる薬剤、利益、副作用、リスクについて患者の理解を導く直接の健康教育となる。この機能は、患者の自己決定やウェルビーイングを支えるものである。

第三の現実的問題は、最善の選択についての専門家の意見である。手術の場合や重篤な診断の場合は必ずではないが、たいていの場合、専門家とは医師である。どんな介入に対しても唯一正当化できるのは、患者の利益になるということだ。「決定には、二つの要素がある。治療するかどうかということと、治療の方法である」[53]。決定するのは患者である。

アメリカ大統領生命倫理諮問委員会によって行われた研究では、病院では医師と患者の間で、治療選択についての話し合いがほとんどないか、もしくは全くないことが明らかになった。医師は一般的に、患者の関与なしに決定を行い、治療を開始していた[54]。

研究では、治療拒否のほとんどが、指示された診断や治療の方法についての目的、特質、リスクに関する情報が欠けていることに関連していた。「異なる医療専門

家によって患者に与えられる情報の対立」[55]が、治療拒否のもう一つの原因であった。これは、患者へのケアが多くの異なる人々によって提供され、その専門家間の直接的コミュニケーションがない病院で、予測できる結果である。

結果的に、患者は誰が責任者で、誰が資格のある人で、誰が信頼すべき人なのかについて不安を抱いている。権威の構造が明確な状況では、看護師と医師の専門的な役割がはっきりしている。また、一連のコミュニケーションは開かれており、かつ直接的である。こういう状況においては、看護師と医師は、患者が参加する意思決定の共有に、同じように関与する仲間として、関わりをもつことができる。

専門家の協力は、決定に際して患者の参加を高め、目的に向かって活動を調整するのに必要不可欠である。しかし、不確かな要素を完全に取り除くことは絶対にできない。その代わりに、経験から得られたデータに基づいた成功の可能性に関して、それ相当のものが与えられる。

苦しみや痛みのある急性疾患の患者は、伝えられた情報を理解し、受け入れ、利用する能力に限りがある。医師と看護師はたいてい見知らぬ人である。また、使用される言葉は専門的であり、病院という環境に恐れを抱いていることもある。もし、患者個々に関わっている医療専門家すべてが、医師の診断や推奨する治療に関して、何が伝えられるべきかはっきり分かっているならば、患者の準備状態や受け入れの状態はよくなるので、話し合いは進展し大きく広がる。だが、そうなるためには時間が必要である。

特別な介入について取り上げている文書や視聴覚の資料は、緊急事態ではない場合には役に立つ。医師のなかには、患者の理解を試すために、また意思決定プロセスに患者が参加するための基礎として、患者に待機手術[*3]の同意書にサインを求める者もいる。医師あるいは看護師の治療の推薦に関し、患者が理解しているかどうかについて、家族の関与は重要であろう。

＊3　待機手術：通常行われている手術で、前もって予定された日時に行う手術のことをいう。緊急的に行われる緊急手術に対比して用いられる。(『医学大辞典』、医学書院)

意思決定共有のためのガイドライン

関係性の促進

この文脈における看護計画のねらいは、「互いに参加し、尊重し合い、意思決定を共有することに特徴づけられた」[56]患者、看護師、医師、専門家、家族の間の関係性を促進させることである。

看護の重要な機能は、患者のウェルビーイングのために、患者とその家族が意思決定を共有していく重要なプロセスにおいて、医学的、技術的活動および看護活動を調整することだ。看護におけるこの機能は、看護法および倫理綱領において、患者教育や健康教育、健康カウンセリングとして明示されている[57]。患者に必要不可欠な情報を伝えるプロセスは、看護の一部として独立して行われる。患者のウェルビーイングについて刻々と変化する要求や問題に触れたり、離れたりしながら進められる話し合いや検討のなかで、患者の反応は、他の医療専門家や家族と共有される。

　毎日の臨床の場面で、看護師は、「患者に情報を提供するプロセスのなかで、主として中心的な役割を担っている」[58]。看護師は、一般の人々からもまた自分自身のなかでも、患者の権利擁護者であると考えられるようになっている。この役割において、看護師は患者がもっと健康になり、またヘルスケアにおいて、患者自身がさらに参加できるように手助けする。

　また看護師は、患者の問題を解決するために、他の専門家と一緒に働く専門を超えたチームメンバーとして機能することで、患者に情報のやり取りへの参加を促す。患者は、コミュニケーションの改善という利益と、限定された側面よりも患者全体に焦点をおくチームの専門家たちから、より簡単に話を聞けるようになることで利益を得る。効果的に機能するチームは、相互に依存する問題をうまく扱って、サービスを統一することができる[59]。

　多くの専門分野の人たちが患者各々に働きかける時に、どういった人が、またはどういった専門分野が、患者と主にコミュニケーションをとる役目を果たすのか、という問題も出てくるだろう。これに関連して、どのように患者と家族に、一貫したメッセージを伝えるかという問題もある。さらなる問題は、患者と家族へ、チームのコンセプトをいかに伝えるかに関連している[60]。

　効果的なコミュニケーションの一つの手段は、医療専門家から患者に送るメッセージの一貫性と、患者からの情報の正確さである[61]。これは、専門家の間でほとんど情報のやり取りがない状況の中では、結果的に患者がそれぞれの専門家から、異なるメッセージや、時には相反するメッセージを受けるのとは対照的である。

　意思決定のプロセスが、個々の看護師や医療者のグループに利用されているかどうかも、同様に見ていく必要がある。明らかな倫理的問題やジレンマは、多くのデータが集められるにつれて変化するかもしれないので、プロセスは変わる可能性がある。脳死患者の生命維持装置を中止するというような明らかに分かりやすい問題が、臓器提供、家族間の権力の対立、そしてスタッフ間の見解の相違によって、複雑になることもある。ゆえに、データ収集は、広く行わなければならない。

データベースは、倫理的問題と倫理的対立の特質を識別し明確にすること、続いて関係者と彼らの権限の元になっているものの確認を含むものである。それは、提案された行動、選択肢とその結果、そしてそこで議論されている、道徳理論と共通の道徳観に関する決定が、正当であるとする根拠の確認を含んでいる。

患者の問題と管理問題に焦点を当てて規則的に開催される会議、あるいは倫理回診という多職種からなるチームの会議が理想的である。交渉し対立を解決するプロセスを経て、問題はたいていグループによって公表され、解決される。会議は、看護師が患者の問題を、さまざまな職種からなるグループに、組織的なやり方で伝えることができるようにする。そのなかで問題は分析され、患者のウェルビーイングに焦点を当てるグループによって、看護師の認識、推論、仮説、提案は承認されたり、否認されたりする。

看護師は極めて重要な職業的役割を担うことで、同僚として認められる。フィードバックの原則は、あらゆる相互作用において利用される。看護師の患者のケアへの貢献は、一定の形が与えられ、認められて、患者と家族への総合的なケアという文脈に位置づけられる。

推論の落とし穴

まやかしの推論

参加者が最善の意図をもっているにもかかわらず、効果的な意思決定を阻害するのは、まやかしの推論として知られる、推論の間違いを通して生じる。推論において、まやかしの推論を浮き彫りにし顕在化することは、間違いを最小限にするのに役に立つ。まやかしの推論と認識して修正することは、看護における効果的で正しい意思決定を促す。

推論の方法を知らないことが原因で、気づかないうちにまやかしの推論がまかり通る。まやかしの推論は、故意にその事例を偽るために、または聞き手を誤った方向へ導くために利用されることもある。このまやかしの推論は、あらゆる人に使用されるだろう。広告、政治的なレトリック、製品やアイデアを売ることに、まやかしの推論が利用されているのは明らかである。

ヘルスケアの提供システムやあらゆる種類の実践家は、まやかしの推論の使用に抵抗力を持っていない。文献に引用されている多くの公式的、帰納的、非公式的なまやかしの推論の中でも次のようなものが、道徳的に正しくかつ効果的な看護決定を阻害する、最も顕著なものである。

●「である/べきである」というまやかし

「である/べきである」というまやかしの推論は、誰かがXは○○であり、ゆえにXは○○であるべきである、と議論する時に行われる（Xという文字はある実践、政策、手続き、決定もしくは慣習を表している）。一般的な「である/べきである」というまやかしの推論は、次のようなものだ。これが私たちのやり方である、これは私たちが、いつも行ってきたやり方であるというもので、そこにはさらに、それゆえにこれが行われるべきやり方である、ということが含まれている。

　　この患者は、心肺蘇生術をしたので生きている。ゆえに心停止の場合、あらゆる患者は蘇生されるべきである。

心肺蘇生術を、「透析」「生命維持のための支援」あるいは「水分・栄養補給」に置き換えることもできる。このような「である/べきである」というまやかしの推論の、別の事例をあげる。

　　看護は、病気の患者に対するベッドサイドのケアである。ゆえに、看護師は病人のベッドサイドで訓練されるべきである。

これが明らかに暗示しているのは、看護師に対する正式な大学教育は必要ない、あるいは看護師の誰もが、患者に対して、ベッドサイドでのケアを提供すべきであるということだ。「である/べきである」というまやかしの推論の事例を、さらにあげる。

　　看護師は、この病院で、必要ならいつでも二交代制で働くことが求められている。ゆえに、この深刻な看護師不足の時に、二交代制はすべての看護師に求められるべきである。

　　看護師は低賃金のヘルスケア提供者である。ゆえに、看護師は高い給料を期待すべきではない。

　　看護師は、序列や教育において、医師よりも下位である。ゆえに、看護師は疑問を持たずに、医師に従うべきである。

看護からさらに多くの事例が得られる。問題は、「である/べきである」というまやかしの推論は、「である」という現在の事例、実践、政策、決定、慣習から、「べきである」という義務の陳述に変わることである。

推論における誤りは、もしXが○○であるとしても、Xが○○であるべきだ、とはならないことだ。すべての人が蘇生されるべきではないし、すべての人が生命維持に必要な支援を得たり、透析や臓器提供を受けたり、また人工心臓を利用するべきではない。「べき」が必ずしも「ある」に続くわけではない。「ある」から、「あるべき」へと進むのは誤りである。

●「権力へ訴える」というまやかし

この「権力へ訴える」というまやかしの推論は、強制的な力だけをもとにして、他人に議論の結論を受け入れるようにすることである。

例えば、外科医は患者に待機手術に関して、「もしあなたがその線維腫を取り除かないならば、死ぬだろう」という議論を示す。あるいは、看護師が薬剤の投与を拒否するなら、「私はあなたを解雇するだろう」と言って、医師は麻薬の過剰投与を指示する。または、育児で二人の子どもを迎えに行かなくてはならない看護師が、昼夜交代で働くことはできないとなると、看護師は上司から「次のシフトで働くか、さもないと解雇されるかどちらかだ」と言われる。

これらは、権力の使用に訴えるだけで、理にかなった裏付けがない。しかし、集中治療室で、「私はあなたの苦痛を和らげるために（または呼吸を和らげる、鼓動をゆっくりとする、気道を確保するために）、この注射（または治療）をしなければならない」と患者に話す看護師は、自分の結論のための証拠を支えとして、力に訴えているのである。

●「個人攻撃」というまやかし

推論の中でのもう一つのまやかしの推論は、決定するために、合理的で適切な根拠を提供する代わりに、個人を攻撃することで成り立つ。「個人攻撃」というまやかしの推論は、「敗北を受け入れることはできない」もしくは「死を恐れる」という理由から、末期患者に繰り返し蘇生を施す医師に対して、看護師が批判することかもしれない。

状況攻撃というまやかしの推論の例では、誰かがある人を、何か習慣的に非難すべきあること（X）を行うグループの一員、もしくは関係者であるという理由で、Xと結論づけて、その人を非難する。

例えばA看護師は、B看護師が中絶をする患者に対するケアを拒否したことに対して、B看護師がカトリック教徒であるという理由で、B看護師をとがめる。B看護師がカトリック教徒であるのは真実であろう。しかし実際は、B看護師の中絶への反対姿勢は、自分が子どもを欲しいと思っていることや、妊娠を中断する女性への、拒否反応から生じているかもしれないのである。

または、A看護師とB看護師が、同じ看護学士の課程を修了しており、A看護師はB看護師の行いを賞賛している。この事実は、C看護師に、「でもあなたたちは二人とも、ハンター*4を卒業したでしょ」と非難する資格を与えてはいない。C看護師のこの議論は、B看護師がベテラン実践家であるかどうかに対しては的外れである。

もう一つの攻撃の形は、「お前だってそうだ（tu quoque）」すなわち「お互いさま」

である。A看護師は、授業のため早く勤務から外れる。B看護師は、ショッピングに行くため勤務から外れる。病院は危機状態といえるほど、人員不足にさらされている。A看護師またはB看護師のいずれかによる「無責任なのはお互いさま」という非難は、まやかしの推論である。なぜならば、二つの悪が一つの善にはならないからである（他にも同じような悪いことをする者がいるからといって、言い訳にはならない）。

　遺伝についてのまやかしの推論では、適切な論拠に基づく証拠を論破したり、受け入れたりするよりもむしろ、人は自分の素性を理由に攻撃される。例えば、「あなたがエイズにかかった原因は、スラム街の出身だからである」というようにである。エイズは明らかに接触伝染性の病であり、社会的、経済的意識とは関係ない。

　　＊4　ハンター：ニューヨーク市立大学ハンター校。

● 「一般大衆への訴え」というまやかし
　「みんながそうしている」という議論におけるまやかしの推論は、「みんながそうしている」ので、それはよいことに違いないというものだ。例えば、A看護師は「みんなが1週間に3回の12時間のシフトで働いている。だから、そうするのがよいに違いない」という。A看護師の推論は、このスケジュールがよいとは証明していない。看護師は、このスケジュールでは、健康を回復するのに何日もかかる。みんながやっているから価値があるとは限らないのである。

● 「不適切な権限への訴え」というまやかし
　予想できるように、不適切な権限への訴えは、ヘルスケアシステムにおける推論によくある落とし穴である。この「不適切な権限への訴え」というまやかしの推論は、専門分野や領域外、もしくはそれを越えた権威者として、自分たちを誇示する人々によって作られる。少なくとも適切な権限を持つということは、必要な資格を持っていることである。
　例えば、ある医師は、白血病で衰弱し、はっきりと蘇生を拒否している重症の若い患者を、蘇生すると決定するかもしれない。医師は、生きるということがいかに実りのあるものかを分からない若い患者よりも、自分の方が人生の価値をよりよく知っていると主張する。この場合、医師は権限以上のことをしている。

● 「滑りやすい坂」というまやかし
　「滑りやすい坂」というまやかしの推論は、もし規則や原則への例外が許されてしまえば、望まれていない結果を伴う、コントロールの効かない一連の出来事が生じると、

決めてかかることである。

　例えば、もし積極的、自発的安楽死が許可されるならば、厳格な規制のもとでさえ、アルツハイマー病、認知症などを患う高齢者への殺人が続発するだろう。同様に、もし中絶が許可されるならば、重度の障がいを持つ者への幼児殺しも起こるだろう。さらに、病院の団体交渉に反対する管理者は、もし看護師に賃上げ要求を許すならば、病院でのケアの費用は、一般の人には手の届かないものになるだろう、と論じることである。

　「すべりやすい坂」というまやかしの推論に対する反論は、ある段階でどこでも中止することができる、そして必ずしも最後までいかなければならないわけではない、と指摘することである。例えば、積極的、自発的安楽死は、オランダのような国において実施されている。しかし、そこでは認知症などの高齢者に提供されているケアの質の低下も、生存に対する責任などの低下も見られない。

　中国では、人口抑制の手段として、中絶は法的に実施され、道徳的に支持されている。その結果、両親に認められて生まれた子どもには、あふれる愛情が注がれ、子どものケア、健康そして教育の分野における大きな取り組みがもたらされている。また、中国の高齢者に対する普遍的な尊敬の念は、知恵と権威の源として、何世紀にもわたって続いている。

●「怠惰な帰納的結論」というまやかし
　この「怠惰な帰納的結論」というまやかしの推論は、批判に対して自分の結論を守るために、結論に反論するいかなる根拠も認めないことである。例えば、中絶を支持する看護師は、自分の身体に対する女性の権利が、最も重要であると論じる。その一方で、中絶に反対する看護師は、胎児の権利が最も重要で、平等の権利であると論じる。望まない、無計画な妊娠の発生率を減らすかもしれない適切な性教育や、家族計画に対する国家的取り組みの必要性の証拠を、どちらの看護師も見落している。

　反対の根拠を顧みないで、ある人種、種族、階級あるいは文化に属する人々の優劣に関して、あるグループが持っている独断的信念が、怠惰な帰納的結論というまやかしの推論のさらなる事例である。

　歴史的にそのようなグループは、進化、免疫、そして人種と性の平等の理論に反対し、論争してきた。怠惰な帰納的結論というまやかしの推論を防ぐ手段は、疑問と反対の論拠に対する、あらゆる議論を公開することである。看護師または医師が、それが権力者によって提案されたという理由で、いかなる倫理的議論や結論をも調べる

ことを拒否するのは、怠惰な帰納的結論というまやかしの推論である。

● 「偶然」というまやかし
　この偶然というまやかしの推論は、「偶発的な」差異や状況を考慮しないで、すべての状況に、倫理的原則を無差別に適用することである。
　例えば、カントのいつも真実を話すべきという命題が、無差別に適用されるならば、悲劇的な結果を招くだろう。人によっては、がんであると思うことで恐怖に襲われ、ただちに死の宣告と考える。そしてある場合には、自殺したり、あらゆる治療を拒否することで、自分の信念を貫きたいと思う人もいる。ほとんどの人は、悲痛な真実を受け入れる過程において、支援、同情、励ましを必要としているのである。

● 「入り組んだ質問」というまやかし
　この「入り組んだ質問」というまやかしの推論は、先の質問に対し、同意する答えをあてにしている質問を尋ねることで成り立つ。「あなたは心肺蘇生を望みますか」という問いは、心肺停止を経験するかもしれないということを前提としてなされる。患者への問い、「この手術（治療、薬剤）を受け入れて生きますか、もしくはそれを拒否して死にますか」は、こちらかあちらかの分岐点、他を入れる余地のない選択肢、二者択一の思考という、まやかしの推論の事例である。
　はっきりと二つの選択肢を提示することは、さらなる選択肢がないことを意味してはおらず、まして二つのうち一つは、本質的な選択肢ではないことを意味しない。

まとめ

　選択はすべての人にとって、重要な価値をもつ。患者の選択を促すための看護計画は、病気である、能力が奪われている、死に瀕している、年齢的に幼い、高齢である、精神障がいがある、あるいは社会的経済的理由による脆弱などの状態で、特に人がその人生において危機的な時に、人間としての価値を高める。
　看護師は、しばしば何をすべきか、どうすべきか、そして患者のウェルビーイングを最大にするために必要とされることを、誰が最もよくできるのかを知っている。時折看護師が、患者の最善の利益を優先させることで、それが患者の選択と対立することもあるだろう。これが、本当の答えや最終的な答えが出ない、倫理的問題の提起と言えよう。
　倫理では、絶対的なものを求めることはできない。アリストテレスがその昔に指摘し

たように、倫理には数学や科学と同様な正確さは期待できない。だが、人はまやかしの推論に気づき、避けることによって、看護における倫理的意思決定を改善していくだろう。

討論のテーマ

❶ 看護において、科学技術はどのように効果的な意思決定を促すだろうか。この章にある事例を引用せよ。
❷ 看護において、科学技術はどのように道徳的に正当化し得る意思決定を促すだろうか。
❸ 科学技術は、代理判断基準との関連において、最善の利益の基準の役割にどのように影響しているだろうか。
❹ 人は、最善の利益の基準もしくは代理判断基準を使用するかどうか、どのように決定するだろうか。
❺ ❹に答える時に、息子の足を外科的に切断するという決定をする父親の事例を参照せよ。
❻ まやかしの推論は、看護師による十分で道徳的に正当化できる意思決定をどのように妨げるだろうか。

第4章　家族関係と生殖に関する看護倫理

この章で学ぶこと

1. 伝統的家族とそうでない家族の機能、価値観、家族の間の力関係を理解する。
2. 家族関係において、所有型モデル、パートナーシップ型モデル、クラブ所属型モデルを見分ける。
3. 家族に生殖技術の臨床的、倫理的な面での意思決定に参加するように促す。
4. もし欠損遺伝子を受け継いでいる家族がいる場合、家族の目指していることや価値観、妥当な生活設計、それにその家族が持つ疾病についての知識や選択肢に基づいて、遺伝カウンセリングで看護師の役割をどのように果たすかを学ぶ。

概説

　家族一人ひとりの最も良いところを引き出す新しい家族は、通常また理想的には、性愛を含めた愛情が動機となって作られている。道徳的に理想とされる愛情や気遣い、互いを尊敬し合うことで一緒になった若い男女のカップルは、ロミオとジュリエットのような恋愛物語や、ラ・ボエームのようなオペラ、そしてサウンド・オブ・ミュージックのような映画のなかで、視覚的・文学的・音楽的芸術を通してドラマ化されてきている。

　家族の交流の形としての愛情は、男女が子どもを囲んで愛を表現している、『慈愛の家族』の彫刻のような形でも描かれている。それは、愛情が新しい家族を結びつけるのに、絶対不可欠な要素だからだ。二人の間の愛情は、通常望ましくは、その子

どもたちへと受け継がれる。

家族は一般的に、ほぼすべての価値の源であり、家族の成長とともに変化し、価値を正当化する根拠とみなされている。新生児にとっては、家族が何より重要であり、あらゆることとの接点である。子どもが生まれて初めてする経験を、ウィリアム・ジェームズはかつて、「活力と興奮にあふれる混乱状態」とうまく表現しているが、その経験に安定性や生活の保証を与えるのが、家族である。したがって、家族が子どもの最初の混乱を、秩序ある継続的な体系へと転換していく。

幼い子どもにとっては、家族がすべてである。子どものもつ価値については、親やその他育児を共有する重要な人から与えられる、愛情やケアの質に依存している。

看護師の第一の役割は、積極的な愛情を深め、モラルを肯定かつ維持し、家族生活の価値観を作ることである。第二の課題は、問題を抱える家族が、成長し変化していくなかで、個々人の価値を支える家族としての強さや安定を得られるように、支援することだ。

第三の課題は、生殖技術や遺伝、そしてそれに関連する倫理的問題に関する情報に基づいて、家族みんなが決定に参加しやすい状況を作ることである。

家族の機能

アメリカの家族の価値観や統率力、規模、家族構成、役割、機能は変化してきている。しかし、それにもかかわらず、相変わらず家族は社会の基本的な単位であり、人と関係を持ったり、人の世話をしたりする人間の能力の源である。新たな生活スタイルが生まれ試されるなかで、今日の家族形態には価値観の対立が見られる。シングルの親や、継父母、親の友人との同居、代理父母、同性の両親と一人かそれ以上の子どもとが結びついて家族を形づくるような、新たな形態も出てきている。

広く引用されているバージェス（Burgess EW）の家族の定義は、変化しつつある家族の特徴を反映している。彼は家族を、次のように定義している。

> 結婚や血のつながり、養子などで形成された一つの世帯に住む集団で、互いに各自の役割のもと、コミュニケーションを取り、共通の文化を維持している。家族は、習俗や世論、そして法によって支配されている伝統的な家族体系から、相思相愛で親密なコミュニケーションを図り、分業や意思決定の過程で、相互に受け入れ合うことを基本とする、交友家族体系へと移行しつつある[1]。

人と人との関係のなかで、パートナーとなるためには、興味や価値観、目標において、互いに重なる部分があることが基本になっていると思われる。人がそれぞれ家庭を持つ目的は、徐々に他人との愛情ある結びつきを通して幸福になることや、自己実現することへと変化してきている。家族の中で各人が自分の目的を追求すると、家族の中の多数の人の実利的な目的と対立することもあり、少数の利益が犠牲にされることもある。

いかなる場合でも、善い行いを求めるという「善行の原理」を使うことで、カントの義務の理論は、親の行動や意思決定の際の、強力な力となり得る。そして、愛情もまた正しいことを行う上での、大きな要因と言える。

家族の機能のいくつかは、その定義から生じるものである。バージェスやその仲間たちは、家族を最も価値ある存在と見ている。それは相互に愛情を示し、ケアする行為を通して、心の支えを提供するからである。私たちの文化は、愛情面やパートナーの選択に、高い価値を置いている。

バージェスは家族の第二の機能は、家族内のそれぞれが経験や行動、交友を共有するという環境の提供と関わりがあると見る。第三の機能は、子どもの世話と養育であると定義している。最後に、家族は、文化をある世代から次の世代へと伝えていく、社会の主要な組織の一つだとしている[2]。

社会の主要な単位として、家族は子どもをもうけ、子どもたちに健康や教育に関する包括的なケアを提供する。また、生活とウェルビーイングに必要な、すべての支援についての権限や決定を行う際の中心である。

家族関係の3つのモデル

所有型モデル

結婚と家族の形態で、伝統的なモデルとしてあげられるものの一つに、「所有型モデル」がある。このモデルでは、家族の中の一人が家長であり、常にではないが、通常は男の配偶者が家長である。家長は、主人と主人に従うもの、つまり支配と従属という関係で、家族全員を所有していると固く信じている。

所有という考え方は、配偶者や子どもへの虐待といった形で害を及ぼすこともあるが、家族の利益を図り調整するという行為で、好意的に表されることもある。何かを所有するというモデルは、人間の本能から言って、当然魅力的なものである。というのも、幼児期から、人は少なくとも自分の身体を所有していることを学んできたからだ[3]。さらに、乳児の生活では、成長期の最初の数年は両親が身近にいて、責任とケアを

担ってくれる所有型モデルに従うことが賢明な場合もある。人は、「ジョーンズさんの子どもたち」というなど、所有の関係をはっきり意味する言い方をすることもある。

　ものを所有するということは、そのものを守り大事にすることでもある。このような理由から、自らの身体やいのちを所有しているという関係性は、妊娠中絶における女性の権利においても、当然説得力をもっている。

　ゴールドマン（Goldman A）の著作の中の概念を借りると、所有型モデルを指向する家族には、「道徳的に強い役割分担」があることが分かる。ゴールドマンによると、このような道徳的役割分担は、ある人に特別な権力や特権を与えて、家族の誰もが従わなければいけない道徳規範を、その人には免除したりする[4]。例えば、家族の長は、食卓では一番いい食事、家では一番いい椅子が与えられ、最も気を遣われる。だが、決して食器洗いの手伝いや芝刈り、掃除をすることは期待されない。

　所有型モデルは、権威や家族の義務のすべてを一人の人間に任せ、疑問をもつことなく、その家長の意志に従うことを要求する。

　所有型を三つに分類する人もいる。好意的な所有型の見方では、家長の定める規則は、そのほとんどが、家長に従う他の者に対してだけでなく、家長にも有益となるように決定されている。この見方は、プラトンの理性的家父長制と一致する。家長はほとんどの場合、理性的でよい決定を下す。それは効果的で筋が通っており、家族全員の全般的な幸福・健康の責任をその家長が担う。しかしいずれにせよ、その家長は、疑問の余地のない権威をもって、一人で決定する。

　このような家族形態の場合、もし家長が予期せず、回復の見込みのない状態になったり、いなくなったり、死亡した場合、他の家族メンバーには、家長に代わって日々の家族の決定をする覚悟がない。そのため、家族には突然、秩序から無秩序へといった変化が降りかかることになる。

　所有型モデルの第二の型は、利己主義であり、自己権力の拡大にしか関心を示さない、冷酷な主権者がいる型である。そして第三の型は、家族の善のために何の責任も示さない、極めて悪質な家長である。このような家長は、頻繁に外出したり、外出先で散財して家族の資源を浪費し、衝動的に行動して、他の者に対する義務を省みない傾向がある。こういう人は暴君で、当然、発作的な怒りや嫉妬で、配偶者や子どもを虐待したり殺したりすることもある。

　ロビンス（Robbins M）やシャハト（Schacht T）の、家父長制家族における看護師の役割を論じる論文では、こう述べられている。

　「私たちは、直接的にその上下関係に口を出すことはできない〔けれども〕、一連の行動の傾向を観察することで、彼らの関係性を推測することはできる。例えば、誰が

最初に話し誰が最後に話すか、誰が一番長く話し、誰が誰に話すか、いつ、どこで何について話すかというようなことから推測できる。もし家族の一人が、常に患者のヘルスケアについてスタッフに尋ねてくるようなら、私たちはその人が家族の中で高い地位にあり、『患者の状況について熟知している人』で、義務を担っていると推測できるだろう」5)。

ロビンスとシャハトは、「家族の人たちとコミュニケーションをとるという看護師の試みは、もし、それがすでに確立している家族のコミュニケーションの上下関係を破るものだとすると、抵抗に合うかもしれない」6)ことを問題にしている。

しかし、私たちの問題は、その家族の価値観と向き合う看護師の、価値観の役割である。例えば、個々の価値観を重視する看護師は、患者の治療計画に参加する権利を支持するために、所有型モデルで説明されたような、型にはまった上下関係で事が運ばれることに、疑問を抱くようになるだろう。

所有型モデルはまた、看護師と患者家族の関係性を理解するための視点も提供する。看護師またはその他のヘルスケアチームのメンバーは、ヘルスケアを構成している組織の階層の下位に、患者が位置しているとみなすこともある。そして、看護師や医師は、自分たちのことを、患者を「所有している」主権者だと見ることもあるかもしれない。つまりそれは、患者には看護師や医師を疑う権利がないことを意味している。

クラブ所属型モデル

所有型モデルの難点に対処するのが、「クラブ所属型モデル」である。ここでの家族各人の関係は、好きなように行き来して施設やロッカールームを使い、好きなスポーツをしたり、シャワーを使ったり、望む時に退会するスポーツクラブの会員と似ている。会員は他の会員との関係や、施設の利用、施設料の迅速な支払い、そして他の会員の所有物と社会的地位を尊重するなどのルールさえ守ればいいのである。

このモデルでは、家族の各人が好き勝手に行動し、構成員間の道徳的役割分担がはっきりと決まっていないため、相対主義や道徳的無秩序が起こる可能性がある。クラブ所属型モデルは、自由や自己決定権は認めているが、ケアされる存在としての権利を、ほとんど認めてない。クラブから与えられる特別な権利や権限は、部外者への道徳的配慮よりも優先される。

家族におけるクラブ所属型モデルは、家族の協力関係を弱めるものと言える。家族同士のつながりは築かれても、それは深く持続的なものではない。さらに、クラブ所属型モデルは、家族以外の人に対するのと同様に、家族のそれぞれの生活や生活の質に対しての無関心さを容認している。

クラブ所属型モデルは、専門家集団や社会的団体、もしくは小規模の地域社会と似ている。小さくても社会は社会なので、そこには市民権がある。ここでは人間関係が穏やかで、各自が自己啓発し、パターナリズムを最小限にとどめることができる。クラブ所属型モデルは、家族がどこか生活共同体のようでもあり、そこでは人との結びつきは弱く、役割は拡散して境界があいまいであり、そこに所属する者は絶えず変化している。

この点では、クラブの所属員は、所有型モデルによってもたらされた一連の行動の制限の、最も対極に位置していることになる。

クラブ所属型モデルにも、利点と欠点がある。利点の一つは、個人の自由や干渉されないことを重視する点である。しかし、家族の各人に対して、他者をケアするように導く規則はなく、結果として、家族メンバーは配偶者や子どもたち、患者、看護師の福祉に対して無関心を示すことになる。

パートナーシップ型モデル

所有型モデルとクラブ所属型モデルの問題点から、三つ目のモデルが求められる。それは、「パートナーシップ型モデル」と呼ばれ、話し合う権利と、家族における正義と公正の原理は、矛盾しないというものだ。このモデルでは、家族全員が、賢くやさしく公正で、偏見なく温情ある決定をすることが、自分のためになると感じている。

「一人はみんなのために、みんなは一人のために」というスローガンが、この家族モデルにおける家族の結合を促す。各人は、家族の善のために最大限努力することで、自らも善を得る立場に立つ。すべての者が受益者であり、負担はできる限りほぼ平等に分かち合う。

パートナーシップ型モデルを指向する家族は、家族間での道徳的役割分担が弱いか全くなく、各自がそれぞれ異なった社会的役割を担っている。皿を拭いたり、洗濯や掃除、子どもの世話をしない所有型モデルの夫も、この見方では、家族は雑用を公平かつ平等に行うという根拠に基づいて、そうすることを強く求められることになるだろう。

パートナーシップ型モデルは、決定する権利やケアを受ける権利を踏まえた権利を中心とする考え方を意味している。これらの権利は、家族の各人に与えられ、彼らの信頼に支えられた権利である[7]。パートナーシップ型モデルを指向する家族では、家族各人の権利はほぼ平等である。

パートナーシップ型モデルは、二つのタイプに分けられるだろう。第一のパートナーシップ型モデルは、上級パートナー一人と、準パートナーが一人か複数いる型である。

ジョージ・オーウェルの『動物農場』（1945）は、それを「ある動物は他の動物よりももっと平等だ」と皮肉を込めて指摘している。

同様に、パートナーシップ型モデルが実践されている家族でもなお、通常は親もしくはその代理人のようなある家族の一人が、上級パートナーであると認識される。たぶんこの地位は、生活する上で年齢や経験、豊かな知恵、家族における経済力もしくは物理的権力、魅力、またはカリスマ性によるものである。しかし、このような「上級パートナーシップ」が行き着くところが、所有型モデルになってしまう場合もある。

この上級パートナーシップ型のモデルでは、ヘルスケアの中で、「チーム」の喩えを使う時と似たような問題が起こる。スポーツチームでは、一般的に指示を出すキャプテンとコーチがいて、チームメンバーがこれに従う。ある意味では、政治的民主主義も、パートナーシップ型である。しかし、現実政治に精通している者なら誰もが分かるように、民主主義における支配者や指導者は、国民そのものだというジェームズ・マディソン[1]の崇高な思いにもかかわらず、実際のところは、一人かごく限られた数人が、重要な決断をすべて行う。それゆえに、上級のパートナーシップ型モデルは、家族、および〔看護師−患者−医師−家族〕の関係を、支配しているとも言える。

第二のパートナーシップ型は、決定において、家族全員が実質的に平等だとするものだ。これは、先の形式よりも例は少ないが、より理想的なものである。もし〔看護師−家族〕関係において、権利がまじめに取り上げられるなら、「家族の各人は、等しく価値がある」という原則が重視される。家族の中でパートナーシップに置かれる価値が、治療の過程で、看護師をパートナーと考える方へと拡大されるかもしれない。

ベノリエル（Benoliel JQ）は次のように書いている。

　解決策や決断を求める主要な手段として、パートナーシップ型を促す〔看護師−家族〕の関係は、各人の人格的価値が保たれるような看護ケアを提供する上で、不可欠な要素である[8]。

パートナーシップ型モデルの優れている点は、決定を共有することで、できる限り負担や利益、自由や義務をほぼ平等に分配することである。これはロールズ（Lawls J）の正義に基づくモデルと一致している。パートナーシップ型モデルの家族は、決定過程がオープンで、自己修正していく。これは所有型モデルの決断者が、一人であるのとは対照的である。

ジョン・スチュアート・ミル（John Stuart Mill）の、表現の自由についての説得力のある根拠が、家族生活の中のパートナーシップ型モデルにも当てはまる。ミルは異な

る意見を言う自由を与える根拠を、間違いを真実に置き換える機会になるからだと述べている[9]。ミルの言葉を言い換えれば、所有型モデルのように決定者が一人だと、パートナーシップ型モデルに見られる、代わりの決定者と一緒に間違いを正すという機会が奪われることになる。

　ベノリエルは、看護師と家族とのパートナーシップに、その事例をうまく当てはめている。「家族とのパートナーシップには、グループ内で権力を共有するやり方には、たくさんの方法が可能であることへの理解が必要である」[10]。パートナーシップ型モデルはまた、絆を強め、実際に家族の善に関わっているという思いを育てる。

　しかし、家族を超えた絆や関わりを、あまり意識しないパートナーシップ型モデル指向の家族は、視野が狭く、家族でない者に対してよそよそしいという点が、このモデルの欠点と言える。「一人はみんなのために、みんなは一人のために」というスローガンを、家族以外に当てはめないため、家族を社会から遠ざける結果になる。

　結束の強い家族というのは、結束の強い専門家集団が、その専門外の人々に、無関心だったり冷淡であったりするのと同じである。同様に、結束の強い家族は、疑いや心情的な距離感、敵意を持って他者を見つめ、家族を守り他者を排除するために、「高い塀」や防壁を築くこともある。このように家族を隔離する結果、家族内の近しい者の倫理がすべてであり、他人に当てはまる倫理はないという奇妙な考えが成立する[11]。

　これに関連する問題点として、強いパートナーシップで深く関わっている家族は、各自を息苦しくさせ、家族メンバーが離れていくのを阻害することがあげられる。パートナーシップ型も犠牲を伴っており、その最大のものが、家族全員が無意識のうちに身に付けている鎖なのかもしれない。

　家族との関係では、看護に対して、さらにいくつかの問題が出てくる。もし看護師が、その家族になじみのない考え方を述べたとしたら、その看護師は、果たしてよそ者ではなく、完全なパートナーとして見なされるだろうか。もし看護師の、宗教、政治、哲学的考え方が、中絶や避妊手術、精神疾患、安楽死、実験的医学に関する信念に影響を与え、それが家族の持つ考え方と対立するなら、看護師の価値観や家族の価値観に対し、どんな意味づけがなされるべきなのだろうか。

　　＊1　ジェームズ・マディソン：James Madison, 1751年3月16日〜1836年6月28日。第4代アメリカ合衆国大統領。彼はジョン・ジェイおよびアレクサンダー・ハミルトンとともにフェデラリスト・ペーパーズを共同執筆し、「アメリカ合衆国憲法の父」と見なされている。

各モデルの性質

　パートナーシップ型モデルだけが、家族各人が相互に敬意を払い、自尊心を保つよ

うな自立した関係性を発展させられそうである。こうした理由から、三つのモデルすべてに考えなければいけない点はあるものの、権利を最大の基本とした場合、他と比較して道徳的に好ましく見えるのが、パートナーシップ型モデルである。

このモデルでは、決定権とケアされる権利が、相互補完的に与えられる。そして最も重視されることは、家族が互いにケアし合うことである。しかし、このモデルには、家族以外の他人を顧みなかったり、パートナーシップ内では、関係性が息苦しいこともあるという欠点もあり、他のモデルと同様、十分に考慮していく必要がある。

家族間の力関係と価値観

どのような家族構成であっても、家族は互いに影響し合い依存し合う単位であり、規律と期待、価値観、親密な関係のもとで営まれている。その関係性は、帰属意識や忠誠心、思いやり、誇りといった感情や、また反対に憎悪や恥、拒否という感情で満たされてもいる。家庭での経験は、青年期や成人の価値観の源となり、それは通常修正されたり拡大されたりして、時には成人期になって否定されることもある。人の価値観や誠実さ、真実を告げることを尊重するというような最も基本的な価値観は、家庭内での経験に起因している。

哲学者のトゥールミン（Stephen Toulmin）は、他者についての倫理と、親しい者の倫理を分けて考えた[12]。トゥールミンは、他者についての倫理は、個人の状況やニーズをきちんと考慮していないという。バランスを保つために、トゥールミンは、『戦争と平和』や『イワン・イリッチの死』『アンナ・カレーニナ』の著者である19世紀のロシアの作家レオ・トルストイに着目することを勧めている。トルストイは、道徳は、家族内や親子、恋人、近所の人のような親しい間柄にだけ有効だと言っている。

トルストイの見方では、倫理とは、人が歩いて行ける距離内にいる他者だけのためにある。道徳という領域は、誰かが電車に乗っている時には機能しない。なぜなら、そこで会う人たちは、ちょっとした付き合いや商売上の付き合いであって、近しい関係ではないからだ。道徳的関係は、相手が単なる知り合いや見知らぬ人であるほど重要ではなくなり、親しい人ほど重要になってくる。

トルストイの親しい人についての倫理は、徳の倫理の重要な例の一つである。看護師は、ほとんどの場合、見知らぬ人を新しい患者として対応し、限られた時間のなかで道徳的関係を発展させ、徳の倫理を実践する努力が必要である。

トルストイの倫理は、徳の倫理の一例と考えられており、またある意味では、人が親しい人とどのように生活していくかというモデルを示している。それは看護倫理におい

て、さまざまな問題を提示している。患者は親しい人ではないが、無視したり、ケアしなくてもいいような、見知らぬ人でもない。患者のケアにおける看護倫理（それはまた、徳の倫理でもそうであるが）は、トルストイの見知らぬ人に対する道徳的立場とは異なる。患者は見知らぬ人でも、親しい人でもないのだ。

　しかし、患者たちは親しい人としてではないが、専門的な看護ケアと気遣いを受ける価値ある人として、ケアされるべき存在である。トルストイのいう倫理では、二者択一の誤った考えを迫ってしまう。なぜなら、患者は親しい人でも見知らぬ人でもないからである。

家族介護

　家族介護は、家族間でのサービスの提供プロセスと言える。白血病や囊胞性線維症[*2]、糖尿病、鎌状赤血球貧血症[*3]、そして末期の腎臓疾患を患いながら生きる人が増加するにつれて、家族に依存する人の数も増えつつある[13]。慢性疾患の子どもを世話する親には、ケアのための経済的負担に加えて、その疾患に対する対応に、その子の兄弟姉妹の身体的・精神的・社会的な要求がさらに加わるはずである。このストレスは、相当なものに違いない。

　アメリカでは、高齢者の数や割合が増加しており、日常生活動作で一つかそれ以上の不自由さを持ちながら、施設に入っていない障がいのある高齢者を、無償で介護している人たちが何百万人もいる。道徳的に逃れられないために、これもまた家族にとって、この上ない負担であると思われる。

　ハーディング（Harding GJ）は、患者の利益のために、家族の利益を無視したり軽視するような、患者の自律を優先する倫理に、疑問を投げかけている[14]。深刻な障がいのある新生児の命を助けることは、アルツハイマー病やエイズ、がんの家族をケアする時と同様、家族全員に影響を与えることになる。こういった絶え間ない負担の結果、うつ状態や別居、離婚、家庭内機能不全に至ることもあるかもしれない。

　決定は、すべての人にとって最善となるようになされるべきで、患者の利益だけに基づくようであってはならないと、ハーディングは主張している。これは、病人を抱える家族の、一人ひとりに対する特別な配慮や必要な犠牲を無視しているのではなく、むしろ排他的な行き過ぎた配慮を否定するものである[15]。

　病気のケアのために、他のすべての利益を犠牲にするには限界がある。ハーディングは医学を必要とする状況は、患者の医学的な利益のために、家族の医学的でない利益を軽視させるほど、とても強力だと指摘している。その結果として、家族は何事にも公平な判断に至るよう、何か救いを必要としているかもしれない。権利擁護者とし

て看護師は、その家族に知識を与え、その家族各人が、自分のウェルビーイングと生存に重要な意味を持つ、治療の決定に参加できるようにすることが可能なはずである。

＊2　囊胞性線維症：常染色体劣性の遺伝性疾患で、腸閉塞、慢性の肺疾患、膵臓機能障害、ビタミン同化障害、肝硬変、成長遅滞など、障がいは多岐にわたる。新生児期に死亡する者から、50～60代まで生存する者までいるが、患者の約半数は、20代半ばで死亡すると言われている。

＊3　鎌状赤血球貧血症：黒人に多い遺伝的疾患で、赤血球の形状が鎌状になり、酸素運搬能が低下するために貧血を起こす。遺伝型がホモ接合型の場合は、常に貧血状態にあるため、ほとんど成人前に死亡するが、遺伝型がヘテロ接合型の場合は、低酸素の場所に行かない限り、通常の生活をする上では問題はない。

虐待

　家族間では、愛情や思いやりを持つことが望まれている。にもかかわらず、無関心であったり敵意を持ったり、いらだちなど他の感情が沸き起こり、言葉での虐待や、身体への虐待が起こっている。虐待に気づくことは、虐待を暴きそれに立ち向かい、最小限に抑えるのに役立つことだろう。

　家族の個々人は社会的、精神的、経済的現実を反映しているが、それは新婚時の夫婦間の衝突を、露にするかもしれない。なかには、自分たちの関係にすぐに幻滅を感じ、相手の欠点を見るようになって、我慢できないところが増えていくカップルがいることも周知のことである。この幻滅がまさに虐待を招き、夫婦や恋人、パートナー間での、常習的な虐待にもつながっている。

　このようなカップルは、一緒に住んでいても互いを許すことができない。最悪の場合には、互いを虐待する。虐待が、互いの関わり合いの基本的なパターンになることもある。

　暴力を受けた女性のうち、救命救急に助けを求めてくる人は、4分の1から3分の1にのぼり、ケガをする女性のおよそ3分の1、そして自殺を図る女性の4分の1も、暴力を受けている[16]。

　治療を受けるのが遅れたり、傷の説明に矛盾があったり、過去の精神的外傷、原因の分からない慢性的な痛み、うつ状態、心理的苦痛、パートナーの過保護、パートナーが別れたがらないなどが、虐待のサインである。その女性や、またその子どもを脅かす頻度やその重症度が増したり、銃があるならば、その女性は恐らく危機に瀕していると言える。これらのことが、看護師の警察への通報の目安となる。

　虐待は、深刻な危害もしくは攻撃である。虐待であると特定したり、どんな虐待が行われているのかを知ることは、どうにか許せる範囲内の行為と区別しながら、どうするべきかを決定する際に重要である。虐待があれば、虐待者の自由の権利と対立す

るのは、当然である。虐待は直接的または間接的であったり、積極的または消極的であったり、意図的または意図的でないかもしれない。いずれにせよ虐待は、他者の権利への侵害を伴うものである。

　看護師の役割は、その女性に社会的、法的なこと、そして看護サービスや治療があることを知らせて、その暴力の被害者を支えることである。入念に記録をとっておくことで、看護機関は被害者の利益の擁護と身体的虐待の再発防止を、他の社会機関と一緒に進めることができる。暴力の自覚、認知、発覚、対立の過程での看護師の役割は、それを最少にしてなくすことである。

　虐待は深刻な人権侵害であり、品位ある人が取る行動の対極にある。擁護者としての看護師は、虐待に対して、特に力がない人たちを守る権利と義務の両方を担っている。

　虐待の概念はまた、物事すべてが、主体的か相対的であるという考え方に対抗する、典型的な反対例を提供する。例えば、家族やコミュニティもしくは国によっては、妻や子どもを叩いてもいいとするところがある。そういう人たちは、より正しい知識をもつ人が、その行為は当然虐待だということをも否定する。虐待は道徳悪である。

　市民社会は（政治哲学者のハンナ・アーレントの言葉にある）「どこにでもある悪」を容赦しない。道徳的・法的手段で、虐待を見つけたり防止できない時には、市民社会が容赦しないということが起こる。

離婚

　離婚は法的な出来事ではあるが、別れる過程には配偶者と子どもにとって、道徳的な問題が多い。かつて親密に結びついていた彼らの生活が離れて別々になり、新しく、不慣れな形に再び作り変えられるのである。離婚はアメリカの暮らしの中で、次第に頻繁に起こるようになってきており、ほとんどの場合、最低一人は子どもを巻き込んでいる。

　離婚は、親子の情や結びつきを終わらせるものではない。親の選択次第では、単純にお互いの間に距離を置きながら、争い続けるために、子どもを人質として利用することもできるのである。離婚は、結婚の終結であり、その性質上、家族全員を危機にさらすことになる。家族が再び落ち着くまでには時間がかかり、離婚後数年にわたって家族生活の倫理や心情、心理、身体、社会、経済の側面に影響を及ぼす。

　離婚の影響は、家族一人ひとりに重くのしかかるが、おそらく両親を万能と信じ、そこに安全の基盤を置いている幼い子どもへの影響が、一番大きいと思われる[17]。子どもたちは将来の見通しを失い、それぞれ深い自責の念と罪悪感を抱えることになる。

子どもたちは、自分がどんな悪いことをしたのだろう、どうしたら両親が仲直りできるだろうと気に病む。子どもは両親と強く結びついており、通常、表面上一方の親がその子を顧みない時には、もう一方の親からも、見捨てられるのではないかという恐怖心が強くなる。

夫婦間の不和によって崩壊している家族体系であっても、そこで暮らす子どもにとっては命綱を意味している。高学年の子どもたちや青少年は、親の過ちだと知って、自分たちの怒りやフラストレーションを表現する言葉を持っているだろう。時には、自分たちが問題を起せば、親が再びよりを戻す努力をするのではないかと、しばしば退行や学校での落第、反社会的な活動に参加したりする。

子どもによって影響の受け具合は異なるが、子どもたちは皆、人間関係を規定する倫理原則に従うことで、利益を得られる。別離や離婚の過程で、家族全員に与えられている、離婚についての事実説明を受ける権利を尊重することで、子どもの心に大きな傷を残さないようにする必要がある。子どもは無力である。だからこそ、子どもたちの権利は特に尊重されなければならない。子どもには、子どもに分かる言葉で真実を知る権利がある。

事実を伝えることとごまかすことの違いは、カント哲学に必ず出てくるように、子どもの自律の発達に極めて影響する。もしどちらかの親のアルコール中毒、犯罪、精神疾患、または家庭を顧みないことが理由で両親が離婚するなら、子どもたちは、自分を否定するような憶測で孤独な状態に陥ってしまわないよう、この事実を知る必要がある。

またもし親が、誰か他の人を好きになったり性格の不一致で別れるのならば、この場合も、別れる相手を非難しない形で子どもに話す必要がある。そうすれば子どもが、「よい親」と「悪い親」を選ぶように強いられることはない。

親は、子どもを巻き込んで敵対したり、面会や養育権の争いを避けるために、最大限努力しなければならない。このような敵対や争いは、おそらく生涯にわたって子どもの心に傷を残し、大きな葛藤と心の矛盾を引き起こすことになるからだ。父母はそれぞれ、子どもとの関係を継続する権利が尊重され、別れる相手から、子どもとの関係を持ち続けるよう促される必要がある。

一方の親（通常母親になることが多い）だけが、子どもの養育について、過度の物質的・精神的・経済的負担を背負わないように、両方の親が互いの関係における権利と、公正の倫理原則を考慮する必要がある。もし両方の親が、カントの倫理理論に従って、互いの心の安らぎや都合よりも、親としての子どもたちへの義務を優先するのであれば、事実を話すべきだ。子どもとの約束を守るなどの問題については、両

親が共に協力することも十分に可能である。

　親が離婚したとしても、もし家族へのいたわりとして、愛情の倫理原則を最優先するならば、当事者全員にとって離婚の影響を、危機的なことから、成長と成熟を高められる可能性のある出来事へと変えることもできる[18]。看護師は、義務、権利、公正という倫理原則を強化する、道徳的行為者という自身の役割を発揮することによって、手助けすることができるのである。

家族の意思決定に対する看護師の役割

　健康問題について、自身の価値基準や生活状況に照らして、どうするべきかと決断に悩んでいる家族や親たちに、看護師は何ができるだろうか。看護師は、親たちと一緒に事実を検討しさらに問題を明確にすることで、問題解決の手法を使うことができるだろう。次の段階としては、親たちが問題や別の手段に関連して、自分たちの倫理原則や価値選択をはっきりとさせることだろう。看護師はすべての選択肢について、親たちにはっきりと理解させるために問題を提起することで、その過程を支援できる。

　家族の決定は、さまざまである。所有型モデルにあったように、家族全体に対して権力があると思っている一方の親によって、決定が一方的に下されることもある。権威主義家族は、決定の主要な要因に、一方か両方の親の義務や責任に価値を置いている。家族によっては、クラブ所属型モデルに見られたように、外面的な出来事や力によって決定され、検討や決定の過程がないこともある。

　もしくは、パートナーシップ型モデルにあったように、合意を得るまで話し合いが続けられ、多数決や合意によって決定されることもある。このような家族メンバーの合意を求める家族は、みんなの決定についても責任を分かち合い、参加することに価値を置いている。

　看護師は、問題のある状況の中で家族それぞれが、自分たちの権利について考えた上での決定の必要性を見極めながら、家族に働きかける役目を果たすことができるだろう。看護師は、当事者すべての権利を尊重して、オープンに問題を話し合うよう促すこともできる。

生殖技術に関する倫理的問題

家族計画と避妊

　世の中には、身ごもったり生まれる子どもの数を、全く問題にしないカップルがいる。

こういう親たちは、いのちは授かりものであるから大事にすべきだと考え、避妊することを不自然だと考える。彼らにとっては中絶は悲劇であり、考えられないことなのだ。しかし、別のカップルにとっては、避妊しないことは望まぬ妊娠につながり、それこそは悲劇であり、考えられないことなのである。その他、個人的な理由や人口増加のような社会的理由で、もうこれ以上子どもを持たないとか、不妊手術を決断するカップルもいる。

　道徳的に避妊に反対する人たちは、家族が必要とする愛情ある世話や食事、健康、住まい、衣類、教育に、個人や家族、集団として応じる義務があるという、避けられない事実に直面する。そうした必要性に対応できないために、結果的に多くの精神疾患や犯罪者を生み出している。そればかりでなく、その悲劇の結末は、飢えや病気に苦しむ何万人もの人々の表情や身体にも現れている。

【事例 4.1】 HIVに感染した若い夫婦の妊娠

　生活保護を受けているティーンエイジャーの夫婦には、深刻な病気を抱える2歳の息子がいる。この子には、HIVの治療のために、手厚い看護と頻繁な通院が必要である。親であるジョーとメアリーは、息子の芳しくない予後を知らされた。19歳の父親は、高校中退の無職で、以前は麻薬の使用者だった。18歳の母親は、15歳で妊娠した時に高校を中退している。両親ともHIVに感染しており、子どもに感染する条件がそろっていることも知らされている。二人とも、何人かの友人や親戚が、エイズで亡くなっていることも知っていた。

　コミュニティの保健師が、子どものケアや、ジョーとメアリーの健康について指導するために、定期的に訪れている。保健師は、非常に愛情を求めているこの若い夫婦と、暖かく前向きな関係を作り上げてきた。

　ある日、子どもの退院後のケアのために、保健師が家族を訪ねると、メアリーは妊娠4ヵ月だと打ちあけた。愕然とした保健師は、メアリーのHIVに感染した状態での妊娠について、思いつく限りの良くない影響と、生まれてくる子どもが25%から30%の確率でHIVに感染すること、子どもが生き残った場合の養育の必要性などを説明しようとした。

　若い二人は愛し合っており、生まれてくる子どもには、2歳の息子やエイズで亡くなる自分たちよりも、長生きして欲しいと思っている。70%から75%の確率で、健康な子どもが生き延びる見込みがある。二人は、自分たちに決定する権利があり、もっぱら自分たちが決めるべきことだと信じている。

　HIVに感染した親が、意のままに子どもを持つ自由権とは何だろうか。重い病に侵

された2歳の子どもをケアする、親たちの主要な義務についてはどう考えるべきか。現在宿している胎児を産もうとすることは、誤った誕生であるとか、潜在的な子どもに対するダメージにつながるのだろうか。この家族に対し、食事や衣類、住まいやお金のかかる長期の医療ケアを、ずっと支援し続けている社会の人たちが、この夫婦に対して、これ以上子どもを持つことを禁じて、この妊娠を止めさせるように求める権利とは何だろうか。

ブルッキングズ研究所の研究員であるC. H. フォーマンが、未解決のエイズの問題について記述したものがある。フォーマンは、行動を変えることに抵抗する人たちは、限られた知識しかなく、一時の満足のために動く傾向があるので、成果があっても一時的なものか、もしくはムラがあるものだろうと述べている。「エイズは決して単なる疾病の拡がりを抑えるというだけの問題ではない。セックスと必然的に結びついている、（中略）権利と守秘の問題でもあるのだ」[19]という。

養わなければならない人が多くいる状況のもとで、貧しさや飢え、病い、人としての潜在的な可能性を軽視されることに苦しむことになる子どもを産むのは、非情で理にかなってないという考えもある。米国には、推計300万組のカップルが、精管切除術や卵管結紮術[*4]で、自発的に不妊手術するといった新たな傾向が出てきている。しかし、米国や海外での自主的な取り組みだけでは、世界の人口増加や限られた資源の調整に十分とは言えない。

　　＊4　卵管結紮術：卵子の通り道である左右の卵管をしばり、排卵した卵子が子宮にたどりつかないようにする手術。

家族計画

元公衆衛生局長官のジョイスリン・エルダーズは、議会委員会のヒアリングで、ノルプラント[*5]やデポプロベラ[*6]のような長期使用の避妊薬の高額さが、望まない妊娠を避けるための最も効果的な二つの手段を、貧しい女性から奪ってきたと述べている[20]。もし、これらの薬剤がもっと安価なら、それは女性の避妊の選択肢をかなり広げるはずである。

ノルプラントは5年間避妊効果があるが、診察や埋め込み、挿入には500ドルから600ドルかかる。デポプロベラの注射は12週間避妊の効果があり、診察に加えて1回の注射あたり30ドルかかる。エルダーズ博士は、次のように述べている。

　　現実に産むか産まないかを選択しなければならないなら、最も効果的な、最新の避妊の手段を手に入れられることも、含まれていなければならない。働く貧しい女性が大

きな割合を占めるこの国で、彼女たちに避妊の平等性について気づかせるには、基本的な問題、すなわちノルプラントとデポプロベラの値段が高すぎるという問題が残されたままになっている。総出生の57%が、意図していなかった望まない妊娠であり、私たちは、最新の最も効果ある避妊方法が、アメリカ人女性の手の届かない価格にならないように約束する必要がある[21]。

ある保険プランやメディケイドは、これらの費用をカバーしている。

4200万人の女性が生殖可能な年齢にあり、10人に7人が性生活を活発に営み、また妊娠しないことを望んでいる。100万件以上は、女性が子どもを産みながらも、本当は望んではいなかったという出産であり、それにとどまらず、意図しない妊娠は、年間100万件以上の中絶をもたらしている。10代の妊娠の計80%が意図していなかった妊娠で、毎年、15歳から19歳の女性の9人に1人が妊娠して、その半分以上が母親になっている。緊急避妊の普及拡大(1回あたりの経口避妊薬の服用量を増やす方法)は、毎年、推計100万件からそれ以上の望まない妊娠と、80万件の中絶を防ぐことになるだろう[22]。

政策提言では、アメリカの新興国援助は、人口抑制と結び付けられるべきだと述べられている。それに対する反論は、食料や援助は、その国の人の要求に基づいて与えられるべきだというものである。このように、希望する数の子どもを産む個人の自由と、ヘルスケアを含む生活に必要なものを子どもに与えるという親としての義務、そしてつまるところ、社会の義務についてへと、倫理的な議論は続いていく。

人口抑制を批判する人たちは、養育と出産の分離が、人に起こるあらゆることと、切り離すことのできない要素である身体を軽視するという二元性をもたらしているという。これに対して、養育は他者の福祉に対する重要な献身であり、それに引き替え、出産は生活で生じる世話とは関係なく、生物学的なことであるという反論もある。

したがって、家族計画を支持する人たちは、結局のところ養育のほうが、より重要な行為だと言っているのである。

*5 ノルプラント：皮下埋め込み法。プロゲストーゲン単独避妊法ともいう。長さ2cm、直径2mmほどの軟らかいカプセルを腕の皮下に挿入する。カプセルの中に入っている黄体ホルモンが徐々に放出され、長期にわたって、高い避妊効果が維持される。
*6 デポプロベラ：避妊注射薬。デポプロベラは1992年に、アメリカで避妊薬として認可された、プロゲストーゲン単独避妊法。1回の筋肉注射で3ヵ月避妊効果が持続するため、経口避妊薬のように飲み忘れによる避妊失敗のリスクがない。欠点としては、注射のため病院で行う必要があ

り、注射を止めても、避妊効果が完全になくなるまでに、最長で6ヵ月ほどの時間がかかる。

生殖技術
●人工授精
　人工授精に対して倫理的に反対する考え方は、結婚や家庭、家族制度の意味する定義の違いや、生殖への介入の正当性、不当性と関連している。ローマカトリックの立場では、第三者の精子であろうと夫の精子であろうと、その理由が不妊であれ、卵管が詰まっているためであれ、人工授精は道徳的に悪だと考えられている。最近のバチカンのスポークスマンは、「人工生殖は二人の間の交わりというより、むしろ、生殖に限定した行為である。それは人をモノにおとしめ、人としての価値や尊厳を損なう」と述べている[23]。

　人工授精に賛成する倫理面からの主張は、相互関係である結婚や幸福の定義に基づいている。ジョゼフ・フレッチャーの考えでは、「結婚は独占することではない」という[24]。匿名の提供者の場合、夫と妻による提供者への同意が、提供のためのインフォームド・コンセントの際に必要である。夫から妻への精子の提供は、人工授精を支持する者には何の問題もない。しかし、子どもを持つことができないカップルが、出産のために、匿名の卵子を妻の子宮に移植する必要がある時や、妻の卵子を移植し育むための子宮が必要な場合には、この問題はもっと複雑になる。

　第三者や夫の精子による人工授精を支持する意見は、人の性的な親密な行為は、出産とは別ものだというものだ。その主な主張は、親になることは単に生物学的なことではなく、むしろ子どものケアや養育に関わる、広範にわたった人の役割であるという。

●体外受精と移植
　似たような倫理面からの主張は、母親の卵子もしくは買った卵子を使って、実験室のガラスの容器にある父親の精子と体外受精し、母親の身体に胚が移植されることをめぐる時の、肯定論、否定論いずれにも使われる。こうした行為に対する批判の声は、それは不自然であり、生殖のための性愛という結婚の誓約を弱めるというものだ。つまり、このような人工生殖は、性における生殖の側面を、「単なる生物学的な機能」へとおとしめてしまう。「親になるということは、生命をつくる存在ではなく、生命を育むものと定義するべきだ」というのである[25]。

　体外受精・胚移植を勧める功利主義支持者たちは、最終的に自分たちの子どもをやっと産むことができる夫婦の幸せを取り上げる。将来の世代にも利益になるだろうと、

この研究に端を発する遺伝学や産科学の大きな利益を指摘する者もいる。

　体外受精の治験は、政策形成でも倫理的な問題をもたらす。この高価な研究は、結局わずかな人にしか利益をもたらさない。にもかかわらず、多くの人の利益のために必要な、十分とはいえない公共の資金で、賄（まかな）われてもいいのだろうか。この方法で誕生した子は、普通の人とは違うとして、人々の好奇の目や恥辱（ちじょく）、否定の対象にならないだろうか。

　倫理的な議論となる関連の問題は、「高齢妊娠」である。胚の提供技術と排卵誘発剤による方法で、62歳のイタリア人の女性が、1994年7月18日、帝王切開によって、元気な7ポンドの男の子を産んだ。1993年には同様の状況のもと、59歳のイギリス人女性が、双子を出産している[26]。

　高齢女性の妊娠を推奨している人たちは、高齢の男性が子どもの親になるように、高齢の女性にも、それと同じ権利や自由を与えてもいいではないかと言う。高齢妊娠を批判する人たちは、高齢妊娠について、幼いうちに親を亡くすかもしれない子どもには不公平で、女性の健康にも、危険が及ぶ可能性があると言う。そして、最終的には、子どもを育てケアしなければならないかもしれない社会にとっても、不公平だとする。

●胎児治療

　妊娠している女性は、自分の胎児のために、生活スタイルの変化やリスク、不快な症状を我慢する。出生前医療や出生前手術の技術の発達で、胎児は子宮にいる間に、診断や治療を受けることができるようになった。1インチにも満たない妊娠1期目[*7]までの胎児も、内視鏡で手足の指まで数えられるほど、はっきりと見ることができる[27]。

　この技術は、異常の確率が高い胎児を見るために、実験的に使われている。これは、胎児鏡検査[*8]の進歩したもので、「妊娠の2期目[*9]、3期目[*10]では、もっと大きな内視鏡を使い、流産のリスクも高くなる」[28]。このような技術を使う目的は、妊娠の早い時期に、重度の先天性欠損症につながる異常を見分けて、それを治癒するか正常にするためである[29]。

　　＊7　妊娠1期目：妊娠初期の3ヵ月目まで。
　　＊8　胎児鏡検査：内視鏡を使っての胎児の検査。
　　＊9　妊娠2期目：妊娠4ヵ月目から6ヵ月目まで。
　　＊10　妊娠3期目：妊娠7ヵ月目から出産するまで。

【事例 4.2】　テイサックス遺伝子を持つ夫婦のケース

　レニーとデイヴィッドはともに、テイサックス病[*11]の遺伝子を持っている。二人の最初

の子は、テイサックス病で3歳で亡くなった。だが二人は、自分たちの血を引く子どもを、とても欲しがっている。しかし、生まれてくる子どもには、4分の1の割合でこの病気を持つ可能性がある[30]。

試験管の中には、受精後3日経過した二人の4個の8分割した胚があり、二人には、世界で初めてのテイサックス病を選別する機会が与えられている。遺伝疾患がないことが分かった胚は、どれもレニーの子宮に移植される。この手順は、完全に実験であり、費用は無償である。

レノン（Lenon JL）は、「妊娠している女性とその胎児は、以前にも増して、治療可能な患者二人と見られるようになってきている」[31]という。帝王切開による出産と、子宮内輸血は有効で、胎児損傷の治療として一般的である。水頭症のため、髄液の循環路のシャント手術*12や閉塞性尿路疾患は、治験の途中である[32]。治療するかしないかのこれらの決断は、女性の自律と女性自身の身体の権利に含まれる。「妊婦の健康や利益、望みと、胎児の最善の利益という思いの間」で、道徳的な対立がある[33]。

これは、母親と胎児どちらかの健康へのリスクを選ばなければならない家族にも、道徳的な葛藤をもたらす。そしてまた医療提供者側にも、同様の葛藤をもたらす。治療しても障がいのある胎児が生まれることなど、一連の考えられる結果について両親に話すことは、十分なインフォームド・コンセント、もしくはインフォームド・リジェクション（十分な説明を受けて納得した上で、治療を拒否すること）の基本である。

*11　テイサックス病：ヘキソサミニダーゼA欠乏によるリソソーム蓄積病。中枢神経細胞と末梢神経細胞に、モノシアロガングリオシドが蓄積する。乳児は聴覚過敏、被刺激性亢進、筋緊張低下、運動技能発達障害を呈する。黄斑チェリー赤斑を伴う失明と痙攣が、1年目に見られる。2～3年以内に死亡する。常染色体劣性遺伝。ユダヤ人に主に見られる。（ステッドマン医学大辞典CD、1998年）

*12　シャント手術：髄液の流れを良くするバイパス手術のこと。

● 代理母

生まれてくる子の、生物学的な父親の精子を使った人工授精による、代理母の個々の事例は、つらい闘いや、契約に含まれる胎児の所有を求めての訴訟を長引かせ、全国に新たにセンセーションを巻き起こした。ベビーMの事例では、代理母であるメアリー・ベス・ホワイトヘッドが、生物学的父親およびその妻と金銭契約に基づき、臨月を迎え出産した。だがその後、赤ん坊の引渡しを拒否した。

さらにもう一つ、人工授精による誕生と思われるが、代理母から生まれた赤ん坊が、先天異常で著しく知能が遅れていた事例がある。ここでは、この赤ん坊の父親（精子の提供者）の特定が法的、道徳的問題になった。精子提供をした依頼者である

男性も代理母も、どちらも障がいのある赤ん坊を引き取ろうとしなかったのだ。訴訟では、科学的証拠に基づいて代理母の夫が父親だと分かり決着した。しかし、彼もまたこの赤ん坊を拒絶した。

代理出産に関わった大人たちの自由の権利の享受が、代理母と彼女の夫や家族、そして赤ん坊をも傷つける可能性があることを、この事例は示している。愛情に基づく倫理のモデルは、代理母が赤ん坊を引き渡たさないことや取り戻すこと、そして契約を交わしたカップルとの約束を破棄することを正当化するかどうか、という問題を突きつけている。

代理母には、いくつかの重要な倫理的問題がある。第一は、自分自身の身体を、他人の子どもを産むのに使うという女性の権利である。これに対抗するのが、妊娠したり元気な赤ん坊を産むことは、商売の対象にはならないという考え方だ。代理母たちのグループは、自分たちの赤ん坊を返してもらうことと、また彼女たちが、「非制度的な奴隷形態」[34]だと呼んでいる行為（すなわち代理出産）の禁止を求めている。

ニューヨークの生命と法に関する専門調査会は、80年代に、人の生殖から、金銭をもたらす代理母を利用して親になることを禁止する法を模索した。ニュージャージー州の最高裁も同様のことをした[35]。ニューヨーク専門調査会は、妊娠を、市場で買う他のサービスと同様に取り扱うことを非難した。そして、すべての女性の妊娠に値段を付けることを拒否した。その理由として、他の人を買うことは、「すべての人に本来備わっている尊厳や公平性」[36]を侵害することをあげた。

これに対する反論は、その決定が代理母を必要とし、その技術の利用を求めている子どものいないカップルに対して、思いやりがないというものだ。彼らは、人として必要なものを得るために、喜んで金を払う。代理母の中には収入を望んでおり、自分たちの労働に対する対価だと思っている者もいる。これは、子どもが生まれた後も含めて、いつでも契約条件を変更できることに同意した大人たちを含む、私的な事柄だというのである[37]。

代理母は、関係者間の利他的行為、正義、権利、義務、個人主義やエゴイズムの対立を引き起こす。それぞれの立場に利点があるが、先のベビーMの事例では、代理母に面会の権利が許されて、契約したカップルに子どもが与えられるという判決が出た。これが、子どもの最善の利益であると推察されるが、一方で、養育権を求める法的戦い*13は、継続している。

　＊13　養育権を求める法的戦い：1998年2月2日に、ニュージャージー州最高裁判所は、「子どもに最善の利益を与えられる者に、養育権を附与する」という判決を下し、父親に養育権を与え、メアリー・ベスに訪問権を与えて決着した。

生殖技術における看護師の役割
　看護師の役割は、将来親になる人たちや妊娠している女性の価値観と、自らの価値観を区別するために、自分の態度をしっかり見極めることである。きちんとした倫理的価値観が身に付くまで、同僚たちに相談したり考えたりすることも必要になるだろう。もし看護師が、人工授精、体外受精・胚移植、もしくは代理母を認めないなら、その看護師にとっての最善を考えると、そうした医療には参加しないほうがいいことになる。なぜなら、このような決定や技術は、一般的に合法であり、明らかに道徳的な自律の基準に従って行動する大人の権利だからである。

遺伝情報への対応

　欠陥のある遺伝子を同定する遺伝子検査の成功は、個人や家族、機関、医療の専門家や社会に、倫理的な対立とジレンマをもたらしている。例えば、遺伝子スクリーニングを通して得た情報のために、健康保険や仕事を失う者がいる[38]。遺伝性疾患や精神疾患、心臓病などになるリスクの高い人を見分けるための検査の数が増えていくに従って、さらに何千人もの人が、似たような差別に直面するようになるだろう。
　13年間（1990年〜2003年）に及ぶ米国ヒトゲノムプロジェクト[*14]では、最終的に、疾病の原因になるかそれに加担している重要な遺伝子のほとんど、もしくはそのすべてを同定することが期待されている[39]。それが利用可能になれば、すぐにこれらの検査を使う商業的な圧力も出てくるだろう[40]。しかし現在のところ、このような検査の安全性や精度の基準はなく、雇用主に現在や将来の従業員に対し、遺伝情報を集めて差別することを禁じるような法律や規制もない[41]。
　全米科学アカデミー委員会は、健康保険を決める時に、遺伝的リスクを考慮することを禁じる法の制定を勧告している[42]。この審議会のガイドラインでは、委員会は、検査された個人の情報の取り扱いにおける不可欠な要素として、同意と守秘についての個人の権利という倫理原則をあげている。委員会は、家族とケアの提供者との間の倫理的対立を軽減するために（嚢胞性線維症、テイサックス病、ハンチントン病[*15]などの）遺伝子の保因者に対して、その病気や選択肢についての広範にわたる情報を提供するよう、強く勧めている。

　　*14　ヒトゲノムプロジェクト：ヒトゲノムの全塩基配列の解析は2003年に終了している。
　　*15　ハンチントン病：優性遺伝性疾患で、別名「ハンチントン舞踏病」とも言われてきた。主たる症状は不随意運動を引き起こすことであり、通常発症から15年以上生存し、状況判断能力や意識は失われることはないが、身体機能や感情をコントロールする能力が次第に失われていく。

【事例 4.3】 家族性遺伝子疾患と子どもを産む権利

　ダニーとデボラは、子どもを持つために結婚するという、厳しい正当派ユダヤ教の教えをもつアシュケナージ・ユダヤ人[*16]のカップルである。片方の配偶者の甥が、心身の発達の遅れ、視覚障害、聴覚障害、てんかんの特徴を持つテイサックス病で生まれ、幼くして亡くなった。テイサックス病は、ユダヤ人の子どもに100倍以上も広く現れ、特にアシュケナージ・ユダヤ人によく見られる。

　遺伝子検査では、重要な酵素があるかどうかを調べる。妊娠中の羊水穿刺で、その必要な酵素の存在が分かる。もしその酵素がなければ、子どもはテイサックス病をもって生まれてくる[43]。選択肢は中絶であるが、それはこの宗教集団にもカップルにも、受け入れられない行為である。看護師は、どのような助言をするべきだろうか。

　親になろうとする者たちは、遺伝性疾患のリスクが高い集団に属する場合でも、自分たちのことを、健康で普通の子どもを出産する能力がある若くて健康な親だと考える。そのため、そうでない可能性についてなかなか受け入れられないことがある。しかし、この事例のカップルのように、家族性の遺伝子疾患を持っている可能性のある人もいる。

　テイサックス病に関しては、遺伝子スクリーニングは、その遺伝状態を判断するのに、簡単で効果的な方法である。遺伝子は、通常自分たちの子どもやそのまた子どもたちを通して、自らを将来に向けて伝達する手段である。

　ここでの倫理的な問題は、遺伝的な結果を考慮せずに、子どもをつくる自由についての権利である。生殖の自由に対する反論は、治療やケアのための精神的、社会的、経済的負担を負い、場合によっては悩むことになるであろう子どもや、家族の他の者、そして社会に対する親たちの義務についてである。

　テイサックス病の子どもを取りまく状況は、その子の両親にはつらいものだが、おそらく鎌状赤血球貧血のほうが、その特性からいってもっと難しい決断を迫ることだろう。

> 異常な環境条件下を除けば、健康障害が、鎌状赤血球の遺伝子を持っていることに関係しているという証拠はない。ヘモグロビンSの遺伝子が、両方の親にある場合でさえ……。実にさまざまな形で現れるので、その発生頻度を減らすための優生学上の治療に関する決定は、困難を極める[44]。

　こうしたことは、アフリカ系アメリカ人カップルや、地中海地域系アメリカ人カップルに、未来の配偶者に対して、害がない場合もあるが、衰弱していくか死に至るかもしれない病気の二つの遺伝子が、組み合わさって遺伝するのを避けるための、スクリー

ニングをするという倫理的問題をもたらす。

　そこには、もしカップルの一方にその血筋があった場合、二人の関係が破綻する可能性があったとしても、未来のパートナーにその真実を伝えるかどうかという問題も含まれている。また、事実が知らされた場合には、健康や生命保険の加入や雇用保障の問題もある。

　短期間だったが、ニューヨークでは結婚証明を発行する前に、非白人系、非インド系、非アジア系の人々に、鎌状赤血球の血筋かどうかを知るための血液検査を受けるよう求めていたこともあった。これは、アフリカ系アメリカ人への差別の意図に基づいていると、一般市民を大いに憤慨させた。それは彼らに汚名をきせ、職業や健康保険に危害が及び、プライバシーが失われることをもたらした。この法律は、鎌状赤血球の遺伝子を持っている人を減らす効果はないとして、すぐに無効にされた[45]。

　網膜芽腫の場合は、さらに複雑で、政策的な決定も必要である。網膜芽腫は、幼い子どもに起こり、遺伝する型が明らかになっている眼の網膜の悪性網膜膠腫である[46]。この疾病の発生率は、かつては3万人に1人にすぎなかった。だがイギリスでは、1万8000人の誕生に1件の割合で出現している。この急激な増加は、ほぼ1930年から1960年の間に起こった。それは、もっぱら医者が腫瘍を見つけそれを治せるようになったことで、罹患者が生存し子どもを産んだことに起因している。

　実際、明らかに腫瘍がある人々の60％から90％は、新たな手術や放射線治療が開発されなければ、両目にそれが現れ、失明もしくは死に至っただろう。現在70％が失明から救われ、少なくとも5人に4人が生存している[47]。このように網膜芽腫は、非常に特殊な眼の手術と医療が必要なため、治療にお金がかかる。遺伝と関連しており、時には失明も招く。これは優性遺伝子なので、生存者から次々と、高価な医療やケアや治療を必要とする子どもが生まれて、その数が増加するにつれて、またその遺伝子は伝播することになる。

　したがって、ここでの倫理的な問題は、公費での治療が必要な網膜芽腫を、将来生まれてくる子どもの半分に遺伝させるリスクをもつ人たちの権利と、財源がないことや予防を優先するといったことに基づいて、治療を拒否する州の権利である。私的保険の加入者も、治療費の負担を負う他の保険契約者に不公平であるとして、そのリスクを拒むかもしれない。

　そして議論は、誰が高い平均的知能を有しているかなど、網膜芽腫の患者のなかでも、誰を優先して治療するかということに及ぶ。現実には、ほとんどの州で優先的治療を実施している。例えば、公共養護施設やグループホームにいる精神疾患や知能の遅れた人よりも、週に3回腎臓透析を受けている患者の方に、州は費用をかけて

いる。

 *16 アシュケナージ・ユダヤ人：アシュケナージはヘブライ語で、ドイツ地方に由来する言語を持ち、10世紀頃ライン川流域に発生したコミュニティに起源を持つユダヤ人たち。

遺伝子検査における倫理的問題

強制的か自主的か

 個人と社会には、遺伝子検査に関する選択肢がある。例えば、親か祖父母の片方が、40歳頃に発症する退行性脳疾患のハンチントン病だった場合、その人は50％の確率で発症する。推定で20万人の人々が、このリスクをもっている[48]。

 ジョンズ・ホプキンス大学病院における、ハンチントン病の発症前検査プロジェクトの代表者は、「この遺伝子を持っている可能性のある若者のほぼ3分の2が、もしその遺伝子を持っているなら知りたいと言っている。そして、多くのカップルが妊娠初期に胎児を検査し、検査で陽性だった場合、中絶している」[49]という。一方、リスクをもつ人の中には知りたがらない人もいれば、自分がその遺伝子を持っていることを知った後に、自殺を図った人もいる[50]。

 リスクをもつ人は、さらに道徳的葛藤に直面する。将来の結婚相手は、ハンチントン病、鎌状赤血球貧血もしくはテイサックス病が、発症し遺伝するかもしれないリスクについて、知らされるべきだろうか。もしリスクをもっている本人が伝えない場合、将来の配偶者に伝えるという看護師や医師の義務とは何なのだろうか。配偶者や子どもたちは遺伝性疾患の害を予め警告されないことで、医療者からの補償を受けられるのだろうか。また問題のある遺伝子を持つ人は、近親者に知らせる義務があるのだろうか。

 専門家たちは、ある州がエイズに関して制限を行っているように、州が従業員の検査を制限したとしても、雇用主と保険業者は、すぐに遺伝子情報を求めるようになるだろうと予想している。問題のある遺伝子を持っていると分かった個人を差別する可能性は、かなり高いと思われる。

 遺伝子検査は、粥状動脈硬化症*17、がん、関節炎、糖尿病、アルツハイマー病、躁うつ病、そしてその他にも、一般的な病気になる傾向のある人までをも識別するようになり、問題はますます多様化するだろう。では、胎児が50年以内に心臓病に罹ると分かったら、妊娠している女性は中絶しようと悩むだろうか。

 結婚前、出生前、または出生後に行われる強制的な検査は、道徳的ジレンマと悲しい結果をもたらす可能性を秘めている。強制的な出生前検査は、もし胎児に問題

のある遺伝子があった場合、女性に大きな負担と悲劇的な選択を迫ることになる。問題のある胎児は中絶するのが一般的な傾向なので、出生前検査は道徳的に中立とは言えない。

中絶せずに、障がいがあるかもしれないか、またはテイサックス病、鎌状赤血球貧血病、ハンチントン病、嚢胞性線維症、筋ジストロフィーなどのために、苦しんだり死ぬかもしれない子どもを産むことは、この選択肢が同様に悲劇的で、家族のその後にもっと脅威をもたらす可能性を孕む。

強制的な検査を肯定する重要性を示す例をあげよう。新生児のフェニルケトン尿症*18を発見し、食べ物でフェニルアラニンを制限することで、脳神経的ダメージや運動神経の発達遅滞、発作、過敏症、精神遅滞を予防するというものだ[51]。血中フェニルアラニン濃度の高い妊娠女性は、胎児を守るために、フェニルアラニンの少ない食物を摂ることが求められる[52]。

遺伝的欠陥で知られるもう一つの反応は、個人の自由の権利を侵すもので、強制不妊手術である。全米の16州が、強制不妊手術法を持っている[53]。歴史的に1931年まで、30州が強制的な不妊手術措置を可決し、そのいくつかの州では、「性倒錯者」「薬物中毒者」「アルコール中毒者」「不健全な変質者」を含む非常に広い範囲に、遺伝的欠陥を適用した[54]。

これが、ヒトラーの非アーリア人をなくすことで、人種の純粋化を進めたプログラムに重なることは避けられない。このような見方は、生物学的な状態を誤って強調し、環境が個人の価値や能力に、よくも悪くも影響することを否定している。

州が求めている強制的な遺伝子検査の三つ目の選択は、もし治療しなければ、失明か死に至る腫瘍の網膜芽腫の事例から説明される。網膜芽腫は、一般的に116～128の知能指数と関係しており、1件あたり（少なく見積もっても）平均10万ドルの治療費がかかるため、治療費・利益とリスクの間に対立がある。これを費用便益分析と呼ぶ。

問題は、網膜芽腫のそれぞれの場合に、社会が経済的支援ができるかどうかである。逆の問題は、彼らは比較的高い知能レベルにあるので、彼らの社会的、経済的、文化的な貢献という点で、社会はこのような人たちの治療を拒否するわけにいかないというものだ。

関連する問題としては、ラップ（Lappe M）が鋭く指摘するように、「遺伝性疾患のリスクがある子どもたちに対する、私たちの責任とは何か、また子どもたちの親が担う社会への義務とは何か」[55]である。もし遺伝性疾患が、平均よりも低い知的レベルとの相関があるとしたら、社会はこの集団をケアする責任をもつべきだろうか。

ラップは、幸運に恵まれない人に対して、社会はどのような義務を負うのだろうかと問う。またラップは、「分配されるべき医療資源が十分でない時に、これらの義務はどのように変わるのだろう」[56]とも尋ねている。

社会に対する貢献によって、人は測られるものなのか。両親は遺伝性疾患の治療にかかるコストを負担することに、どのような役割をもっているのか。病気に罹っている個人やその家族が、自分たち自身の治療費を支払うべきなのか。もし社会全体が負担するとしたら、社会は網膜芽腫の血筋を持つ人に、結婚証明証を発行しないことで、個人に対して子どもをつくることを制限する権利があるのだろうか[57]。

この問題は、支援と統制の問題も含めて、個人と社会に関わる道徳的、政策的問題を提示している。誰が子どもをもってよいかを決定する役割を社会に与えることは、理性的でない制約、あるいはかつてナチスによって展開された、繁殖プログラムを奨励しかねない制約を強いる、危険な先例になる可能性を孕む。

積極的・消極的優生思想を含めて、選択的繁殖プログラムを実施する上で難しいのは、人の多様性を制限することは、悪い種を改善するのと同時に、善い種の改善の機会も減らすということだ。私たちには、さまざまな否定的な結果に応じる満足な答えがないという道徳的ジレンマが残される。

これらの問題は、法的パターナリズムと、法的道徳主義に反対する自由至上主義（リバタリアニズム）[*19]の問題を含んでいる。自由至上主義は、干渉されないことが最も重要な価値だという人たちで社会が構成されていると主張する。法的パターナリズムによれば、個人の自由への干渉を正当化する社会においても、共通の利益がいくつかあるという。

ここでいう干渉の中には、公共の浜での安全監視や、安全な飲水（現在では、地球の人口から見て、ほんのわずかしかないが）、自動車でのシートベルト、オートバイでのヘルメットの着用の義務化や、安全な食品、薬品を生産・使用するための規則、未成年者の投票や飲酒を禁じる規則も含まれている。

第三の立場の法的道徳主義では、社会を、個人が全体の中の一部であるような「縫い目のない織物」のように見ている。この見方では、個々の人々の立場を、中央の決定組織の要求に従うものとしている。リバタリアニズムのアンチテーゼ（対立命題）であるこの見方では、人々はプライベートな生活を失うことになる。社会的善のすべてが法になり、罪すべてが犯罪となる。自由は最少限なものになっていくだろう。このような社会は、いくぶん家族倫理の所有型モデルに見られる道理と似ている。

*17　粥状動脈硬化症：血液中の過剰なコレステロールを含有したある種のタンパク質が、内皮下に蓄積され酸化する。これによって血管内皮が肥厚して、狭窄性病変が形成され、結果とし

て血栓が形成される。
*18 フェニルケトン尿症：正常であれば、アミノ酸の一つであるフェニルアラニンを化学分解するたんぱく質が体内で作られるが、フェニルケトン尿症は、これを先天的に作れないために起こる劣性遺伝性疾患で、血族結婚による赤ん坊によく見られる。出生時は正常だが、生後3週間くらいで嘔吐や不機嫌が現れ、生後3ヵ月くらいになると、けいれんを起こしたり、知能や運動機能の発達遅滞が見られる。
*19 自由至上主義（リバタリアニズム）：J. S. ミルが、著書『自由論』で述べた考え方を元に、個人にとって自由とは、人々は自分の望む行為が、他者に危害を加えない限りにおいて、好きなだけ従事できるように自由であるべきだという、「無危害原則」を元にした思想。この思想の支持者は、しばしばリバタリアンと呼ばれる。リバタリアンという言葉が定義するものは広いが、通常は危害を加えない行為は、合法化されるべきだという考え（＝「無危害原則」）を含む。

遺伝カウンセリングにおける看護師の役割

ではこのような状況を遺伝カウンセリングにおける看護師の役割に当てはめてみよう。

この文脈では、ラップは「子どもを産むことを制約する」あらゆる規制と、州による生殖の自己決定に対するプライバシーの侵害に反対している。それは、リスクのあるカップルに自己決定させるよりも、さらにひどく傷つけることになるだろうと言う[58]。

ラップの見方では、看護師は、網膜芽腫のカップルに、子どもをつくることに反対して抑圧したりせず、彼らに決定させたほうがいいとする。ラップは「自主的な遺伝カウンセリングのほうが、どう結論し、どう応諾しようと、強制的なカウンセリングに勝っており」好ましいとする[59]。

ラップは、いくつかの州の制限についても、懸念している。目が見えないことは、州において重大な健康問題であり、外科介護の費用は膨らむばかりである[60]。ラップは、私たちの道徳的伝統に矛盾しない原則を提案している。

第一に、実際、子どもに網膜芽腫のリスクを負わせることになる、これから親になろうとしている人は、同じような芽腫をもっている。その状況での痛みや苦しみ、その他の負担を経験してきているだろう。ラップは、この独自の経験も踏まえての判断であることに重要性を置き、家族の外にある社会によって課せられる規則に反対している[61]。

ラップは、たとえ平均的な個々の家族よりも、「社会のほうが、外科治療費を賄う財源を持っている」としても、結局は、家族がリスクを負って決断するのである[62]。いずれにしても、ラップは「みずぼらしかったり背中が曲っているからといって、この子は自分の息子だと言えない父親など見たことがない」[63]というモンテーニュに同意する。「（父親は）息子の異常を認めないのではない。その子が彼の子だということは事実なのだ。愛情や親子の絆が、子どもに最善の利益をもたらすような、決定の基礎となっている」とラップは言う。ラップの結論は、次の通りである。

[したがって]決定権は、もっぱらそれに関わる両親に与えられなければならない。私たちは、州にではなく、自分自身の遺伝子を絶やさないという負担を第一に負うことになる個人に、この決断をするための道徳的権限を与えるといいだろう。そうでなければ、親が自分たちの子どもに抱く、最も奥深い感情を否定することによって、個人より国家を優先することになる[64]。

　ラップのメッセージは、同じ経験をしてきた親を信じろということである。親には元来、何らかの善と賢さがある。少し注意すれば、「親たちが最善を知っている」というくり返し言われてきた言葉が聞こえてくるではないかと。
　ラップの重要な道徳的根拠が、愛情に基づく倫理であるということに気づいた人もいるだろう。親子の愛情による絆は元来の知恵と良識を示唆し、モンテーニュの示す根拠に従って親たちは、自ら決断する時にそれを見せる。それゆえに、子どもを産むという決定は親に託されるべきである。
　ラップから看護師へのアドバイスは、愛に基づく倫理の形と考えられるかもしれない。推測するに、生殖に関する選択権は、遺伝カウンセリングでは、法的家父長主義あるいは法的道徳主義の形で州に任せるのではなく、基本的に親に任せるべきだと看護師にアドバイスすることだろう。
　この考え方は、ジャン・ジャック・ルソー（1712〜1778）とレオ・トルストイによって表現された道徳的感情としても知られている。二人ともに、「貴族の奴隷」である百姓をはじめとする一般人の間に見られる道徳的情操に価値を置いていた。生まれながらにして道徳的な人々の知恵というものは、親たちが子どもに抱いている愛情なのである。それは賢く素朴な公私にわたる良識の形として現れている。
　しかし、親の良識や知恵というこの考え方を支持する証拠はあるだのろうか。知的障害だったり、見放されたり、拒絶されたり、または虐待されている子どものための公的機関を見れば、いかに嫌われ、拒絶され、親に望まれていない身体的・感情的・精神的な障がいを持つ子どもが多いかが分かるだろう。
　親がいつも最善を知っているわけではない。医師や裁判官、看護師やその他社会の代表のような権限を持っている人たちは、家父長的な干渉に基づこうとも、良好な家族関係を支える役割を持っているのである。

まとめ

　家族をまとめもし、家族の中の一人ひとりと、そして家族がそろって成長できるように

したなら、家族は前向きになることができる。

　もし家族の関係性が破壊的であったり、分別のないものであれば、看護師や他の関係者による干渉は仕方がない。看護師は積極的に人間関係を支援することで援助することができる。

　看護師が介入する理由の一つは、配偶者間やもしくは親子の関係において、より強い者がいつも最善を知っているわけではないからである。テイサックス病や鎌状赤血球貧血、囊胞性線維症、網膜芽腫、またはハンチントン病のように、深刻で徐々に衰弱していったり、もしくは致命的な疾患に見られる最近の遺伝的特性に関する知識は、自由と個人の権利における難しい道徳的問題を提起する。それは、欲しいと思うままに子どもをつくる親と、それに対し、その誕生は避けられるべきで、社会に対して何の貢献もしない人を支えるための社会的資源の使用を制限する権利とが対立するものでもある。

　遺伝カウンセリングにおける看護師の役割は、疾患の発症率や経過、予後、そして同じように病に苦しんでいる子どもを持つ他の親の経験について、親たちが適切な情報を入手できるように手助けすることである。

　さらなる道徳的な問題は、生まれてくる子どもがおそらくつらく、悲惨で、病気が短期で進行するかもしれないのに、その子を妊娠し産もうと決断をする際の親の責任の問題である。

　看護師は、病気に苦しむ子だけでなく、家族全体のウェルビーイングにおいても、病気の影響を考えるなかで、その親たちのために役に立つことができる。さらに問題のある遺伝子を突き止めながら、ゲノムプロジェクトは進展し、子どもを持とうとする家族の直面する決定は今後ももっと複雑で難しくなっていくだろう。

討論のテーマ

❶ 鎌状赤血球貧血の家族のカウンセリングに対する取り組みで、パターナリズム、自由主義、アガピズム、功利主義の四つの道徳的考え方について、あなたはどのように分析するのか。

❷ 生殖技術の使用に関して、アガピズム、功利主義そしてカント倫理の違いは何だろうか。

❸ 州と、リスクを持つ個人、医療費のかかる遺伝性疾患を持つ人、または遺伝的な欠陥があることを知りながら子どもを産むカップルの関係において、主に誰が、治療の提供における責任を持つのか。もし治療について誰かに権利があるのなら、それは誰か。

❹ ここで論じたどの倫理的理論が、エイズや遺伝性疾患を患う人の、子どもを持ちたいという願望を正当化するのに最も役立つだろうか（もしくはほとんど役に立たないだろうか）。

❺ 人は、エイズ患者や、または遺伝性疾患を持っている人たちの生殖を制限する権利を持っているのだろうか。

第5章　看護倫理と中絶の問題

この章で学ぶこと

1. 女性が生殖の選択に関して決定することの道徳的重要性を十分に理解する。
2. 中絶に関する最高裁判所の判決や立法府の決定を理解する。
3. 中絶に関して生殖技術がどのように利用されているかを確認する。
4. この問題に関する個人的姿勢を形づくる基盤として、中絶に反対する立場、擁護する立場の倫理的根拠を使えるようにする。
5. 中絶政策の構築に、道徳的推論を適用できるようにする。

概説

　性に対して積極的な女性は、とても重い決断をしなければならない。それは、シェイクスピアが「生きるべきか、死ぬべきか」*1と問うように、「新たないのちを産むべきか、産まぬべきか」というものである。いくつかの道徳的な議論は、妊娠すべきか、またその妊娠を継続すべきかという極めて大きな責任を伴う決断について、正当化する根拠を提示している。生も死も、決断する人の手中にある。このような理由から、倫理学者のゲイリン（Willard Gaylin）は、バイオエシックス（生命倫理）のすべての問題が、中絶に帰結すると見ている。

　道徳的原則は、いのちを終わらせるべきか否かという問いに、対応するようにできている。私たちも知っての通り、このような原則は、一方では助けになっても、必ずしもいつもうまくいくとは限らない。

　原則の一つに、トーマス・アクィナスによって言い表わされた、「いのちは唯一、い

のちを授ける存在である神から与えられた賜物であり、ゆえにそのいのちを奪える人間はいない」とするものがある。しかし、この原則は時折、人類にとって最大多数の最大幸福が善であるという、功利主義の原則と対立する。例えば羊水穿刺で、胎児の身体や精神に深刻な異常があると判ったような時には、よく考えた上で、胎児の中絶が必要になることもあるかもしれない。

さらに、フェミニスト的な権利の原則には、子どもの養育に関して主要な役割を担っている女性が、妊娠を継続するか中絶するかを自由に決定できなければならないというものがある。こうした理由から、中絶が論争の的となっている。

*1 「生きるべきか、死ぬべきか」：福田恆存訳『ハムレット』（新潮社、1960）から。

中絶の法的状況

連邦最高裁判所は、ロウ対ウェイド（410 US 113、1973年）、ドゥ対ボルトン（410 US 179、1973年）の画期的な判決で、すべての女性の合法的中絶の権利を確立した。ロウ対ウェイド判決では、テキサス州の「女性のいのちを救うために必要な場合にのみ、中絶を認める」という法律を無効とした。そしてドゥ対ボルトン判決では、ジョージア州の「女性の健康上、中絶が必要な場合や障がい児が生まれるのを避ける場合、または強姦による妊娠の場合にのみ中絶を認める」という法律を無効とした。この連邦最高裁判所の判決は、中絶を制限する他州の同じような法律も無効にした。

自分の意志で行う中絶についての判決では、連邦最高裁判所は、グリズウォルド対コネチカット判決（381 US 479、1965年）[1]に準拠した権利法案と同様に、憲法の修正第1条、第4条、第5条、第9条、第14条の規定によって、憲法で個人のプライバシー権を認めた。大多数の裁判官は、結婚や生殖、避妊、育児、そして教育につながる基本的な個人の権利のみが、個人のプライバシー権に属すると述べた[2]。

これらの憲法修正に基づいて、女性にとって全く制限のない中絶の権利が議論された。

しかし、連邦最高裁判所は、州の主張する医療行為の基準を維持することによって、健康を保護する利益や、「人となり得るいのちを守る」という利益を無視して、プライバシーに関する女性の絶対的な権利を、容認することはできないとした[3]。連邦最高裁判所は、人の概念をめぐる大きな意見の相違と、修正第14条では、生まれる前の胎児が対象とされていないことから、胎児をヒトとして受け入れることを拒否した。「生まれる前の胎児は、法の中で完全なヒトとはみなされてきていない」のである[4]。

生命はいつ始まるのか——生まれた瞬間か、受精の瞬間か、胎動が始まった時か、

もしくは母体外での生存が可能になった時か——という問題を解決しないまま、連邦最高裁判所は、女性の健康やもうじき生まれてくる生命に勝るものはない、という州の主張を認めたのである。裁判所は、以下の規定*2に基づいて、その判決をまとめた。

① 妊娠期間に関係なく、またこの妊娠に関わる他者の承認の有無にかかわらず、当該女性のいのちを救うため以外は、中絶を犯罪行為とみなすという類のテキサス州型の州法は、いかなるものも憲法修正第14条の適正な手続きに違反する[5]。
　ⓐ 妊娠第1期までの段階においては、中絶の決定は、女性とその女性の担当医師に委ねられる。
　ⓑ 妊娠第1期後においては、州は母体の健康を守るために、中絶行為を規制することができる。
　ⓒ 生存可能な段階*3（通常28週を越えた胎児は、母体外で生存することができる）においては、州は医学的に母体のいのちや健康を守るために、中絶が必要とされる場合を除き、中絶を規制もしくは禁止することができる。
② 医師免許を有する医師のみが、中絶手術を行うことを許可される。

なかには、州の最高裁判所で下される判決に権限があり、それが最終決定だと思っている人もいるだろう。しかし、それは違う。中絶に関する論争はさらに続き、二つの連邦最高裁判所の判決が、ロウ対ウェイドの判決の履行に影響を及ぼしている。

二つの判例（ビール対ドゥ判決 432 US 438, 1977年、マーハー対ロウ判決 432 US 464, 1977年）において、連邦最高裁判所は、州は本人の選択による中絶および非治療的中絶については、メディケイドの資金を使う必要はないと規定した。

その後、いくつかの例外はあるが、米国連邦議会はすぐに中絶への連邦資金の使用を禁止した。そのため、1973年の連邦最高裁判所の中絶容認という判決は、貧しい女性や障がいがあるためメディケイド資金を受けている人に、中絶は不必要な医療サービスだとして資金を出さないことで、つまり現実には非常に効果的に中絶を禁止したのである。したがって、貧困層では中絶費用が支払えないという理由で、中絶の基本的な権利が制限されることになった。

さらに、裁判官たちの意見の大多数は、仮に普通分娩するのに救急で病院へ来たとしても*4、妥当で重要な利益があるという州の主張に賛成した[6]。州は、中絶をしない女性の妊娠には、大きな利益があるという理由で出産には資金を出すが、選択的中絶には資金を出す必要はないとしたのである。連邦最高裁判所は、州は中絶を妨げるべきではないとしながらも、貧しい女性の社会的経済的苦難を救済するため

に、中絶するのを助ける必要はないとした[7]。連邦最高裁判所は、連邦政府と州に中絶に資金を出す自由、出さない自由を残したのである。

ロウ対ウェイド判決に対する非難が、毎年連邦最高裁判所に届く。未成年女性の中絶に、両親の同意が必要とされた事例や、成人女性の中絶でも、妊娠に責任があると思われる男性の同意が必要とされた事例、もしくは中絶前に少なくとも24時間の待機時間を強いる事例すべてが、最高裁判所で審理された。こうした条件の一つ一つが、女性の生殖に関する選択や権利の妨げになっている。待機期間を強いることは、遠方にいて、一晩の宿泊費や移動のための費用を工面できない貧しい女性には、特に不利になる。

家族計画協会*5対ケイシー判決（1992年）では、連邦最高裁判所は、「母体外で胎児が生存可能な時期より前に中絶を選択すること」は女性の権利である、と認めた[8]。しかし、裁判所はその基準を、ロウ対ウェイド判決の妊娠の3期制のシステムから、「不当に重い負担（undue burden）*6」の基準に置き換えたのである。

ロウ対ウェイド判決では、妊娠第1期の間の中絶について、女性がどうするかを決める権利が認められた。妊娠第2期では、州が母体の健康に関連して、中絶を規制することができた。「胎児の母体外での生存の可能性がある」妊娠第3期では、州が「母体のいのちや健康を守る必要性がある場合を除き、中絶を規制し禁止する」ことさえできた[9]。

「不当に重い負担」の基準は、出産することで、その後その結果を抱えて生きていくことが、女性たちにとって極めて重すぎる負担かどうかを基準とする、という考え方に転換されたことを意味している。連邦最高裁判所は、「妊娠の始まりから、女性の健康と、子どもになるかもしれない胎児のいのちを守ることに対する、正当な利益を有している」という州の主張に対して、「不当に重い負担」の基準を与えたのである[10]。

連邦最高裁判所はその理由を、次のように述べた。

——合衆国の「潜在的ないのちへの重要な関心」は、（女性の選択の自由に踏み込む）「すべての規制」を「不当な干渉だとみなす」と意味しているわけではない。「妊娠を中止するかどうかを決定する際の権利」に関して、必ずしもすべての負担が「不当に重い負担」とはされないだろう[11]。それゆえに連邦最高裁判所は、「不当に重い負担」の基準の採用は、憲法上女性の自由を守るという、合衆国の利益に一致する適切な手段である[12]——と結論づけた。

裁判所は中絶に対する配偶者の承認を「不当に重い負担」とみなし「適当な負担」（Appropriate burden）と「不当に重い負担」（undue burden）を区別した[13]。

ロウ対ウェイド判決では、連邦最高裁判所が、女性は中絶する選択の自由を持つ

ているとしたが、「生まれる前のいのちに配慮を示す必要がないほど、女性の自由は無制限ではない」としている[14]。連邦最高裁判所は、実質的に女性の自由が、合衆国の示している胎児が母体外で生存可能になる時期以降の、潜在的ないのちに配慮することとは対立しないことを条件に、女性が中絶を選択する自由を持っていると定めた。

もちろん、誰かがこれに異議を唱えたとしても、その法を認める必要がある。それでもまだ、ケイシー判決で、妊娠の3期制システムから「不当に重すぎる負担」であると女性たちに証明させるという転換を、私たちは厳しすぎる要求ではないかと見ている。

最近の立法機関の論争は、発生件数が6000件以下であるにもかかわらず、後期中絶、いわゆる部分出産中絶[*7]に集中している。後期中絶は、胎児が妊娠22週目以降で、子宮外で生存できる場合の中絶と定義されている。30州では、医師に何らかの厳刑を科すという、後期中絶を禁止する法がある。しかし、他の州では、この禁止法が違憲とされている[15]。後期中絶を禁止しようとする試みは、その件数や状況を正確に示さないことで、すべての中絶の禁止へと広がりを見せている。

マドセン対ウィメンズヘルスセンター判決（1994年）では、連邦最高裁判所は、フロリダの中絶クリニックでの、中絶反対者たちに対する部分的な差し止め命令を支持した[16]。中絶反対者たちが道を閉鎖して、車で来る人に、衝突を避けるために減速させて嫌がらせをし、クリニックに行くのを邪魔することを、フロリダ裁判所は事前に知っていた[17]。

400名ほどの反対者が歌を歌い、大きなスピーカーや強力なメガホンで繰り返し訴え、それが「手術を受けたり、回復室にいる患者のストレスの原因となった」[18]。反対者がいたために引き返さざるを得なかった（中絶を望んでいた）女性たちは、中絶が遅れたことで健康リスクを高めた[19]。医師や看護師、クリニックの従業員、そしてボランティアである付添いの人たちもまた、職場や家庭で嫌がらせを受け、彼らの家族、子ども、近所の人も嫌がらせを受けた。フロリダでは、二人の医師と一人のボランティアの付添い人が、そのデモの最中に殺された。

連邦最高裁判所は、「クリニックにいる患者が見たり聞いたりするところで、中絶反対者が歌ったり繰り返し怒鳴ったり、口笛を吹いたり、叫んだりわめいたり、メガホンやクラクション、拡声器を使ったりする」ことに対して、制限命令を出した[20]。これにより、中絶クリニックでの激しい反対行動に、連邦政府が救済策や禁止命令、刑事罰を与える、『クリニック入口へのアクセス自由保障法（Freedom of Access to Clinic Entrance Act）』（1994年）が可決に至った。これらのことから、この事例は重大な出来事だったと言えよう。

＊2　規定の内容に関する文章は、荻野美穂著『中絶論争とアメリカ社会——身体をめぐる戦争』（岩波書店2001年）を参考にした。
＊3　生存可能な段階：日本においては現在22週を超えると、母体外で生存することができるとされている。
＊4　通常、救命救急処置としての分娩の場合、分娩の費用は政府が支払う。そのために、通常の出産であっても、個人が分娩費を支払いたくない（支払えない）という理由で、緊急出産として扱うことがある。
＊5　家族計画協会：ペンシルヴァニア州南東部家族計画協会を指す。
＊6　不当に重い負担（undue burden）：「不当に重い負担」の基準の採用では、女性側の「どうしても妊娠を継続できないその理由」（例えば、すでに6人も子どもがおり、物理的、経済的にも7人目の出産は無理である。すでに障がいを持つ子どもが2人いて、3人目の子の世話をすることが難しいなど）が、その女性にとって不当に重い負担かどうかという判断で、中絶の認否が決定される。女性が中絶を求めるその理由について、「不当に重い負担」と認めるかどうかは、事例ごとに、クリニックの医師や裁判所の判断で異なってくる。
＊7　部分出産中絶：中絶の一形態で、胎児の足を引っ張り、首までを母体外に出し、頭だけを子宮内に残した状態にするか、頭蓋に穴をあけ、吸引カテーテルを挿入し、脳を吸い出して頭蓋がつぶれるようにするなどした後、死んだ胎児を除去する。

生殖技術と中絶

中絶技術

　2000年9月に、米国食品医薬品局（FDA）に認可された、RU-486として知られるミフェプリストン＊8という薬剤は、理論上では、毎年米国で実施されている、約160万件の中絶手術を不要にするだろうと言われている[21]。1994年に、RU-486を開発した会社は、非営利の避妊研究組織である「人口委員会（Population Council）」に対して、米国での権利を与えた[22]。RU-486は、最終月経の最初の日から49日目までに使うことができる。中絶には数日を要するが、外来患者が通院しながら、医師の監視のもと、使うことができる[23]。

　中絶擁護グループのリーダーであるメアリ・ワイルダーは、RU-486が長きにわたり科学というものを、自分たちの宗教やイデオロギー的見方の中に閉じ込めてきた「選択的中絶反対の過激派による圧制を終焉させる」と見ている[24]。

　その一方で、中絶反対者たちは、RU-486を「人間殺虫剤」と呼んだ。彼らは、「この薬を製造しようとする会社はどこであれ、ボイコットや他の経済的な攻撃の対象となるだろう」と警告した[25]。

　経口避妊薬の1回の服用量を増やすことで成り立っている、いわゆる「モーニングアフター」と言われるピルは、広い範囲で入手できる。それは、望まない妊娠や、その結果として起こる莫大な中絶を防止できるはずである。

　　＊8　ミフェプリストン：中絶薬の一種。

健康な胎児を求めるための出生前検査

　健康な胎児を求めるために行われる三つの新たな胎児検査が登場した結果、望まない妊娠を終わらせるための選択的中絶の可能性が、爆発的に拡大している[26]。

●絨毛生検

　このテストは、妊娠第9週目の初期に行われる。妊娠初期の胎児を取り巻いている絨毛と胎嚢から、細胞が採取される。数日内に、その結果は、「ダウン症[*9]やテイサックス病、もしくは他の遺伝疾患などの生まれつきの障がい」を明らかにする[27]。専門家は、結果が分かるまでの時間が短いことから、この検査が、ほとんどの羊水穿刺の実施と置き換わるだろうと考えている。

　　[*9]　ダウン症候群：第21番染色体の3重体あるいは転座により、種々の異常をきたす染色体奇形症候群。

●アルファフェトプロテイン検査

　アルファフェトプロテイン検査は、カリフォルニア州の医師が患者に提供するように、法で定めている血液検査である。すべての年齢の女性に対し、妊娠16週目に実施される。この検査では、胎児が羊膜の嚢や母親の血流の中に排泄する、アルファフェトプロテインのレベルを測定する。

　この検査は、神経管の障害を発見するために使われる。もし頭に近い所で神経管に欠損があると、赤ん坊は無脳症で生まれ、死産になるか出生後まもなく死亡する[28]。神経管が脊柱で切断していたり、また脊髄が露出していると、胎児は脊椎披裂で生まれ、脳水腫や精神遅滞になる可能性がある[29]。この検査は、ダウン症のリスクも検出する。神経管の異常は、家族に先天性の障がいがない女性の、約1000件の出産に対し1件の割合で起こる。この検査は、このような障がいのある胎児を発見する、唯一の方法である[30]。

●羊水穿刺

　羊水穿刺は、胎児を取りまく羊水から、細胞を採取して行う。この過程は、妊娠の約4ヵ月目にのみ行われ、培養を必要とするため、結果が出るまで2週間を要する。妊娠の4ヵ月半目での中絶は、女性にとって、身体的にも精神的にも、より厳しいものになる。この検査は、ダウン症やテイサックス病のような染色体異常を検出する。

出生前診断のメリットとデメリット

　アルファフェトプロテイン検査の利点は、すでにアルファフェトプロテインレベルの高い35歳未満の女性は、ダウン症もしくは神経管障害を持つ胎児を身ごもっているリスクが高いことを知らされた上で、羊水検査が提供されることである[31]。アルファフェトプロテインレベルが正常な35歳以上の女性は、ダウン症の胎児を持つリスクが低くなり、これをもとに羊水穿刺を拒否する選択ができる[32]。

　羊水穿刺と絨毛生検の害とリスクは、この検査によって、0.5%から1.5%の胎児が中絶されることである[33]。アルファフェトプロテイン検査の害は、結果が暗示的であること、そして、胎児に危険をもたらす検査がさらに必要になることだ。しかし、これらの検査は、女性の中絶権を行使するための基本として、胎児の健康に関するデータを、妊娠している女性に提供するものである。

胎児の減数手術

　不妊女性の中には、排卵誘発剤*10や、体外受精・胚移植*11の利用に頼る人も出てきている。その結果、8つ子のようなすべての胎児がほとんど生存できない、多胎妊娠になることもある。

　この問題の切り口の一つは、妊娠第1期目に致死量のカリウムを注入することによって（超音波検査で見て）最も腹壁に近い胎児が、選択的に中絶される点である[34]。ほとんどの減数手術が、安全の基準から双子を残すが、いくつかの事例では、最も健康な胎児1胎を残している。いくつ胎児を減らすかという決断は、ある時は女性の都合で決められる。その他の中絶は、多胎児のうち少なくとも1胎か2胎を生存させるように実施される。

　この実験的行為への賛成あるいは反対意見は、女性の身体に対する絶対的権利を支援するという意見から、形はどうであれ中絶には絶対に反対するという意見まで幅広い。

　倫理学者のマコーミック（Richard McCormick）は、減数手術を実施しないと、すべての胎児が死んでしまう場合、その手術は正当化されると言っている。そして「カトリック教会の中絶に対する立場には反しているが、教会の立場は、このような状況を想定していないと思う」[35]と主張している。もう一人の倫理学者、フレッチャー（John Fletcher）は、減数手術は「最も潜在的な善のための最小限の害」[36]であると述べている。

　　*10　排卵誘発剤：女性は、生理周期1回あたり、通常1個の卵子を排卵するものだが、排卵誘発剤は、その生理周期1回あたりの排卵数を促進するために投与される。排卵誘発剤には、

経口薬と注射があり、その排卵誘発力も、弱いものから強いものまでさまざまである。高度生殖医療になればなるほど、強い誘発剤が使用される場合が多く、それによって卵巣刺激過剰症候群（OHSS）に至り、後遺症に悩んだり、最悪の場合は、死に至ったケースも見られる。
*11　体外受精・胚移植：卵子を女性の卵巣から取り出し、予め採取しておいた男性の精子と体外で受精させ、得られた受精卵（胚）を子宮に移植する技術。

ヒト胚細胞の利用

　もう一つの道徳的ジレンマは、医療におけるヒト胎児組織の必要性の拡大から起きている。ヒト胚からの胎児組織の移植用組織片は、パーキンソン病のような変性疾患、放射能障害、若年性糖尿病、心臓欠陥修復の治療に、主に有効であると考えられている[37]。胎児組織は、成人組織の組織片よりも、レシピエントの中で結合してより長く生存し、拒絶反応に耐え得ると報告されている[38]。リジェルソンによれば、すべての心臓移植よりも、心臓治療のために胚性心臓細胞を利用する研究のほうが、より実現の可能性が高いという。

　道徳的ジレンマは、ヒト胚細胞が大量に必要であることから起こり、最近では、胎児を使わなければ、「個人的もしくは商業的な利用」[39]は成立し得ないのである。高齢社会に伴って広がっていく変性疾患、そして可能な限り最善の治療を要求する風潮の高まりは、「中絶に対する姿勢をさらに分極化」[40]させることになるだろう。

中絶における倫理的・宗教的問題

　中絶の法制化を求める声が強いとはいえ、道徳的に中絶が許されるかどうかという議論は、なお続いている。

　中絶に対する立場は、妊娠の成立をどこにおくかによって、主にその正当性が理由づけされる。極端な考え方には、ピウス2世、そして現在はヨハネ・パウロ2世を通してカトリック教会がいう、受精の瞬間からいのちは神聖で保護されるべきものというものがある。中絶の理由が治療上のことであっても、または社会経済的な困窮の上であっても、すべての中絶は道徳的に認められない[41]という。

　これは受精卵細胞には、基本的な生存権を含んでいる人となり得るすべての本質があり、両親からの遺伝子の組み合わせを通じて、受精の時に人となるという見方である。

　中絶に賛成する主張は、胚は脳の電気的活動が不完全であり、単純に組織が活動しているだけで、虫垂や扁桃腺のように、不要な組織は除去されてもかまわない、というものである。これに対し中絶反対の立場の人は、胚においても反射は見られ、

脳の活動は十分ではないにしても、「完全な人のいのちとなり得る可能性や、その人格は、亡くなった人の永久に機能しない脳信号とは全く異なる」[42]と主張する。

その対抗論は、デデック（Dedek J. F）と最高裁判所の判決が指摘したものである。それは、「まさに、どんぐりは実際の樫（かし）の木から遠く離れても、樫の木になり得る可能性があるが、どんぐりは樫の木ではない[43]」というように、「胎児は人になり得る存在ではあるが、実在する人ではない」とする。このように、中絶に反対する議論は、胎児が人となり得る存在であることに基づいて、胎児が他の人と同様の生存権を持っているという。

トムソン（Judith Tomson）は、特定の状況下における中絶を擁護する哲学者で、妊娠の瞬間から胎児を人とする前提に反論している。つまり、ヒトの発達は、絶え間ない継続的なものである。受精の瞬間、胎動を始めた時、体外で生存できるようになった時、「理解」や「理性的考え」、または「生命活動」ができるようになった時などの特定の時点で、「人になった」とラインを引くことは恣意的な選択だ、とトムソンは考える。

同様のことが、どんぐりと樫の木の関係においても言えると思われ、トムソンは「どんぐりは樫の木である、ということにはつながらない」[44]と主張する。この種の主張は、よく言われる「滑りやすい坂というまやかしの推論」の例（第3章参照）と言える。

この議論を両面から展開するために、トムソンは次のように述べている。

仮に受精の瞬間から胎児を人とするならば、胎児は他のすべての人と同じように、生存権を持っていると認めることになる。同様に、母親も人で生存権を持ち、自分の体内に起こることや、自分の身体に影響を及ぼすことを決める決定権を持っている。この時点で中絶反対論者は、人の生存権について、「胎児の生存権のほうが、母親がもつ、自身の体内に起こることや、身体に影響を及ぼすことを決める権利よりも重要である。だから、胎児は殺されるべきではない。すなわち、中絶は実施されてはならない」[45]と考えていることになる。

トムソンはこの点について、意識不明の有名なバイオリニストと、背中合わせに目を覚ましたという、周知の喩（たと）え話で答えている。バイオリニストは致命的な腎臓疾患を持っており、あなたの循環系と管でつながれている。管を抜くことは、バイオリニストを殺すことになる。病院の責任者は、あなたをなだめるように言う。「それはたった9ヵ月のことですよ」と。しかし、それに対し、あなたは同意しなければいけないのだろうか。

トムソンは問う。それがもし9ヵ月ではなく9年、もしくは一生涯だとしたらどうだろうか。病院の責任者は、こう言う。「お気の毒ですね。人はみんな生存権を持っています。そしてこのバイオリニストは人です。彼の生存権は、身体に対するあなたの所有

権よりも重要です。だから、彼から管を抜くことは絶対にできません」。

　トムソンの見方では、これは理不尽な主張である。特に強姦されて妊娠した場合、または母親の生命を脅かす妊娠においては、理不尽である。もしこうした見方通りに、母親と胎児が同等の生存権を持っているとするなら、なぜコインを投げて、表か裏かで決めないのか。あるいは、女性の体内に起こることや、身体に影響を及ぼすことに対する権利と同様、なぜ母親の生存権のほうが、胎児の生存権よりも重要だと認めないのだろうか。

　中絶反対論者の見解はこうである。つまり、中絶を実施することは直接の殺人になる。だがこれに対し、何もしないことはただ母親を死なせるだけで、罪のない人、すなわち胎児を殺さないで済む。胎児のような罪のない人を直接殺すことは、殺人とみなされる。したがって、母親か胎児、もしくはその両方を死なせることのほうが好ましい。殺人は許されないというのである。

　トムソンは、中絶によって母親のいのちを救うことは、殺人にはなり得ないと反論する。女性は誰も、無抵抗のまま死を待つ必要はない。バイオリニストの喩えを使えば、女性はただ管を抜くだけなのである。トムソンは、このような母親に対して中絶を認めないことは、「胎児の場合ならしつこく主張される人としての地位を、母親の地位に対しては、認めることを拒否することになる」[46]と考えている。

　トムソンはこの状況を、日に日に育っていく子どもがいて、その子と小さな家に閉じ込められている母親に喩える。母親は、家が狭いために、押しつぶされて死に至るだろうと言う。トムソンは、ヘルスケアの提供者のような第三者は、母親の生命と胎児の生命のいずれかを選ぶことを拒否するかもしれないが、子どもに宿（子宮）を貸している母親は、自分のいのちを脅かすものに対し、防衛する権利を持っていると主張する。その家は彼女のものだからである。

　家に閉じ込められている母親と類似のたとえとして、さらにトムソンは言う。ある家に、家主ともう一人、凍死から身を守るためのコートをもっている凍死寸前の人がいる。この二人の状況では、コートの持ち主にコートを使う権利があると。同様に、妊娠している女性は、胎児を宿している自分の身体を所有している。したがって、ヘルスケアの提供者は、中絶の実施に関わることを拒否することもできるが、同時に誰かが個人の身体に対する権利や、コートの所有権を守っていく必要もある。

　さらにトムソンは、母親のいのちが、危機に瀕していない場合の中絶についても考えている。この場合の中絶反対論者の議論は、胎児の生存権の要求を根拠としていると見ている。この見方は、胎児の生存権には問題がないとみなす。しかしトムソンは、この生存権にも、問題がないわけではないと言う。トムソンの見方では、生存権は

「生き続けるための必要最低限」[47]の権利を含んでいる。しかし、その必要最低限のものが、例えば無償での食事や衣類、寝泊りするところ、ヘルスケア、愛情などを、継続的に提供される権利ではないとしたらどうだろう。

トムソンはこの見解に対して、人には何かを与えられる権利がなかったとしても、管を抜かれたり、銃やナイフで殺されない権利を持っていると反論する。しかし、前述のバイオリニストから管を抜かないということは、あなたはそのバイオリニストに、あなたの腎臓を使い続けることを許すことになる。彼はもともと、あなたの腎臓を使う権利は持っていなかった。にもかかわらず、中絶反対論者の主張は、「あなたの腎臓をバイオリニストが使うのを、あなたが邪魔して使えなくする」[48]ことに対して、バイオリニストは、あなたに反対する権利を持っているというのである。

中絶反対論者の見方とは反対に、トムソンは、生存権はたとえそれが生命維持のために使われているとしても、他人の身体を使うことを保障してはいないと考えている。この事例を説明するために、トムソンは二人の兄弟に宛てた、1箱のチョコレートの贈り物の喩えを使っている。その贈り物は、二人に宛て贈られたものなのに、兄は弟に一つもあげないまま、すべて食べてしまったとする。半分は弟のものだったので、兄のしたことは理にかなっていない。

反対に、あなたは彼も含めて他のだれにも、あなたの腎臓を使う権利を与えていなかったので、バイオリニストの管を抜くことは不当ではない。バイオリニストの管を抜けば、確かに彼を殺すことになるだろう。しかし、生存権の中に、他人の身体を使うことは保障されていないので、それは不当ではなく、また彼の生存権を侵すことにもならない。

トムソンは、不当な殺人としての中絶の責任についても、次のように言っている。明らかに強姦の被害者は、胎児に「栄養供給や育つための場所として、自分の身体を使う権利」[49]を与えてはいないと。

しかし、たとえ彼女が招いたことではなかったとしても、性的関係を持ち、妊娠してしまったなら、その女性にも、少なくともそのいのちの一部に、責任があると言えないだろうか（避妊方法のすべてが100%有効とは限らないことは、統計的事実である）。そして、女性のその一部の責任が、胎児に女性の身体を使う権利を与え、またその女性は、たとえ自分のいのちを救うためとはいえ、胎児を殺せるのだろうか。

トムソンは、事実上、胎児は母親に依存し、母親は胎児のウェルビーイングに対する特殊な義務を負っているので、胎児が独立した人としての生存権を持つというのは、理論的に間違っていると述べる。看護師たちは、胎児の適切な成長と発達を支えるために、母親の栄養分や健康習慣、そして生活スタイルが重要であることを知ってい

る。
　トムソンは中絶擁護の自分の主張を支持するために、もう一つの喩えを使う。もし私が、家の窓を開けていて泥棒が入ってきたとしたら、「あなたが窓を開けていたから、泥棒が入ってきた。だから、あなたにも一部責任があり、泥棒を家にいさせなければならない」50)というのは間違っているだろう。あるいは、次のような場合はどうだろうか。

　　ちょうど大気中に、花粉のようなヒトになる種が漂っており、あなたが窓を開けるとその一つが入ってきて、ジュウタンやクッションに根を下ろすかもしれない。あなたは子どもが欲しくないので、自分が購入できる中で、最も高価で目の細かいサッシを付けて窓を直した。しかし、事は起きてしまう……。サッシの一部が破損しており、種が入ってきて根を下ろしたのだ。そして、成長して人間となったその人は今、あなたの家を使う権利を持っているだろうか51)。

　取るべき行動は、窓とドアをきっちりと閉め、むき出しの床に家具もないまま暮らすことかもしれない。もちろんあなたの家に入ってきて、根を下ろしてしまったその人は、許可なくあなたの家に入ってきた泥棒と同じく、家にいる権利を持っていない。女性は望まない妊娠を避けるために、子宮摘出手術を受けることもできるはずだ。しかし、自分の家に、人に育つ植物が入って来ないようにする人のように、強姦を避けたいと思う女性は、ボディーガードなしには、絶対に外出できないことになる。これはほとんどの人にとっては実質的に不可能であり、望まない妊娠の中絶は正当化される。
　トムソンは、善きサマリア人と、最低限常識的なサマリア人*12の概念の間にある差異に話を結ぶ。善きサマリア人の詳しい話は、次の通りである。

　　「ある人」がエルサレムからエリコへ行く途中、盗賊に襲われ半殺しにされたまま、置き去りにされた。ある祭司は、その傷ついた人が横たわっている道の側を歩いていたが、道の反対側へと行ってしまった。同じように、レビ人も道の反対側へと移った。どちらも傷ついた人を無視したのである。ところが、傷ついた人を見た「あるサマリア人」は、気の毒に思い、傷の手当てをした。そして、そこを去る前にこのサマリア人は、この人を介抱するように他の人に頼み、費用がもっとかかったら帰りに寄ってまた支払う、と言った52)。(ルカ10:30-35)

　私たちは皆、善きサマリア人を見習うように言われるが、もう一つ、最低限常識的

なサマリア人と呼ばれるサマリア人がいる。これは自分たちにとっては、時には嫌気のさすこともあるが、患者や子ども、その他の人をケアすることは正しいと分かっている看護師、母親、またその他の人たちのことである。非常に困っている人がいて、その人を助けるための負担は極めて小さいにもかかわらず、助けないのは極悪非道である。

　トムソンは、ニューヨーク市のアパートの駐車場で、38戸のアパートの住人が、窓から見下ろしながら助けようとせず、殺されてしまったキティ・ジェノベーゼの例をあげている。誰一人として警察に緊急通報せず、彼女を助けるための、本当にわずかな努力さえもしなかったのだ。

　もう一つ、最低限常識的なサマリア人ですらなかった例は、ドイツの国内あるいは国外にいて、ナチスによる虐殺から、ユダヤ人や他の犠牲者を助けようとしなかった、ホロコーストを傍観した人たちの例である。さらに、テニスの試合への参加を決断した妊娠8ヵ月の女性もそうだ。試合参加のためには、彼女は中絶する必要があるだろう。トムソンは、このような決断を非道徳的だとする。その女性には、何でも自分の望む通りにする権利もなく、最低限常識的なサマリア人としての、道徳的要件も満たしていないと思われる。

　人の権利は、最低限常識的なサマリア人であるための、必要条件によって限定される。この見方では、看護師は患者を看護・介護する義務を持ち、消極的で冷淡で、キティ・ジェノベーゼを気にもとめなかった38人の傍観者にはならぬよう、患者を扱う義務を負っている。

　トムソンの主張のいくつかには、ある難題が出てくる。一つは、子宮など人の身体に対する権利の所有が、家の所有と比較して、絶対的なものではないことである。人の身体に対する権利には、例外がある。もしある人が、腸チフスや天然痘のような、接触伝染性の疾患に罹っていれば、その人は自分の行きたいところに行けなくなる。また、その人はその地域の人々が水を汲みに行くような場所で、勝手に泳ぐことは許されない。

　トゥールミン（Toulmin S）の中絶の議論についての、ある喩え[53]によれば、その「家主」（妊娠している女性）には、「借家人」（胎児）を立ち退かせるか否かを決める権利がある。それは女性に、自分の子どもに対する所有権があることを、前提としていることになる。すでに妊娠している女性は、「おそらくは大工や彫刻家もしくは建築家のように、赤ん坊を"つくる"ものだ」[54]と、言い切る著述家さえいる。

　しかし、妊娠している女性を、家主や工場のオーナーもしくは彫刻家のように見ることは、論点をぼかすとともに、妊娠している女性が、自分の好きなように、自分の身体

を使って行動してもよいと言っている人たちの言いなりになってしまう。

　所有物などという、わざとらしい喩えへの反論として、母親が赤ん坊を「つくる」と書いた著述家たちの主張に対し、女性の子宮で成長するいのちは、誰かの所有物とか、工場で何かをつくるとか、単なる材料とは全く異なるものだということがあげられる。

　胎児の発達は、母親の意志ではどうにもならない要因に影響されているため、母親が赤ん坊を「つくって」いるのとは違う。胎児の成長に対する母親の貢献の大部分は、母親の意志の及ばないものであり、大工、彫刻家、建築家たちが持つ、自分たちの願望やデザインが、その作品の出来上がりをより決定づけているのとはわけが違う。

　例えば、母親は生まれてくる子どもの性別も大きさも、目や髪の色も決めることはできない。母親と胎児の関係を家主、工場のオーナー、彫刻家にたとえるのに対して、妊娠している女性は、後に実を結ぶ花とも、料理用オーブンのようなただの入れ物とも違い、自身の体内でいのちをつくるわけではないという考え方がある。これは、神が唯一赤ん坊をつくり、植物が水や太陽の光の助けを借りて育つように、母親は胎児が育つのを助ける人にすぎないという見方である。女性の役割は、男性の精子を受け入れ、子宮内で育てることであるとする。

　もう一つの見方は、神の存在には触れず、胎児の発達の科学的根拠をとるものである。しかし、トーマス・アクィナスが喩えとして使う「いのちの賜物」は、いかなる状況においても、女性が胎児のいのちを奪ったり中断してはならないというものである。アクィナスによれば、「いのちは神から人への賜物であり、その人を殺すことも生かすことも、神の力が支配している」[55]。

　女性のことを、実を結ぶ花に喩える例にもまた、欠点がある。例えば、神が赤ん坊をつくるという主張を、人はどのように考えているのだろうか。誰からも拒否されたり、中断されることができないいのちとは、どのような賜物なのだろうか。いのちは、脊椎披裂、脊髄髄膜瘤もしくはがんのように、複合的な身体的・精神的障がいを持つ乳児や高齢者にとっても、絶対にそして常に賜物なのだろうか。

　もう一つ、妊娠や子どもの養育における元来の女性の役割は、受身でなければいけないという考え方を否定する見方もある。この見方では、女性は、起こり得る結果に対して、役割と権利を持っている。もはや女性は、自分の産む性としての本質や運命を握っており、男性によって勝手に管理される入れ物ではない。女性の意志に反して、望まない妊娠や出産を強いるのは、「強制労働」[56]と同じだ、とある人は書いている。

しかし、実際の妊娠を強制労働と見なすかどうかは、哲学的に議論の対象になるかもしれない。例えばノージック（Nozick R）は、相互の対立から、個々人を保護する国家にとっての必要最低限の税以上に課税することは、「強制労働」*13 だと主張する[57]。強制労働というノージックの考え方は独創的ではあるが、議論する余地がある。ノージックの主張は、既定の事実を私たちに提示していない。

　例えば、図書館や博物館、公園、大学、公共の自然保護地域のための課税は、ファインバーグ（Feinberg J）が指摘[58]するように、到底強制労働とは言えない。

　私たちは、強制労働（forced labor）を、二つの意味に区別することができる。私たちのほとんどが、生活のために働かなければならない。子どもを欲しがっている女性は、陣痛（labor）がきて、胎児が産道を抜けてこられるように、力まなければ（force）ならない。

　強制労働の二つ目の意味は、道徳的には許されない奴隷的労働と同じ類で、胎児を強制的に「産ませる」ことである。もし道徳の中に、こうしたアプリオリな真実*14 があるなら、この否定的な意味での強制労働で、「産ませる」（すなわち「強制労働」）という奴隷的行為は、道徳的に悪ということになる。しかし、この理論は、殺人は悪だというもう一つの理論と対立する。中絶は、ある状況においては殺人であり、それゆえに悪という考え方である。

　所有物や実を結ぶ花の喩えを利用して、「いのちはいつ始まり、いつ終わるのか」という問題に対する答えを探ってみよう。この問題は、「妊娠している女性は、一人なのか二人なのか」[59]という抽象的な問いに答えることを、前提としている。妊娠のごく初期、もしくは受精の瞬間に胎児を個別化することは、妊娠している女性を二人とみなし、それぞれが同等の権利を有していることになる。そして、教会や州といった第三の団体を巻き込みながら、互いの権利の対立が進む。

　妊娠の後期、もしくは女性の出産直前になって、ようやく胎児を個別化するのであれば、妊娠初期には女性は一人であるとみなされる。それゆえ、妊娠初期の段階では、女性が唯一の権利保持者となる。妊婦を一人とすると、育ちつつある胎児は、もしその子が望まれていない場合には、厄介者と考えられるかもしれない。自分のパーティーに、誰を招くかを選ぶように、その母親は、自分の家や身体に誰を受け入れるかを決定する。

　この見方においては、その決定権はその女性のものである。女性は、自分の身体と体内にあるすべてを所有している。

　所有型モデルを行使することは、女性が自らの権利を主張する機会がある場合、改めて訴える際の直観による強力な材料となる。なぜなら、もし女性がすべてを所有

しているなら、胎児も女性の身体の一部だからだ。しかし、この議論には概念的な欠点がある。それは女性も男性も、自分自身の身体を所有していないからである。女性も男性も、それぞれの主体ではあるが、当然ながら自分の意志通りに何でもできるかという点で、自らの持ち物や財産を所有するように、自身の身体を所有しているわけではない。

例えば、胎児を女性の一部とする場合には、妊婦は血液を必要としている人に、血液を売ってよいかのような道徳的問題が生じてくる。だから、胎児を女性の身体と認識する概念は、その女性の同意なしに、他の人が女性の体内に入ったり、何かを行ったりしてはいけないのではないかと気づかせてくれる。

反対にブロディ（Brody B）は、人が胎児期から始まると論じている。ヒト胎児は、母親と同様の道徳的立場を有しており、したがって、同じ生存権を持っているとする。これは女性のいのちが脅かされている時でさえ、中絶が道徳的に正当化されないことを意味している。いわば、大きく強い人が、弱い人を殺す権利がないようにである。

ブロディによれば、胎児は母親の付随物ではないので、トムソンの自己防衛の議論は成立しない[60]。代わりに、胎児は人の本質となる脳を持っているという意味で、小型の人であり[61]、その脳は受精後2週間から12週目の間に発達する[62]。

ブロディの主張は、トムソンの自己防衛の議論の一つに異議を唱えているが、ブロディの議論にも長所と弱点がある。一つ目の長所は、妊娠している女性は、胎児と対立しているわけでも、胎児に付随されているわけでもないという点である。二つ目は、ブロディの主張が、人として胎児と乳児が、明らかに似ていることを強調していることだ。三つ目の長所としては、ブロディが、生命を生み出すことに対し、また殺すことは道徳的に悪であるということに対して、敬意を払っている点があげられる。

しかし、ブロディの主張には、人の生命というものは、意識的な行為においても、心が未発達な胎児の状態においても同等である、と見なすものがどこにもない。この普通の人と胎児は同じであるとしないことが、彼のいう胎児は人であるという主張を弱めている。

哲学的な点においては、両方の立場がその擁護者や反対者をもつ一方で、そのどちらも、まだ他者を決定的に論破していない。神と母親のどちらが赤ん坊をつくったのかを示す十分な証拠はない。入れ物や所有物の喩えのいずれもが、他の立場から出されている反論に、答えを出していない。どんぐりは樫の木ではないかもしれないし、また胎児は人ではないかもしれない。しかし、どんぐりも胎児も、それなしには樫の木も人も存在し得ない。潜在性という原則の主張は、簡単には消し去ることができないのである。

しかし、胎児の誕生後、女性が長期にわたってその子を世話し、養育する義務を持ち続けるという、私たちの文化に見られる女性の役割を消し去ることもできない。ゆえに、女性は養育するか、もしくは自分の体内にあるいのちを終わらせるかを決定しなければならない、大きな役目を持つのである。もし母親が、ひとたび生まれたいのちを維持できず、子どもに人としての十分な可能性を実現させられないのなら、その女性は、胎児が成長する前に、早く中絶したほうがいいのかもしれない。

プロチョイスの議論における最近の変化は、私たちの文化では、唯一女親だけが中絶するかどうかを決定する権利を持っており、男親や医師、看護師、もしくはその他のいかなる人にも、その権利はないというものだ。その決定は女性のものであり、その論拠は、女性の身体が女性のものだからではなく、最近提唱されている二つの原則に基づいた、ジャガー（Jaggar A）の考え方によるものである[63]。

第一の原則は、生存権は「完全なる人の生存権」を意味している。新生児は完全なる人の生存権を持っているが、もし女性が胎児のいのちを維持できなかったり、維持することが自らの本意でないのなら、女性はその妊娠を中断する権利を持っていると、ジャガーは強く主張している。胎児の生存権は単に生まれてくる権利ではない。人の生存権は、適切に栄養を摂ること、住む場所、着る物、教育、健康管理、愛情のような、十分に人生を満たすものが必要であることを意味している。

新生児の完全なる生存権と、それを成し遂げるために必要なすべての手段は、「何よりも胎児に影響される人々によってのみ決定される」[64]という、ジャガーの第二の原則を導く。私たちの文化において、養育の主な負担と義務は女性に課せられるので、その影響を最も多く受ける女性が決定すべき人だというのだ。「この原則は、民主主義にも基本的な正当性を与えている」[65]。

出産した女性の役割は、子どもが誕生した後も、およそ20年かそれ以上続き、それは、母親が子どもに、充実してきちんとした生活を送る権利を達成するために必要なものを与えて、やっと終了する。

ジャガーの議論に、私たちはさらに、ポスト・マルサス[*15]主義の論点を加えたい。中絶は女性にとって痛ましく、より深刻なトラウマとなる。中絶することは、いのちを支える動きと逆行している。避妊は人口増加の抑制にも効果があり、中絶するよりも好ましい。

しかし、避妊が実行されていないところでは、「人としてきちんと満たされた生活」のための機会や条件が整っていない、深刻な人口過剰になるよりも、中絶するほうが道徳的に好ましいとされる。十分に支えきれないほどたくさんの家族を抱える家庭は、家族一人ひとりに、愛情も含めて少ない資源しか与えられない。避妊しないために人が

増え、乏しい資源をめぐって武力衝突を招き、非常にたくさんの苦労する人を抱えることになる。

中絶反対論者が、明らかに自らの立場を擁護するために使う三段論法には、いくつか難しい概念的な問題がある。
- 罪のない人を殺すことは、悪である。
- 胎児は生まれておらず、罪のない人である。
- ゆえに、胎児を殺すことは悪である。

ここにおける問題は、大前提である最初の文章ではなく、二番目の文章である小前提の「胎児は生まれておらず、罪のない人」という部分である。この主張は、生まれておらず罪のない人が人と規定されており、胎児は人か、という疑問を招くことになる。二番目の文章で疑問が生じた結果、小前提が曖昧な表現の誤った議論につながっていくのである。つまり胎児を表現するために、「罪のない人」を「まだ生まれていない、罪のない人」へと転換するのだ。

もし人が、「胎児はまだ生まれていない、罪のない人である」という第二の小前提に注目したなら、胎児、もしくはいわゆるまだ生まれぬ子どもは、人ではない。胎児は生存できた後には人になるかもしれないが、人になる可能性があるとか生存できるというだけでは、まだ人とは言えない。実際に、人として生まれるという道のりには、多くの条件すなわち身体的、栄養学的、環境的、発達学的条件があり、それが不十分であれば、赤ん坊は実際には生まれてこないのである。

ウォーレン（Warren M. A）は、胎児は人ではなく、ゆえに中絶は殺人ではないという理由で、中絶は道徳的に許されると擁護している[66]。ウォーレンは、意識があることや痛みを感じる能力、理論的思考、何らかの動機をもっての活動、コミュニケーション、そして自己認識を中心とする特質を、「人であること」と定義している[67]。胎児はこれらのどの条件も満たしていない。

発生論の面から「人であること」を例にとると、胎児は十分な道徳的権利を有していない[68]。シャーウィン（Sherwin S）によれば、胎児が潜在的に人となる可能性をもっているという事実は、現実としてすでに存在している人が、望まない妊娠を中断することで自分のいのちを守る権利よりも、重要ではない[69]。

フェミニストのシャーウィンは、人間性を社会的カテゴリーとして見ている。シャーウィンの見方では、人も胎児も、関係性から切り離されては生存できない。なぜなら、胎児は特定の女性の体内で女性に依存しており、胎児の価値や社会的地位を決定する責任は、その女性だけに属しているからである[70]。シャーウィンは、経済的な必要性で中絶することから女性を開放するためには、ヘルスケアや法政策、居住、雇用、

そして保育援助の面で、極めて大きな変化が必要だと主張している[71]。

＊12　最低限常識的なサマリア人：最低限常識的なサマリア人主義とは、自分に無理のない範囲で、善意による行為をすること（ジュディス・J. トムソン「人工妊娠中絶の擁護」、H. T. エンゲルハート、H. ヨナスほか著、加藤尚武・飯田亘之編、『バイオエシックスの基礎　欧米の「生命倫理」論』92頁参考、1995、東海大学出版会）
＊13　強制労働：すなわち、裁判（法律の争いと対立）、警察（市民の保障）、軍隊（国民の保障）のための課税を除くその他の課税は、不要だとする考え方。
＊14　アプリオリな真実：実際に経験したわけではないが、自明の理であり、実存する真実。
＊15　トーマス・マルサス（1766～1834）：経済学者で、地球上の食料供給が一定の（等差級数的な）伸びであるのに対し、人口はネズミ算式の（等比級数的な）伸びを見せていると論じた。

中絶における看護師の役割

【事例 5.1】　大学1年生の望まない妊娠

　17歳のジェーン・スミスは州立大学の1年生で、地方の小さな町の高校を卒業し、性的な経験もなく世間を知らなかった。ジェーンは妊娠し、恋人から「責任を負えないし、厄介だ」と拒絶される。ジェーンは、婚前交渉や中絶に反対している両親には、連絡していない。働いたこともなく、何の技能もないために、赤ん坊を養うこともできない。ジェーンは、大学の健康管理室に相談に行く。

　あなたはこの中絶の是非について、道徳的にどのような正当な理由を与えられるだろうか。

　ここに描かれている悲しい状況に対して、まず看護師にとっての最初のステップは、この若い女性に、中絶するか妊娠を継続するかの選択肢について、よく考えさせることだろう。中絶の問題について、個人的尺度や社会政策の尺度では、何が主要な議論になっているだろうか。また中絶に対する賛成や反対のどのような議論が、相談役の看護師には役に立つだろうか。

　〔事例 5.1〕にあるように、大学生が望まない妊娠についてのアドバイスを求めてくる場合、プライマリケア＊16に携わる者がとると思われる立場が、少なくとも三つある。

　看護師は漠然とした根拠ではなくて、非常に考え抜いた上での、倫理的な根拠を持っているので、困っている学生たちへの相談でも、早い時期に影響を及ぼしているはずである。もし看護師が、人の生命は妊娠した時に始まり、この人（胎児）の生きる権利のほうが、未婚の女性が予定外の妊娠を避ける権利より優ると思っているなら、看護師は中絶を悪いことと結論づけるだろう。

　しかし、中絶は道徳的に悪であるという看護師の信念は、中絶が法的に悪いことを意味しているわけではない。中絶は現在すべての州で、家族計画協会対ケイシー判

決で言及された規制に加えて、ロウ対ウェイドの最高裁判所の判決により、法で認められている。しかしすべての州が、メディケイドを通して、貧しい女性に中絶の資金を援助してはいない。

また看護師が、中絶は道徳的に悪であるという信念を持っていたとしても、若い女性にアドバイスをするための、専門家としての義務がなくなるわけではない。看護師の責務は、中絶前から中絶後に至るまで、患者に客観的な情報を提供し、適切な人物に照会することにある[72]。

米国看護協会の母子保健看護業務部門（The Division on Maternal and Child Health Nursing Practice of the American Nurses Association）は、他人の判断や信念に束縛されることなく、中絶を求める女性の合法的な権利を認めている。この姿勢は、次の米国看護協会の『看護師の倫理綱領』とも一致している。

> それぞれの患者は、判断のために必要な情報を与えられ、可能性のあるケアの効果を告げられ、そして治療を受けたり、拒否したり、中断したり……という、その人にどのようなことが施されるのかを決定する、道徳的権利を有している。未成年者にも、これと同様の権利が適応される[73]。

よって、明らかに意図しない妊娠をした若い女性は、インフォームド・コンセントに基づいて、中絶におけるすべての選択肢を与えられ、よく考えるとともに、情報を得て相談する権利を持っている。中絶を選択する患者は、互いの尊重や信頼、プライバシーの保護、そして守秘義務のもと、情報とカウンセリングを受ける権利を持つ。照会は、看護と医療ケアが提供される機関・施設に行われることが望ましい。

看護師もまた、自分たちの道徳的、宗教的価値観についての権利を持っている。しかし、看護師の価値観や信念が、恐怖心を持っていたり不安を感じていたり、弱い立場にある患者に対して、看護師の価値選択を受け入れるよう威圧したり、影響を及ぼすようであってはならない。そのようなことをするために、看護師に免許が与えられているのではない。また患者の決定が、より道徳的に受け入れがたいものと予期されても、患者の自尊心を低く見てはならない。看護師はどのような状況であっても、患者のウェルビーイングが危機に瀕しているような緊急事態を除いて、以下のような権利を持っている。

> ……選択的妊娠中絶に関わることを拒否する権利……関わることを強制されたり、拒否したという理由で、激しい非難、懲罰にさらされない権利[74]。

産科に配属された、ニュージャージー州の看護師ビバリー・ジャゼリックは、中絶に関連する医療行為に関わることを拒否した。州法は、ジャゼリックの拒否を支持した。したがって、病院はビバリーを、患者の中絶には関わらないような他の部署へ異動させた。ジャゼリックは、その移動に異議を申し立て、病院を訴えた。裁判所は、ジャゼリックを中絶に関わらないところに異動させるという、病院側の権利を支持すると決定した[75]。

　これで、妊娠を中断するという患者の権利と、看護師の中絶に関わることを拒否する権利は共に維持される。しかし、もし一人しかいない看護師が、中絶に反対していたとしたら、患者が中絶すると決定した場合には、道徳的な問題が生じてくるだろう。

　中絶を支持する看護師も、もしくは反対する看護師であっても、同様にインフォームド・コンセントに基づく選択肢についての情報提供と、適切な人に照会する義務がある。選択肢には、生まれるまでケアすることや養子に出すこと、もしくは子どもを手元に置き、経済的な支援を求めることも含まれている。

　私たちの文化の中での多くの事例に見られるように、明らかに〔事例 5.1〕における大学生の中絶も、主に女性の問題や責任となっている。このような悲劇的な選択には、決断に悩む患者を支援する看護師の、最大限の優しさと思いやりが不可欠である。選択肢が徹底的に検討できるよう、落ち着ける時間的余裕と静かな場所を与えることが、検討や決断をする過程で助けとなる。

　ほとんどの女性は、通常は中絶を好んでいない。しかしある女性たちは、自分自身や子どもにとって、最低限のまともな生活すら維持できないような社会経済的、精神的、身体的な状況ゆえに、中絶をせざるを得ないこともある。こうした女性たちには、他に選択肢がないのだ。その他には、避妊の失敗により中絶が行われることもある。もともと、子どもを持つつもりはなかったのである。

　人は次第に自分たちの生殖機能を、自分の意志通りにできるようになってきている。よく考えた上での選択や計画、そして互いの愛情や尊敬、家族を持ちたいという希望の結果、それぞれのカップルがこの世に新しいいのちを持てるよう、医学研究には多くの課題が残されている。

　日常業務として中絶に手を貸す看護師は、当然のことながら、人となり得る多くのいのちが失われることを悲しんでいるだろう。それでも、突きつめていけば、看護師が気遣うべきことは、身体の奥深くに潜在的ないのちを宿しながら、それを自分の身体から切り離さなければいけない女性の立場に立つことである。

　中絶のほとんどの事例では、女性は、生物学的・社会的に弱い立場であるがゆえの犠牲者であり、人に対する博愛という理由から、人にふさわしい尊敬や支援を受け

るに値する。際限なく子どもを生むことは、大規模な飢餓、栄養失調、苦痛、被害を暗示している。これらはすべて、中絶と避妊を道徳的に許容しないことに起因している。

個人的なレベルを超えても、看護の専門家は、政策の形成において、集団的責任を持っている。これがいかに行われているかの例として、ニューヨーク州の看護協会が、中絶に制限を設けている州法を、無効にしようとしていることがあげられる。協会は、法の緩和を求める二つの理由をあげた。

一つ目は、女性たちが違法で危険な中絶に頼ることを強いられているという理由から、法が「貧弱な健康管理を促進している」[76]というのである。貧しい女性は単純に、安全で合法的な中絶の費用を支払えないのだ。二つ目は、制限法が「ある人たちから適切な医療を奪っている」[77]ことをあげた。

協会ははっきりと、「中絶の道徳的見方に特定の立場をとらない」[78]と言い、「自身の宗教的信条や良心に逆らう」あらゆる医療行為に関わることを拒否する、看護師個人の権利を守るための法も支援すると述べている[79]。

＊16　プライマリケア：患者が初期に接する医療の段階を指す。プライマリケアでは、適切な診断処置がなされ、その後の治療や療養などの方針について、指導やアドバイスが提供される。訓練された一般医や家庭医（プライマリ医師）が、その任にあたる。

妊娠する権利、継続する権利、中絶する権利

中絶の問題は、妊娠する権利、妊娠を継続する権利、そしていのちを中断する権利という、三つの権利形態で表現されることに気づいた人もいるだろう。権利は、中絶の議論を、正当な道徳的原則につなげる助けとなる。中絶に関する三つの異なる立場は、原則の追求に影響を与える[80]。

① もし女性の体内に胎児がいて、妊娠のすべての段階で胎児を人とみなすなら、中絶は殺人であり、したがって人の生存権の侵害となる。
② もし女性の体内に胎児がいて、胎児を人とみなさないなら、中絶は殺人ではなく、したがって、生存権の侵害にはならない。
③ もし女性の体内に産褥期に入った胎児がいて、産褥期をすぎた胎児が人であると判断されるなら、産褥期以降の中絶は殺人であり、産褥期以前は殺人ではない[81]。

①は基本的にプロライフの立場を、②は基本的にプロチョイスの立場を、そして③は道徳的に最も議論になりにくく、ゆえに最も反対の少ない妥協案を表している[82]。これら三つの立場は、道徳的に許される中絶と、道徳的に許されない中絶の間に、正当化され得る線を引こうとしているが、③は、これらの立場の論争が最も少ないものと

して、中絶を道徳的に正当化し得る立場へ、限りなく近づいているように思われる。

まとめ

　プロライフとプロチョイスの対立する立場や、これら両極端の間にある立場は、中絶の問題がいかに複雑であるかを露呈している。競い合う倫理的モデルや、いろいろな喩えが影響している。プロライフを支持する人たちは、いのちの神聖性を主張する。プロチョイスを支持する人たちは、その人自身の身体に対する権利や、最大幸福で最小限の害という功利主義原則の上に立って、主張を展開する。一方では、生殖技術の進歩が、個人と社会に対し、中絶の重要性を高めてきている。
　中絶における法的な制限、もしくはそれらの欠如は、中絶問題の根底にある道徳的な相違を浮き彫りにしている。ある問題では、一つの側面、または他の側面が正しいように見える。しかし他の問題では、行きづまりを見せる。またその他の問題では、両者が「過去の話」であるかもしれない。
　私たちには中絶の問題が、膠着状態であるか、または異なるレベルでのやり取りのように見える。おそらく、プロライフの支持者が、いのちの始まりについて話す時には、妊娠の瞬間について言及し、それに対してプロチョイスの支持者は、新生児について言及するだろう。
　しかし、これを語る時、私たちは中立の旗印のもとに、陰に隠れることを望んでいるわけではない。私たちは女性の選択権のために、議論を支援してきた。とはいえ中絶の問題は、最終的に正当と認められたり、または道徳的に説得力のある答えで解決されてきてはいないとの指摘に対しては、単に慎重なだけだと考えている。なぜならこのような問題は、すぐに答えが出るわけではないからだ。
　しかし、私たちは不満を最少に抑えられる答え、道徳的に議論を最少にとどめるような答えを出そうとしてきた。私たちは、プロライフとプロチョイスの立場双方の、理にかなわぬ見方を減らすべく努力しているのである。

討論のテーマ

❶ どのような条件が、中絶を法的に容認したり、否認したりするのだろうか。それは、どのような最高裁判所の決定によるものだろうか。
❷ どのような条件が、中絶を道徳的に容認したり、否認したりするのだろうか。またそれはどのような理由からだろうか。
❸ もし中絶が一般的に殺人とみなされ、さらに避妊の手段がなく、避妊することが一般的に非道徳的だとみなされていたとしたら、私たち人類にはどのようなことが起こるだろうか。
❹ 新生児たちの中に一部複合的な異常が見られるということが、中絶の問題にどのような影響を与えているのだろうか。
❺ 人口過剰が、プロライフの主張を正当化しようとする上で、どのような影響を与えているだろうか。

第6章 新生児の看護ケアにおける倫理的問題

この章で学ぶこと

1. 低体重、早産、肢体が不自由な新生児に関して、家族の決定を支援するような倫理的論拠を使えるようにする。
2. 新生児の権利をケア、安全、家族のウェルビーイングの面から守るという、患者の権利擁護者としての看護師の役割を明確にする。
3. 人とみなすための必要最低限の基準や、可能性・現実性の差異によって起こる道徳的問題の重要性を理解する。
4. 問題を抱える新生児一人ひとりについて、功利主義理論、義務理論、愛情に基づく倫理、エゴに基づく倫理、そして正義に基づく倫理、権利に基づく倫理に関する原則を正しく識別する。

概説

新生児の発達上の特徴

　小さく無力である新生児は、大人の強さと、大人から慈しみ愛されることを必要としている。新生児の成長や発達は、それを支えてくれる環境と、愛情あふれる家族の基盤にすべてを依存しており、それが子どもを養育し保護するという、大人たちの意識を呼び起こしている。

　新生児には、健康で穏やかな環境が必要である。新生児の中には、早産や低体重、肢体不自由の子もいる。このような新生児にとって、最も頼りになる人の一人が看護師である。看護師は、こうした新生児たちをケアして、おしめが濡れていたりおなかがすいたり、のどが乾いているといった不快感を察知し、温もりやスキンシップ、満

足感を求める新生児に応えていく。
　他人の気持ちに対する理解と、その人を助けたいという思いが、有能な看護師になるためには欠かせない。新生児や幼い子どもたち、そして、時には年長の子どもや青年期の若者でさえ、自分の気持ちや自分が必要としていることを、きちんと表現できない場合がある。このような子どもたちは、両親や医療者たちから、しばしばつらい治療を強いられたり、治療をしてもらえないことに対して、なす術がない[1]。
　複数の調査研究が、新生児も痛みを感じたり、包皮切除術にも苦しんでいることを示している。それは新生児の激しい泣き方や呼吸の停止、無呼吸や青ざめた顔色、吐き気、嘔吐、そしてブドウ糖消費量の増加で分かる。鎮痛剤の注射や、軟膏を塗る治療が、痛みを軽減させると言われている[2]。
　こうした治療を実施する時こそ、患者を尊重し、患者の治療を受ける権利を擁護する者としての看護師の役割を、発揮する機会である。この幼い患者たちは、見放されたり無関心や拒否、もしくは処置や虐待に最も弱い。子どもが、身体的または精神的に異常がある場合に起こる道徳的対立も、同様に深刻になってくるかもしれない。
　親が普通の子どもを望み、生まれてきた子が、トリソミー18症候群[*1]や脊髄髄膜瘤[*2]、ダウン症候群など、重度の知能の遅れや身体的異常がある場合には、倫理的な問題やジレンマが起こる。もし両親が子どもの治療を拒否したら、看護師は親の願いに従うのだろうか。それとも、子どもの生きる権利に基づいて、新生児のいのちを守るために、専門家としての主導力を発揮するのだろうか。
　もし、家族や地域での、人的・経済的・精神的支援などが少ない場合には、相反する価値観によって、重度の異常を持つ新生児のいのちを守る利益より、他の道徳的価値観が求められるかもしれない。人によっては、いのちを救えないことを「殺人」だという。また将来、独立したり、自立する見込みがほとんどないように見える新生児を救う行為を、非難する人もいる。問題は、誰が生き誰が死ぬのか、そして誰が質の高いケアを受け、誰が受けられないのか。こういったことを、一体どうやって決めるのかということである。
　異常のある新生児への治療の問題は、極めて多くの善と害悪の可能性を含むだけでなく、道徳的問題や葛藤であふれている。これもまたいのちの問題であり、量を選ぶか質を選ぶかについての一例と言える。
　小児科の看護師は、新生児の生存の可能性を判断するという、特別な役割を担っている。反応だけでなく、新生児の機能の正常な部分と欠陥のある部分についての、体系的な判断が、その後のケアや治療、また新生児が家族と一緒に暮らせるのか、施設に入れたままにしておくのかという、最終的なことを決める上での有用なデータと

なる。新生児を世話している看護師一人ひとりが、その最終的な決定をするために、参考とされるデータ収集に欠かせない存在なのである。

　看護師が親たちと接触することで、親たちが困難な状況に対処する時の、その能力や希望について、親自身がどう意識しているかというデータも出てくる。絶望は大きいだろう。親たちは、打ちのめされたり、罪悪感や怒りを感じたり、どうすべきかについて心理的葛藤を抱いているかもしれない。両親の間での道徳的対立が、深刻な場合もあり得る。双方の親が聞いたアドバイスが矛盾していることもあれば、短期間にしかも重圧と向き合いながら、決断を迫られる場面もあるだろう。親たちが看護師のところに、アドバイスや支援、助けを求めてやってくることも考えられる。

　看護師が提供できる支援の一つは、看護の実践に影響を及ぼす、倫理理論の認識を示すことだ。倫理理論のすべてに、その主要な特徴を示す、それ自身の原則がある。例えば、「最大多数の幸福」の原則は、功利主義からきている。

　子どもを助けることに直接反対する家族の場合、その子の生存権や、どのような状況であれ、治療を受けられる権利を擁護するという看護師の役割は、最大多数の幸福という別の道徳的原則と対立することになるだろう。新生児の受容能力や潜在能力に関連する、あらゆる多様な問題に対する熟慮は、障がいを持つ子どもの家族の、つらく問題の山積している状況に対処する能力や意欲と同様に、最終的な意思決定の際の決定的要素である。状況によって、何人かの看護師の同意のもとで、「いのちの神聖性」の原則が、他のすべての考慮に優って、広がりを見せることもあり得る。

> 39歳で初産を迎える妊婦は赤ん坊の誕生を非常に喜んでいたが、生まれた赤ん坊は早産のため、非常に低体重だった。もしあなたがその子を看護する立場だったら、どうするだろうか。新生児の体重は160グラム以下、在胎週数は26週以下で、脳損傷や脳性小児麻痺、精神遅滞、他にも将来的に様々な障がいの可能性があると、両親は医師から説明を受けている。それにもかかわらず、両親はできる限り手を尽くして欲しいと新生児の専門医に強く要請している。この両親は単純に、この赤ん坊は今は小さいが、自分たちが愛情を持って世話すれば普通の子どもになる可能性があるというように考えている。この両親に対し、どのようなアドバイスができるだろうか。

　しかし、いのちの神聖性という原則、すなわち、人のいのちはどのような状況にあっても守られるべきであるという原則は、「いのちの質」という、もう一つの原則と対立する。「いのちの質」の原則に従えば、意識があることなど、価値ある人生と見な

すために、満たさなければならない条件(時として「必要最低限の基準(quorum features)」と呼ばれるもの)が、いくつか存在する。

したがって、いのちの質の基準に沿えないなら、すべてのいのちが守られる必要はないことになる。その結果、しばしば対立する五つの原則が、医療の専門家と新生児との最初の出会いを左右することになる。以下に、その原則をあげる。

① あらゆる状況下でも、人のいのちを救うという原則(いのちの神聖性の原則)。愛情に基づく倫理から発展してきている。
② 生産性と自立性の意味合いから、価値ある人を延命するという原則(いのちの質の原則)。
③ 危害を阻止するか、最低限に抑える原則(無危害原則)。
④ 苦しみを軽減する原則。
⑤ 熟練された看護ケアを与えることなどで、善を求める原則(善行原則)。

最後の三つの原則は、功利主義的な倫理から派生している。これらの原則は、新生児の看護の現場で、道徳的ジレンマがある場合に検討されることになる。

*1 トリソミー18症候群:染色体の構造異常によって起こる。一般に染色体は2本で対を成しているが、トリソミーは3本になり、18番染色体がこの異常を持った場合をトリソミー18症候群という。女児に多く見られ、口唇裂、口蓋裂、握ったままの手、耳の位置が低いなど、多くの奇形および重度の知的障害が見られ、先天性心疾患がほぼ必発する。先天性心疾患は、重篤な場合も少なくない。生後1年以内に90%が死亡するが、先天性心疾患の重症度は、生命予後に特に重要な影響を及ぼす。

*2 脊髄髄膜瘤:二分脊椎の一種である。二分脊椎は、脊椎と脊髄の形成不全と異常の総称であり、二分脊椎には脊椎の背中側の骨が一部開いて、脊髄などの神経組織や髄膜の一部が、背中に飛び出している「開放性二分脊椎」と、正常の皮膚に覆われている「潜在性二分脊椎」の2種類がある。このうち、開放性二分脊椎のことを、脊髄髄膜瘤という。

早産や先天性異常児救命への賛否

先天性異常の赤ん坊や、特に女の赤ん坊の場合、健康であっても、人口調節のために古くから嬰児殺しの対象となってきた。新生児の高い死亡率は、受け入れられてきたのである。先天性異常の赤ん坊の死は、しばしば歓迎された。おそらくそれは、コントロールの効かない妊娠という女性の運命に対する、助産師の慈悲として行われてきたのである。

これに対し、いのちは最高の善であるという原則は、中絶、幼児殺し、安楽死を禁じるユダヤ・キリスト教的伝統によって支持されている。注目すべき点は、医療技術が現在、新生児集中治療室(NICU)という手段で、ますます多くの早産児や低体重児、低発達の新生児を助けられるようになってきていることだ。生命維持に関わる

兆候を、血圧や心拍数のモニタリング、体内の電解質*3の濃度、食事、水分を調整するというより高度化された方法で察知し、驚くべき割合で、早産児や先天性異常の新生児の生存を維持している。

カトリン（Catlin A. J）は、早産で生まれてくる極度に低体重の新生児たちを、年間5万4400人も蘇生させた、五つの周産期医療の分野を専門とする、54人の医師にインタビューを実施した。これらの新生児のうち半数は、1500ｇ以下で生きており、そのうちの40％以上が、深刻で長期にわたる神経障害や発達機能障害に苦しむと予想されている[3]。

早産で生まれたこうした極度に低体重の新生児のうちの何人かは、長期の入院や手術、集中治療、やっかいで長期にわたる症状あるいは死に直面する。しかし、蘇生措置は普通のことになっており、20週から23週の胎児が「救われる」こともある[4]。調査対象の医師たちは、もし自分自身の子がこのような状態になった場合の蘇生拒否のことも含め、倫理的に問題があると認めていた[5]。

調査対象となったほとんどの新生児の専門家が、合理的なガイドラインの必要性を認識していた。その理由は、法体系や費用の問題は、専門家たちの決定に影響するものではないが、彼らがその決定を大きな負担と見なし、財源が出生前と出産後の、よりよいケアのために使われてこなかったことへの後悔からである。

専門家たちが指摘する精神的な負担の中に、生まれてすぐには亡くならなかった新生児を蘇生する際の、医療者のためらいや、優柔不断さがあった。その他にも、子どもや、家族、看護師、そして集中治療室で働く人たちが経験する苦しみや、医師と看護師の間での意見の相違という苦労もあった[6]。

このような不快を感じているにもかかわらず、新生児専門医は、新生児が亡くなるまでの間、暖めたり抱いたりすること、また痛みのコントロールを取り入れたホスピスや緩和ケアについて、話し合ってこなかった。医療者は、胎児の可能性を制限せずに、未成熟であることや痛みの証拠、または反応が見られない証拠が出るまでは、支援して様子を見るという選択をしていると調査者たちはまとめている[7]。

すべてのいのちを救うという原則は、こういう新生児たちが生存するための特殊な手段を、日常的に使用することを通して、重んじられている。ある新生児集中治療室で、継続的な専門のケアや、高レベルの医療機器や器具、そして長期にわたる入院にかかる費用は、子ども一人当たり1日2000ドル以上もする。十分に明るくガラスに囲われた中で、看護師たちは、それぞれの新生児に付けられている監視装置の表示に応じて、液体や気体の流量を調整する。

そうさせている原則と目的は、一致している。それは、救ったいのちの質には関係

なく、また親や社会への費用負担も考えることもなく、すべてのいのちを助けることである。家族や社会、または日々の注射や挿管で、新生児自身にもつらい思いを強いることになる現在とその後の負担を考慮しないまま、ほとんどの場合、新生児はケアされている。

ひとたび新生児が新生児集中治療室に入れば、脳損傷または慢性心肺不全のように、長期にわたる結果を考慮しないまま、徹底的に集中治療をすると、すでに決定されているのだ。

しかし、すべての未熟児や先天性異常児が、すぐに集中治療室に移されるわけではない。集中治療室で治療をするかしないかという決定を含んで、道徳的問題の限界やその深刻さを明らかにするために、新生児によく起こる事例を三つあげてみよう。これらの事例は、短期的および長期的な目標と、家族や社会だけでなく、その子自身が受ける影響の結果を明らかにしておくという点で、有用性を示している。

新生児の問題の一つ目の例は、自然流産もしくは人工的な流産によって、かなりの早産で生まれた、低体重で発育不良の赤ん坊の例である。

一つには、息もたえだえの赤ん坊は、エナ廃棄ボックス*4の中で、死ぬにまかせたほうがいいという考え方がある。これに対し、その赤ん坊は、集中治療室に入れるべきだという考え方もある。また、流産させるという決定は、胎児への自動的な死刑宣告だという考え方や、その一方で、妊娠を終了させるための措置だという考え方もある。また、生存能力のある胎児は生きる権利があり、患者の擁護者としての看護師は、すべてに勝る価値として、その胎児のいのちを守る義務があるという考え方もある。

では、誰がどのような基準で、その赤ん坊を救ったり、見捨てることを決めるのかという問題が出てくる。また、自発的に中絶するのと、やむを得ず中絶することの間には、どのような違いがあるのかという問題もある。これに関連して、社会経済的地位や人種、年齢、母親が結婚しているかいないかが、蘇生して治療すると決定したり、蘇生も治療もしないと決定することに、どう影響するかという問題も存在する。

二つ目の例は、例えば呼吸障害で人工呼吸器につながれ、トリソミー18症候群の診断を受けている新生児のように、生死に関わる複数の障がいを持って生まれてきた子の場合である。この遺伝的欠陥は、重い精神遅滞や発育障害、その他にも多くの異常をもたらす[8]。

この事例をもっと複雑にして、片方の親が、生後4日のトリソミー18の新生児を生かすような措置は何もしないでくれと、小児科の部長に頼んでいると仮定しよう。そして、小児科の研修医が、そのトリソミー18の新生児が、施設にたった一つしかない機材

を使っているため、呼吸障害を持つもう一人の新生児に、人工呼吸器をつけることができないと言っているとする。そのもう一人の新生児は、概ね健康だが、人工呼吸器がないと何らかの脳損傷になるリスクが50％ある[9]。一方で、トリソミー18の新生児の87％は、1年以内に死に至るという事実がある。

ここで、この赤ん坊たちを直接担当している、二人の看護師が介入する。A看護師は、トリソミー18の新生児は、「生きるためのあらゆる権利を持っており、人の手で死なせることがあってはならない」と主張する。B看護師はこれに反対して、有意義な生活を送れる人こそ、医療ケアの資源を与えられる権利があり、呼吸困難はあるとはいえとにかく健康な新生児が、トリソミー18の新生児のために犠牲にされるべきではないという。

A看護師は、あらゆる条件における「いのちの神聖性」の原則を支持している。そしてB看護師は、「いのちの質」の原則を信じている。つまりこのB看護師は、トリソミー18の赤ん坊は、不幸な予後しかないと信じているのである。

もしあなたがC看護師だったら、両親やA看護師、B看護師に、どのようにアドバイスするだろうか。トリソミー18の赤ん坊を救うべきか、それとも死ぬにまかせるべきか。さらには、延命措置を開始しそれを続けようという、当初の決定もまた問わなければならない。複数の障害や低いいのちの質、そして、1年以下の生存しか望めないという診断を考慮すると、その決定にはどのような基準が妥当であり、誰がこれを決定するのか。その決定をしていく際に、看護師にはどのような役割があるかという問題も出てくる。

三つ目の例は、ダウン症でしかも手術で治せる十二指腸閉塞の、女の赤ん坊の例である。両親は手術に同意しないことで、自分たちの生後6日のダウン症の子どもを、死ぬにまかせようとしていた[10]。ある著述家は、実際の事例にさらに想像上の話を加えて、「多くの看護師や医師が、赤ん坊を死なせるのは悪いことだと考えている」と指摘している[11]。

「死に直面している赤ん坊を世話する苦労は、産科病棟では看護師たちが担っていた。医師たちはもっぱら子どもを避け、看護師たちが水分を与えたり、寝返りをさせるしかなかった。これが看護スタッフの間の、大きな憤りの原因となっており、看護師のなかには、死にゆく子どもに何かすることを拒否する者もいた。しかし、(赤ん坊の)残りの日々を、できる限り快適にしてやろうと決めた看護師がいた。その看護師は赤ん坊を抱きあげ、優しく揺らし、その子が泣いている時にはやさしく話しかけた。

しかし、この看護師でさえ、赤ん坊が亡くなった時には良かったと思った。看護師は『ほっとした』と言い、『くる日もくる日もただそこに座っているだけで、実際には赤ちゃ

んを助けるために何もしてあげられないフラストレーションで、もう限界だった』と打ち明けた」[12]。しかし、こうしたことは現実に起きているのだ。

　ハイフィッツ（Milton Heifitz）博士は、実際の事例について「1971年の世界のマスメディアは、夫や妻そして米国の主要な医療センターのスタッフの非人間性を非難した。ボルチモアのジョンズ・ホプキンス病院で、ダウン症の新生児が腸閉塞で生まれた。両親は正常な子どもを二人持っていたので、腸閉塞の手術に同意することを拒否した。この子はミルクも与えられず、生後15日も経たないうちに亡くなった」と記述している[13]。

　ハイフィッツ博士によれば、「子どもの死は、医療関係者や一般の人たちの間で、大騒ぎとなった。また、医療倫理に関する国際シンポジウムでの主要な話題にもなった。パネリストたちは両親に抗議して、子どもが可能な限り幸せに生きる権利のほうが、長年その子が家族にもたらすであろう苦悩や負担よりも、重要だと主張した[14]」。したがってこの観点に立てば、「いのちの神聖性」は他のすべての原則に優っている。

　だが、いのちの神聖性の原則の主張は、夫婦やすでにいる子どもたちの生活の質を優先するという、親たちがもつ対立する考え方に答えていない。それでも、いのちの神聖性の原則を提唱する人たちは、ナチスの政策のおぞましさや、「不適合」とされる集団に抹殺を実行したことを問題にすることはできるだろう。

　＊3　体内の電解質：ナトリウム、カリウム、カルシウム、マグネシウム。
　＊4　エナ廃棄ボックス：エナ（胞衣）とは、出産や中絶の際に、体外に出される胎盤や胎児を包む膜などで、これを廃棄するためのボックスを指す。

新生児HIV検査

　米国は、HIVに感染した人々の新たな波に直面しつつあり、感染している女性から新生児が生まれている[15]。HIV陽性の女性は、妊娠中や陣痛、出産もしくは授乳を通して、自分の子どもにウィルスを移してしまうかもしれない[16]。ウィルスは、障壁である胎盤を通過してしまう。帝王切開でのHIVの感染率は、通常出産の際の感染率とさほど変わらないため、ほとんどの感染は妊娠中に起こると言われている[17]。

　推計では、HIVは1991年に出産した女性の、五大死亡要因の一つになった。現在の推計では300万人が感染しており、そのうちの60万人が感染したばかりの新生児である[18]。感染した子どもの80％は、感染している母親からウィルスをもらったという事実から、出産年齢にある女性は当然、教育的な取り組みの主要な対象となるべきだと思われる[19]。こうしたことから、知識は美徳であり、無知は悪だというプラトンの理

念は評価できよう。

　HIV検査を支持する人たちは、AZT*5の投与で、HIVに感染している妊娠女性の、子宮内でのウィルスの感染を劇的に抑えられるという、最近の連邦政府の調査結果を取り上げている[20]。だからこそ、これらの女性を妊娠中に特定し治療することが、功利主義倫理を始めとするほとんどの道徳的考え方で、正当化されるのである。

　1997年、その価値について論争が続くなか、ニューヨークの病院が新生児に対し、非匿名での強制的なHIV検査を始めた。統計学的理由のために実施されてきた、それまでの新生児の匿名検査は、退院した後に、母親に結果を強制的に開示する方向へと変わってきている。というのは、無防備な赤ん坊の4分の1がHIVに感染しており、唯一母親のHIV抗体が出産の時に検出されるので、母親のHIVの状態が分かるからだ。強制的な新生児の検査と治療は、HIVの感染の可能性が劇的に軽減されるために望ましい。

　患者たちは強制的な検査のことを知らされると、おおむね協力してくれた。HIVに感染しているほとんどの母親たちは、出産前に自分の状況を知っている。しかし、わずかではあるが、事前に感染を知らなかった母親から生まれたHIV陽性の赤ん坊は、発見されて治療された。退院した後に、こうした母親たちを追跡したり、援助を求めて戻ってくるよう説得したりするのは難しい。なかには見つからない者もいた。ある女性は、診断書を要求してきた。またHIV陽性の女性の中には、自分の診断書を受け入れた者もいた[21]。

　この法的な論争の中に、倫理的な問題が、はっきりとした形で現れている。それは、自分のHIV陽性の状態と、その事実の開示に伴うマイナス面をめぐるものだ。秘密保持を求める母親の権利と、新生児のHIV検査が陽性である場合の、適切な健康ケアに対する新生児の権利の対立の問題である。

　まず、赤ん坊のHIV陽性を開示する根拠として、無力である新生児への愛情の原則をあげることができよう。また新生児の利益よりも、自分の利益を第一に置き、自分が特定されることを拒否するHIV陽性の母親は、エゴイズムの原則を用いているとも考えられる。

　さらに事実の開示と母子の治療を正当化するために、HIV陽性の新生児は不利な立場にあるとする、ロールズ（Rawls J）による二つ目の正義の原則の必要性をあげてもいいだろう。ロールズの第二の原則の後半部に、機会の均等に基づいて、身分と職は、すべての人に対して開かれているというものがある。これを新生児に当てはめると、新生児に正常に発育する平等の機会がないという点で、これが破られている。

　功利主義者のアプローチは、最大多数の最大幸福の追求である。この観点に立

てば、HIVに感染している母親とその子どもたちを特定し、早めに治療することは、直接的また間接的にも、(胎児を含む) 他人への感染の可能性を減らすのに役立つのではないだろうか。

＊5　AZT：エイズ・HIV関連治療薬。

新生児看護における倫理的配慮

看護介入の原則

新生児を担当している看護師も、他の年代層を担当する看護師たちと同じように、数多くの役割を担っている。しかし、小児科の看護師たちはまず自身のことを、ケアにおいて、無力で無防備な新生児という患者の権利擁護者であると認識することが多い。看護師たちは、それぞれの赤ん坊に良質のケアを提供する際に、権利擁護の責任を重要であるととらえていると言えよう。米国看護協会の『看護師の倫理綱領』は、患者擁護の役割を包括的に規定している。

> 看護師の主な責務は、患者のケアと安全である。したがって、患者の権利擁護者としての役割において、看護師は、医療ケアチームや医療システム自体による不適格な行為、非倫理的な行為、または違法行為や、その他患者の最善の利益に反するあらゆる行為に対して、適切な行動をとらなければならない[22]。

この患者の権利擁護の役割に関する規定は、生活の質についての論点を用いた決定であるため、新生児に治療や食事を与えない人たちに対抗し、新生児の生命を保護するための任務や命令と同じである。しかし看護師は、新生児である患者と新生児の親たちの、どちらの擁護者なのかという問題が出てくる。これは、もし新生児の親の間に利益の対立がある場合や、それが新生児自身の利益にならない場合には、さらに難しくなる。

新生児と最も多く接している小児科の看護師は、新生児のいのちを終わらせるという親たちの決定が、不当であるとか、殺人行為にも等しいものだと感じるかもしれない。このような看護師たちは、自分たちが新生児の生存権の擁護者だと認識している。

患者の擁護は、さまざまな方法で表されていると言えよう。その一つは、人と見なすための必要最低限の基準に基づき、胎児のいのちを継続したい、あるいは終わらせたいと主張する基盤となっている胎児の地位について、注意深く体系化された評価

に基づいて、整理するというものである。この主張は、医師や家族に対し、考えるように提示されているものだと言える。

　小児科の看護師は、親たちとの関わりを通して、親たちの決定にかなりの影響を及ぼすと思われる。その子が生涯を通じこれから必要とすることについて、看護師の持っている知識を共有したり、似たような状況に直面した他の両親の経験を親たちと共有することは、親たちが決断していく上で、役に立つ情報になるだろう。

　時には、患者の権利擁護者である看護師は、『看護師の倫理綱領』の指示に従って、非倫理的で不適格な、あるいは違法な行為に関する州の法律だけでなく、施設内の方針や手続きを熟知した上で、適切なルートを通して必要な措置をとることもある。報復を避けるために詳細な資料を用意し、既存の提訴メカニズムを利用することが重要である。

　両親が治療を拒否しているのに、新生児に食事を与え治療することを、裁判所が支持した事例も見られる。両親が治療を拒否するような場合には、時々ネグレクト（親としての義務放棄）を根拠として、子どもの保護機関が法廷で訴え、両親から新生児の保護監督権が剥奪される。

　1982年には、インディアナ州のブルーミントンで、これに相反する事例が起こった。それは、モンロー郡の二つの裁判所と州の最高裁判所が共に、ダウン症で生まれ、食道に欠陥のある赤ん坊への食事や治療を、両親に強制することを取り下げた事例である。モンロー郡の検事は、最高裁への上訴を考えていたにもかかわらず、生後1週間の赤ん坊の死について、上告の手続きはとらないだろうと言った[23]。栄養も治療も、生きること自体も拒否されたこの子や似たような赤ん坊を、法的に擁護する側に付く看護師たちは、いのちの神聖性という原則に、すべてを捧げている。

　看護師たちの中には、いのちの質の原則を支持する者もいるかもしれない。この原則に傾倒する看護師たちは、重度の障がいがある子どもの苦しみを引きのばすことは、その子とその家族の両方にとって、過酷で不当だと信じていると思われる。このような看護師たちは、おなかをすかせた新生児に心のこもったケアをしながらも、障がいのある子どもの治療をしないという親の決定を、支持するかもしれない。

　こうした赤ん坊たちは、死を迎えるまで、鎮静剤で眠らされ安楽さが保たれる。親たちは、治療をしない、食事を与えないと自分たちが決定したことで、当然抱くことになる罪悪感に対処するために、看護師や医師のサポートを必要とする。

　さらに親たちが、新生児のあらゆる将来の可能性を妨げないような、軽度の障がいの治療にも、同意しないような例も出てくるかもしれない。患者の権利擁護者としての看護師は、この場合には、全人的ないのちに対する子どもの権利に基づきながら、

両親に治療を認めるよう説得することで、「患者のケアと安全」[24]を守るのに、最も近い立場にあると言えるだろう。
　極端な場合には、看護師と医師は、新生児の権利を擁護する立場から、道徳的に説得力のある理由や論拠をあげて、親たちに公然と反対するのも一案だろう。また、看護師と医師は、軽度の障がいがある子どもが持つ、食事を与えられたり治療をしてもらう権利を守るために、必要ならば裁判で訴えることもできる。
　擁護者である看護師が考えるべきもう一つの問題は、危害を与えないという原則である。この原則は、看護師だけでなく、医師にとっても重要である。新生児に関わる研究のいくつかは、幼い患者の利益という観点からは、公正なものと言えるかもしれない。しかし、被験者である新生児の利益は何もないまま、将来の誰かにとっての社会的利益のために、行われる研究もある。
　私たちは皆、結局過去にどこかで他者を対象にして行われた研究から、利益を得てきているのだ。世代と場所の間の互恵主義に基づいて、私たちは他者の利益のために、研究の対象となる義務もあるが、それは主要な義務ではない。
　両親に、研究や実験のために、彼らの子どもに参加してもらうことについて同意を求める看護師は、親たちの利益と個人の利益そして社会的な利益の区別を、明確にする必要がある。誠実な説明とは、その人の子どもの利益のための研究か、それとも他の子どものためなのか、それをはっきりと示すものだと言えよう。その新生児に利益のない研究に反対する意見の中には、単にその小さな身体に危害を与えるだけだというものがある。
　それとは反対に、無脳児から他の赤ん坊への臓器提供は、他の子どもの利益のために行う、無脳児の両親の寛大な行為であるという議論もある。
　いのちの質の主張や、障がいのある新生児や親の苦しみを、最小限にする必要性に賛成している看護師たちは、ダフ（Duff R. S）とキャンベル（Campbell A. G. M）の研究を、高く評価している。二人は、30ヵ月の間に43人もの新生児たちが、両親やスタッフによって、人間らしいことができる可能性がほとんど、もしくは全くないと判断され、基本的な医療処置がなされぬまま、死ぬにまかされていたと報告している[25]。
　1982年4月、インディアナ州のブルーミントンで、生後6日の"ベビードゥ"[*6]が、食事や水が与えられないために死んだ時、障がいを持つ幼い患者の擁護者の役割が、国をあげて問題となった。新生児の気管食道瘻[*7]の治療は両親によって拒否され、その両親の決断も、インディアナ州の裁判所に支持された。恐らくは、その新生児がダウン症だったために、両親はその症状の外科的措置を拒否したものと思われる。
　同じ年、一般人からの怒りの抗議に答えて、米国保健社会福祉省は、1973年のリ

ハビリテーション法504条*8に基づいて、医療関係者に通告を出した。それは法による訴えに脅されて、障がい者と認定されている人が、いのちを脅かす病状を治癒するのに必要な栄養の供給や、医学的治療が奪われるべきではないというものだった。これに対し、それは、親たちのプライバシーへの必要以上の規制による押し付けであり、無意味な治療をすることになる可能性が高いという理由で、全国の組織から多数の抗議があった。

　最高裁は規制を取り消し、責任と同意は、家族や医療者の元に戻された。米国小児科学会は、患者の医学的状況が決定の唯一の焦点であるべきだということに同意した[26]。『米国障がい者法』(1990年)はエイズ患者も含め、国民を差別から守るとしているが、今のところ、先天性障がいのある新生児への対応は定められていない。

　人間関係を結べるようになる可能性や、幼児期を生きて、人らしい体験をする能力が重要であるなら、看護師たちはその評価や判断の過程に参加することで、こうした決定において、重要な役割を演じることになる[27]。

　もし、意思決定の過程において、制約のない道徳的対話が不可欠な条件ならば、その過程は相互尊重するものでなければならない。この文脈における相互尊重とは、話し合いの過程が公明正大で、新生児の生存権対費用を負担する家族や社会の利益だけでなく、その子の利益について、ある程度の合意に達するまで、筋の通った議論を促すことを意味している。

　看護師は、小さくて自分では何もできない患者の、短くて不幸な生涯に対し、深い哀れみの気持ちをもつ介護者として、食事も治療も与えられないまま、死ぬにまかせられる新生児に、安楽さを提供する。もし看護師が、家族の責任放棄に対する怒りのために、この命令に同意できなかったり、熟練したケアや安楽さを新生児に提供できないのなら、看護師はケアの提供を拒否することもできる。

　一人で行動を起こす前に、看護師には施設内での検討会が、役に立つこともあるかもしれない。単に精神遅滞であるというだけの理由で、ケアを控えるのではなく、新生児に最善の利益を与えることを最優先するというように、施設内の方針を整備し、適用規定を個別の事例に当てはめる過程を、見直す必要がある。

　深刻な病状の新生児の親たちに決定能力がなかったり、両親の間で意見が分かれたり、明らかにその子の最善の利益に反するような選択をするなど、親が子どものための決定をするのに、ふさわしくないと見なされる時がある。その場合、現在では障がいのある新生児の保護を、放棄しかねないことに対応する民事裁判や州法、児童保護施設、そして刑事罰も存在する。このように、それぞれのケアを提供する施設内での、方針や過程ができあがるまで、看護師は当座の間、こうした新生児たちの利

益を守る、一番の擁護者なのである。

*6　ベビードゥ：重度の先天性障がいを持つ新生児を、両親のプライバシーの観点から匿名で扱う場合、"ベビードゥ"と呼ぶ。
*7　気管食道瘻（ろう）：食道と気管が異常につながっている状態。
*8　リハビリテーション法504条：連邦政府の補助を受けている基金やプログラムにおける、障がいのある人に対する差別の禁止：(a)7(20)項が定めるところの障がい者としての認定を受けている障がい者が、障がいを持つという理由だけで、連邦政府の補助を受けているプログラムや活動、または行政機関および米国郵政公社（The United States Postal Service）のプログラムや活動において、その参加の自由を奪われること、利益の享受を否定されること、差別を受けることを禁止する。上記に当てはまる行政機関の長官は、Rehabilitation Comprehensive Services Developmental Disabilities Act of 1978の公布に伴い改定された504条を遵守するための規定を、公布する義務がある。暫定版基準は、しかるべき国会の審議会に提出され、提出後30日以内に公布されるものとする。（http://it.jeita.or.jp/perinfo/committee/accessibility/uslaw/report0208/frame/012_siryou/12_004.html）

どの権利を優先させるか

最近の哲学的動向

　こうした事例では、「誰の権利が、最も重点的に取り上げられるべきか」というような道徳的・哲学的問題が出てくる。これらの事例における決定は、「いのちの神聖性」か、それとも「いのちの質」かという価値観を含んでいるため、この問題は科学や証拠、あるいは真偽の立証などによって解決されることはない。また、何が人々に最も受け入れられるかといった社会学的要因を考えても、誰もこの問題を解決することはできない。
　哲学的価値観の問題もあり、もし解決されるとしたら、ある価値観が、別の価値観より妥当であると示すことしか方法はない。例えば、無脳症の赤ん坊（先天的に頭蓋冠と大脳半球が欠損している）が、健常児や軽度のダウン症の新生児に比べて、生きていく根拠がないという道徳的主張を正当化するのに、結果的に、一方の選択が明らかに好ましいことを示すというやり方がある。また価値観の選択を正当化する別の方法は、その誰かの信条が、他の信条と比べ、概念上や実践上の問題が少ないと示すことである。

●人と見なすための必要最低限の基準

　最近、生存権や親、医療者、看護の責任をはっきりさせようという取り組みのなかで、哲学的な動向が、いくつか展開されてきている。その一つは、「人のいのちはいつ始まり、いつ終わるのか」という問いに対し、人と見なすための必要最低限の基準[28]と

いう考え方を採用することで、成り立っている。会議での定足数（quorum）とは、会議で議事を進め議決するには、事前に同意された最低人数が必要だというものだ。

したがって、ある人が、「人とは何か」という問いに、「人と見なすための必要最低限の基準」という考え方を採用すると、普通の人に当然あるべき特徴の大部分が欠けている人（すなわち、トリソミー 18 の新生児のように、複数の障がいを持つ人や、また意識のない人）は、人としてある一定レベルの備えているべきものを満たしていないことになる。

ダウン症の新生児のいのちを助けることを拒否することに対して、道徳的に疑問視したり、場合によっては、殺人に近い非道なことと見なす人もいる。それは、ダウン症の患者のほうが、トリソミー 18 症候群の新生児よりも、明らかにより人らしいと考えるからである。ダウン症児の中には、トリソミー 18 の新生児にはない、有意義な人生を送れる見込みがある子もいるだろう。

●モデルの追求と検討

哲学的な動向の二つ目は、「人とは何か」という問いに、答えを出すことを目的とした観点から成り立っている。まずその観点では、哲学的に依拠している広く知られている喩えや、言葉による描写、絵に描かれた共通点を探っていく。そして、その喩えを検討し、実際の会話の中でどのように適応できるか、あるいは失敗に終わるかをみてみる。さらに、補足や代替的な喩えが、その観点を支持するのに、役立っているかどうかをみるといいだろう。

例えば、トーマス・アクィナスの鋭い洞察力で喩えて言われる、「いのちは賜物である」[29]ということを理由に、生まれてくるすべての者を、無条件に価値あるものと考えることもできるかもしれない。したがって、ある観点をなぞっていくと、やがてその哲学的なより所（もしくはその一部）となっている喩えにたどり着く。その次に、何が概念的で実践的限界なのか、またはそれが暗示する問題点を探るために、その喩えを検討する。

そうすると、すぐに問題が見えてくる。果たして、いのちは常に賜物なのか、いのちが賜物ではない事例は一つもないと言い切れるほど、常に賜物なのか。すると末期症状の患者や重度の肢体不自由、ケガをした人を見ると、いのちが賜物ではないという例外もあることを考えなければならない。

さらに普通であれば、人からもらった物は、自分で持っていても他の人にあげても、捨ててもかまわない。ところが、トーマス・アクィナスのいう賜物は（神から）与えられたものなので、そうするわけにいかないのだ。これはもらった物にしては、奇妙な条件

である。それでもなお、いのちは賜物であるという認識が、医療者たちにいのちを救えと駆り立たせていることに感謝する人もいる。

このように、喩えは目に見えることだけではなく、目に見えない問題点の検討にも使えるだろう。トリソミー18症候群の例が十分に示すように、いのちは必ずしも賜物ではないのである。

●潜在性の原則

「人とは何か」について答えるのに関連した取り上げ方として、潜在的な人（将来的に人になり得る存在）は、誰でも人として見なすというものがある。

どんぐりは潜在的に樫の木だから、それはいつの日か樫の木になるだろうと考えるのと同じである。同様に、少女は潜在的な女性である。石もスタンプも樫の木も、潜在的に人ではないために、これらには人としての立場を与える必要はない。しかし、重度の肢体不自由の人であっても、潜在性の原則によれば、人であることを享受している。だが、もし誰かが潜在性の原則に限界があることを示したなら、それは真実ではなくなる。

哲学者のベン（Stanley Benn）は、「米国の大統領になる可能性のある人は、それだからといって、米国陸海軍の最高司令官になるわけではない」と言っている[30]。また、別の哲学者ファインベルグ（Joel Feinberg）は、「犬はヒトデよりも人間的なところがあるが、だからといって、犬がヒトデより"人格がある"ことにはならない」と言っている。

1930年に6歳のジミー・カーターは、当時知る由もなかったが、米国の潜在的な大統領だった。だがその潜在性は、彼に米国陸海軍に指令を出す、いかなる資格も与えていなかった。1930年、フランクリン・ルーズベルトは、あと2年で大統領になるところだったので、当時のジミー・カーターよりも、はるかに大統領に近かったと言える。にもかかわらず、ルーズベルトも実際には大統領ではなかったし、カーターよりも、職務の特権的資格を持っていたわけでもなかった[31]。

しかし、この喩えについて言えば、胎児が人になることは、社会的または政治的な過程というよりも、むしろ生物学的過程であり、大統領候補者が大統領になるのとは違うという点をあげて批判することができる。しかし、潜在性が必ずしも実現性を示すわけではなく、潜在的な人を、実際の人と見なす必要がないという点は同じである。複数の障がいを持つトリソミー18の新生児は、このような考え方に立てば、潜在的には人であっても実際には人ではない。

ここで使っている喩えは、潜在的な大統領である大統領候補が、6歳で未成年の

潜在的候補よりもっと大統領に近い存在ではあっても、大統領であることに関連して、権利や責任を持つ、唯一の実際の大統領ではないことを示している。つまり、大統領と人の喩えは、潜在的な大統領が実際の大統領ではなく、したがって、潜在的な人は実際の人ではないことを示しているのである。

アリストテレスとアクィナスの潜在性の原則に関して、エンゲルハートは次のように述べている。

> もしXが潜在的なYだったら、XはYではないということにつながる。もし胎児が、潜在的な人（X）であるなら、それは明らかに胎児が人（Y）ではないことになる。潜在性に関する言説は、どこか分かりにくい形で、潜在的なYであるXがすでにYであるとか、Yの存在と重要性を有しているなどのように、しばしば取り上げられるために、誤解を招きやすいのである[32]。

このような「潜在性」の分かりにくさを避けるために、エンゲルハートは、Xであることは潜在的なYではないが、XはYになる可能性があるという言い方を好んだ。

● **生存権の侵害**

最後にあげる、人が考え得る四つ目の倫理的な動向は、以前議論されていた倫理原則が、どのように障がいのある新生児の問題解決に適用されているかを検討するものである。

例えば、功利主義者はいのちの質の原則を使うだろう。たった一つの利用可能な人工呼吸器をめぐって争うような場合には、功利主義の倫理学者は「最大多数の最大幸福」を考慮して、トリソミー18の新生児よりも、呼吸困難ではあるが正常児のほうを、優先的に治療するべきだと言うかもしれない。功利主義者はダウン症児の事例では、十二指腸閉塞の外科的治療への同意拒否についても、なお擁護するかもしれない。

しかし、いのちの神聖性を好むキリスト教や、アガペーまた愛に基づく倫理の見方では、別の喩えをあげるならば、人はトリソミー18の児であろうとダウン症児であろうと、「すべて神の子である」ので、この子たちのいのちを救うために、できる限りのことをすべきだということになる。

カントの義務論的倫理学でも、似たような倫理的結論になると思われがちだが、カントは彼の倫理を、理性的な存在に限定している。カントの義務論的倫理学で大事なことは、重要な違いが見られる時を除き、ある集団においては、すべての人に同じ治療

をすることを要求するという、例外のない普遍的な原則を訴えている点である。

　権利の観点から、もし人だけが権利を持っていて、重度の障がいがある存在が人とみなされないなら、無脳児のような存在は人ではなく、ゆえに権利の主体ではないことになる。一方、人としての必要最低限の基準を満たす軽度のダウン症児は、生存権を含む諸権利を有している。このような新生児の生存権への侵害は、その道徳的誤りの現れである。

　このように、対立する道徳的な観点は、いつも調整できるとは限らず、人生における悲劇と、時には解決できない問題を解決しようとするなかで、時として行きづまりを見せることを、よく考えておかなければならない。

目的に基づく倫理

　前に述べた通り、「医療提供者への通告」として、1982年5月18日に公布された連邦規制は、医療提供者に「障がい児が、差別的に食事や他の医療ケアを拒否された際に、出てくるであろう、日々の生活の中で即必要になってくることへの対応」を求めた[33]。

　この障がい児の規定に関して、目的に基づく倫理は、結果を考えよ、将来世代への影響を考慮すべきであると言う。そして、すべての妊娠について、誰が養い、どのように養っていくのかという二つの問題を考慮すべきである。

　マクロ的に考えれば、社会全体のために、知識や科学、そして技術のレベルを高めるために、十分貢献できる可能性のある人が望ましいだろう。社会を支えるための、財源や天然資源などは限られているので、資源が許す範囲内でしか人を再生産しないという、「資源と人口の比例原理」を唱えることができるかもしれない。

　社会的、経済的に利益をもたらす人を供給する必要性は、世間では、人は一般的に自立を果たさなければならないという言明の根拠になる。本質的に依存している人たちが増えすぎると、将来のヘルスケアと福祉サービスの提供者は、次第に対応できなくなるだろう。

　その結果として、どのような障がいであるかに関係なく、新生児のヘルスケアの方針は、単にすべての新生児を救うという原則には向けられなくなる。しかし、ヘルスケアの方針はまた、質の高いいのちにつながると思われる人々だけを助けるほうにも向けられない。

　すべての人を助けようと努力する人、そして人としての資質が、最適の条件より劣っている人を排除する人の両者にある問題は、世界中で毎日夕食のテーブルに、人がたくさん着きすぎていたり、または極端に少ないのと似ている。もしそのテーブル

に、人がたくさんいたら、皆が十分に食べることは無理である。だからといって、誰かがたくさんの人を閉め出したら、閉め出された人は何も食べられない。さらに、その選別の原則と排除の根拠が、恣意的になることもあり得る。

たくさんの人を入れたり、排除したりする難しさは、脊髄髄膜瘤や水頭症、重度の精神遅滞や、治癒できない障がいのある新生児を、治療するかどうかを決定する際にも現れる。

人々に資源を分配するジレンマは、PとRとラベル付けした二つの円を描くことで、イメージできる。一つの円は限られた資源（R-Resource）を表し、もう一つの円は、ニーズと欲求を持つ人（P-People）を表している。少ない資源しかないことで、資源Rの円に比べ、Pの円を大きく描けば描くほど、一人当たりの資源が少なくなるか、資源をもらえない人が出てくる。

たくさんの人がいるというジレンマで、考えられる解決の一つは、人の数を制限することであり、資源Rに表される円に、人Pのサイズをできる限り近づけることである。世界人口と供給可能な資源の力学的均衡は、このようなあり方を求めている。

このような理由から、功利主義や目的に基づいた倫理は、将来の社会に必要なもののように思われる。誰を助け誰を救うかは、公正で合理的で、なおかつ適切な基準で決定されなければならない。例えば、容姿のよいかわいらしい新生児を救うことは、不適切で不公平と思われる。社会的に有益な人生を送る可能性が最もある人を救うほうが、まだ理にかなっている。この言説を守りながら、社会的に有用な資源の分配における利益と、公平な分配という二つの極論を、調整できるように努めるべきである。

利益の達成を願うには、利益が少ない、あるいは利益のない人の排除が必要になる。これを排除しなければ、その集団は大変なことになる。このような排除は、不公平と言えるかもしれない。しかし、すべての人を入れることは、有用な資源が少なくなりすぎてしまうことを意味する。リハビリテーション法の504条のような政策は、あまりにも多くの新生児を助けようとしすぎているのかもしれない。そうした子は一生を通じて、医療ケアや特別な教育、そして住居や経済的支援が、絶えず必要になる。

それぞれ立場の要求を無視することによってではなく、危害を避け、いのちの質に配慮しながら、両方の要求に沿ってバランスをとるべきだろう。

危害を避けるという原則、もしくはいのちの質の原則を支持するのに、本質的な義務はない。どちらの原則も、もっともらしい理由をつけて賢く適用する人から見れば、善をもたらすから善である。アリストテレスによれば、善は「すべての物事が目指しているところ」[34]である。これを、「善とは、人々の目指す善に、一致させようとすること

が善である」と読み換えてもいいかもしれない。ある人たちが、善と思い目指しているのは、危害の防止である。

　そしてもう一つは、いのちの質の向上である。いのちそのものと同様に、この選択においても、道徳的な対極、中立の立場、優先順位や基準があるのを認めることが、一つの方法である。中立性や一貫性のような、理性的な基準を追求することは、目標の違う議論を解決する手助けになる。例えばヘルスケアの方針は、次のような形をとるかもしれない。

　「A、B、C…の特徴を持つ赤ん坊はすべて人と見なされ、D、E、Fの（医学的に治療できない）赤ん坊はすべて人である資格がない。人はすべて十分にケアされ、治療されるべきである。ゆえに、A、B、C…の特徴を持つ赤ん坊たちは、人なので治療されるべきである。そしてD、E、Fの赤ん坊は、人とはみなされず治療もされるべきではない」

　カント哲学にあるような、普遍的な道徳的原則へ訴えることによって、人と見なすことへの恣意性は（なくなることはないが）最少になる。A、B、Cのような特徴を特定する（つまり、人としてのこれらの特徴と、こうした特徴を持たない人々の間に、正当性のある有用な区別を明確にする）ことは、多少恣意性を減らすことになるだろう。

　この見方では、ヘルスケアの方針は、医療提供者のためのガイドラインと言える。人と人でない者との特徴の細かい点は、看護師を含む適切な専門家に、さらに一般的な政策立案者、両親やその他の社会の代表者を加えて、ヘルスケア倫理委員会で練り上げられるだろう。ホットラインといわれるものは、集権化された官僚的な政府機関に行くのではなく、適切で偏りのない患者擁護団体に行くことになるだろう。その機能は、過去の判断について、医療者を責めたり罰したりするよりも、むしろ現在と将来の決定に効果をもたらすと思われる。

まとめ

　通常、人のいのちの不思議さも喜びも、赤ん坊の誕生から始まる。新生児の母親は、いのちを育む過程に参加したように感じているかもしれない。しかし、新生児はか弱く自分ではどうすることもできず、他者に依存している。新生児は、何よりも手厚い養育を必要としており、両親はその子が幼児期、青年期、責任を伴う成人期へと成長していくために、それを与えようと準備している。

　しかし、すべての新生児が、普通に生まれるわけではない。何人かは少し健常ではない状態で生まれてきたり、またある子はひどい障がいを持って生まれてくる。看護

師は、すべての新生児の、ヘルスケア活動と決定の過程に関わっている。したがって看護師は、誰が生かされ、誰が特別な配慮を受け、誰が死ぬにまかされるのかが決断される時、新生児の健康状態を注意深く観察することで、貢献している。

　意識があるなどの、人としての必要最低限の基準は、親や看護師を含む医療専門家が、倫理的に理にかなった決定をする際の役に立つ。いのちがどのような条件にあっても、神聖であるとするいのちの神聖性の原則は、すべての子がきちんと満たされた人生を生きるために、十分な助けを得られない状況の中では、いのちの質の原則と対立するかもしれない。もし、人的、経済的、精神的なことを含め、あらゆる支援や供給源が十分でなく、すべての子を助けられないのなら、いのちの神聖性の原則は非現実的で柔軟性もなく、実際の活用の上でも無理になるかもしれない。

　代わりに、いのちの質の原則が持ち出されたら、恣意性の問題が出てくる。誰が生き、誰を死ぬにまかせるのかをどうやって決めるのかは、道徳的な意識の高い人たちが常に考えている問題である。それゆえ、いのちの神聖性といのちの質の両方の原則が、看護師に要求される一方で、どちらの原則も、すべての場合に十分であるとは言えない。つまり、どちらも完全無欠というわけではなく、いずれも論破することはできないのである。

討論のテーマ

❶ 新生児のいのちにおいて、人としての生存能力を決めるための切捨てラインとは何だろうか。例えば、精神遅滞の軽度、中度、重度の境界はあるのだろうか。身体的、精神的特性の何が、新生児の生存能力の基準になるのだろうか。
❷ 技術の変化が、新生児のいのちの生存率を公正に決めるための基準にどのように影響しているのだろうか。
❸ 新生児が、いのちを救うために必要な手術のすべてを拒否された場合、差別を受けていることになり、また新生児の権利が侵害されていることになるのだろうか。
❹ 権利は、意識のある人だけに帰せられているのだろうか。なぜ、精神的、身体的に複数の障がいを持つ新生児に権利を帰することが、妥当だったり妥当でなかったりするのだろうか。

第7章 子どもの看護ケアにおける倫理的問題

この章で学ぶこと

1. 問題のある状況の中での、ヘルスケア、安全性、ウェルビーイングに関する子どもの権利など、倫理的問題を明らかにする。
2. 家族全体にも影響を及ぼす子どものウェルビーイングについて意思決定をする際に、両親が揃って参加するように促す。
3. 「人である」ということについて、生物学的な生と、社会生活の中での生が意味することの違いについて学ぶ。
4. 子どもの権利と、これに関連する親の権利や義務、社会に依存しなければ生きていけない子どもに対する社会的な権利や義務を明らかにする。
5. 他者に依存して生きている子どもに対する州の利害と義務を認識する。
6. 子どもの看護をする中で、患者の権利擁護者としての看護師の役割を評価する。

概説

子どもの発達上の特徴

　子どもという存在は例外なく、よりよい世界のための、将来の希望であると考えられている。しかし、粗末な食事しか与えられず、十分な衣類も住む場所もなく、教育も与えられず、また医薬品や予防手段、リハビリテーションなどのケアを必要としている子どもが、世界にはたくさんいる。豊かな文化であっても、子どもが養育放棄された

り、虐待されていることもある。子どもという存在は、文化的価値や歴史的な見方に照らして、認識されている。

「幼児期の長さ、幼児期の本質、そして幼児期の意味」[1]を定義するのは、その文化である。少なくとも幼児期という概念は、16世紀にヨーロッパが作り出したものだと、ある研究者は述べている。これはその頃から、子どもが別の存在として考えられるようになったことを意味している[2]。しかし、児童労働法や、その当時から子どもに対して行ってきた残虐な行為や虐待を考慮すると、このような見方には議論の余地がある。

米国の多元的な文化は、現在育児に関する広範囲な価値観の中にも、反映されている。子どもたちは、多様な家族モデルに組み込まれているのである。

親子関係のモデルの一つに、「所有型モデル」がある。このモデルでは、子どもは親たちの所有物であると考えられている。第二のモデルは、「クラブ所属型モデル」で、広く実践され、特に再婚の場合によく見られる。このモデルでは、家族の一人ひとりは、あまり個人として配慮されることはなく、基本的に放任されている。第三のモデルは「パートナーシップ型モデル」で、子どもと親は、ほぼ対等の立場とされている。

家族の社会経済的な違いは、概して家族計画の有無や子どもの数、そして、それぞれの子がどれくらい誕生を望まれていたか、ということに反映される。米国の中流や上流の家庭は、普通子どもを中心にしており、子ども一人ひとりの希望に合わせて、それぞれを育てようとする。一方で貧しい家族は、それぞれの子どもにとって特別に必要なことにほとんど配慮できず、生活に最低必要なものを与えるために、苦労していることもある。

にもかかわらず、裕福な家族と貧しい家族双方の親たちは、パートナーシップ型モデルよりも、所有型モデルやクラブ所属型モデルを望む傾向にあり、そのために子どもたちの権利が十分に活かされないことがある。

世界中の子どもたちが、常に誰かに依存し、弱い立場にあることに対応して、いくつかの権利宣言が出されてきた。1959年に国連から出された『子どもの権利宣言』では、個々人の価値と尊厳を認めている。この宣言は、未成年の子どもが身体的・精神的・道徳的・社会的、そして文化的に成長・発育していくためには、特別な保護が必要であることを認めている。人類は「子どもが幸せな幼児期を過ごし、その子自身および社会のために、……ここ（＝宣言）に述べてある権利と自由を享受できるよう、子どもに最善を尽くしてやらなければならない」とある[3]。

この宣言では、子どもの利益を重視し、差別されることなく、子どもが権利を持てるようにすることを求めている。誕生時に、子どもは名前と国籍を有する権利を持つ。子どもは、きちんとした食事や暮らす場所、娯楽やヘルスケアを得る権利も持ってい

る。障がいのある子どもは、特別なケアや治療、教育を提供されなければならない。愛情と理解、親、安全といったすべての子どもにとって必要なことは、州が家族を支援したり、家族のいない子どもをケアすることで支えられている。

　子どもは教育を受ける権利を持っており、それは少なくとも初等教育の間は無償だが、義務として授業に参加しなければならないという形式をとっている。これは、子どもが能力を発達させて、社会に貢献できるようにする必要があるという理由で、正当化される。子どもは、養育放棄や虐待、人身売買、健康や成長に有害な労働という形での搾取から、特別に保護される権利を持っている。

　そして最終的に、子どもは差別的な扱いから守られ、「平和と普遍的人類愛」[4]で育てられることになる。

　ヴィチョレック（Wieczorek R. R）とナタポフ（Natapoff J. N）によれば、この宣言は、以下の権利を除外しているという。それは、「重要な大人から愛される権利、安全な環境にいる権利、個人の可能性を達成する権利、人的・金銭的・精神的な支援などの資源がある状況の中で、望まれて生まれてきた子どもである権利、子ども一人ひとりの自律が尊重される権利、性的な表現を含む個人的空間を持つ権利」である[5]。

　ここにあげたすべての権利は、子どもの人間性をより輝かせ、子どもの人としての成長と発達のために、子どもにとって基本的に必要なことを保護するという、二つの機能を持っている。

子どもに関する倫理的問題

　1歳から12歳までの子どもに関する、主要な倫理的問題のいくつかは、インフォームド・コンセントの原則とその適用範囲、そして子どもに適用する時の限界を含んでいる。その他には、ペアレンタル・コントロール*1に対し、高まりゆく子どもの自律という問題がある。さらなる道徳的問題は、子どもの虐待の問題である。それは子どもに直接、危害や傷害を与えるといった問題だけでなく、子どもが真実を告げられる権利、適切なヘルスケアや教育を受ける権利、安全な環境を得る権利を無視したり否定したりするといった問題も含んでいる。

　特に心痛む事例として、チャド・グリーンの次の事例がある。本当なら死を回避できたはずの3歳児に、親が死なせるような決断をしたという事例である。

　　*1　ペアレンタル・コントロール：未成年者に悪影響を与えるようなこと（未成年に害悪のある番組や映画、ホームページへのアクセスなど）を、親が制限すること。

【事例 7.1】 白血病治療を拒否した親への対応

子どもに関する法律の専門家ホルダー（Holder A. R）によれば、3歳のチャドは、医師の診断では白血病で、5歳まで生きる確率は50％から75％であったという。最初、チャドの両親は化学療法に同意したが、すぐにそれにレアトリルとビタミンの追加を決めた。医師が両親に、レアトリルは有毒の可能性があると警告すると、グリーン夫婦はチャドのすべての治療を中止した。

しかし、マサチューセッツ州の厚生課が、その病院と医師に代わって、チャドを治療する命令を裁判所に求め、勝訴した。厚生課は、5人の医師による証言を提示し、レアトリルは役に立たないだけでなく、害が多いと主張した。裁判所は、子どもが化学療法により、長期にわたって安定した健康状態を保てる可能性があり、一方でレアトリルは、シアン化物中毒[*2]を引き起こす可能性があることを知った。そしてチャドの化学療法を継続し、民間療法を止めるよう両親に命令した。するとグリーン夫婦は、裁判所命令から逃れるためにメキシコに飛び、チャドはそこで亡くなった[6]。

この事例は、子どもの最善の利益と親の権威、そして州の力関係を例示している。そして、いかがわしい薬物に対する知識がないことに起因しているであろう悲劇と悪害を、浮き彫りにしている。

ここにあげた事例は、子どもが人として生きるための、問題の重要性を明らかにしていると言えるだろう。この事例が示すように、子どもの権利に関する決定には、一連のつながりがある。一方には絶対的なペアレンタル・コントロールがあり、その対極に完全な子どもの自律がある。子どものいわゆる最善の利益に関して、親と子ども、もしくは親と医療者の間で意見に相違がある場合は、ヘルスケアの決定の際に対立することになる。

子どものための決定や、子ども自身による決定の過程は、子と親の関係や家族の価値観、子どもの年齢や成長度、診断や治療が、子どもの将来にどう影響するかにも関係している。

治療をするかしないかという決定には、単純なものもある。例えば、多動の子どもに対して小児科医は、教師やスクールナースの要求があっても、親の同意なしには薬を処方しない。また常識的に考えると、6歳の子の扁桃摘出手術のための決定は、唯一親がするものであると言えるだろう。一方で同じ手術でも敏感な親なら、10歳、11歳、または12歳の子どもに対しては、インフォームド・コンセントを求めるのが普通であろう。両親が離婚している場合には、子どもの親権を持つ親が、法的に治療のインフォームド・コンセントに対する責任を負っている[7]。

しかし、結婚・離婚に関係なく、扁桃摘出手術や悪性腫瘍の切除術のような治療をどうするかについて、両親が本音では違う意見を持っている場合、道徳的な判断は複雑である。ここでは、（善を行うための）善行の原則が、「害を与えない」原則、もしくは無危害原則と直接対立する。扁桃摘出手術の場合、扁桃腺は感染の主患部ではないが、しばしば風邪を引いたり、のどの痛みが起こるような時に、この問題が生じてくる。扁桃腺を除去したり、そのままにしておいた場合の、医学的根拠は決定的であるとは言えない。

　子どもが親に同意しない時には、この状況はさらに複雑になる。ホルダーは、本当に緊急事態が起きた時には、たとえ親の同意がなくても、子どもを治療すべきだと述べている[8]。緊急でない場合、例えば、メガネをかけている10歳の子どもが、スポーツに参加するために、眼科医からコンタクトレンズの使用を求められる場合には、親の同意が道徳的に必要である。親とその子どもが、きちんと考えて同意するためには、治療による利益とリスク、またそれにかかる費用についての情報が必要だ。

　反対に、性病の治療をして欲しいが、親の名前を教えたり、親に連絡することを拒否している12歳の女の子は、治療を受ける道徳的、法的権利を有している。それは、治療をしない結果生じることが、その子や社会にとって、親が感染のことを知り、治療に同意する権利よりも勝っているからである。一般的に感染症には、親の同意がなくても、必要ならば治療されるべき緊急性がある[9]。

　ホルダーは、薬物依存症の子どもで、もし両親に気づかれるなら、治療を拒否すると思われる子どもに治療しない医師は、「自分自身が、患者の非行に加担するという罪を犯している」と述べている[10]。

　最近、ヘルスサービスに対して、未成年者の同意を求める傾向がある。この考え方は、全米小児科学会の「小児調査やインフォームド・コンセント、そして医療倫理に関する専門調査会」による「同意に関する声明」にも現れている。この声明文は、自立した一人暮らしの未成年が、治療に同意することを許すとともに、親の同意がなくても、妊娠したり感染したり、依存症になった未成年を治療するよう求めている[11]。

　全米小児科学会の声明は、身体的または精神的に問題を抱えていても、理性的な判断ができる未成年者で、もし両親に気づかれたなら支援を拒否するような子どもは、誰でも自分で治療に同意できる。しかしその後に、医療の専門家は、告げることが、患者のいのちや治療の結果に危険を及ぼさない限りは、法的に親もしくは後見人に、そのことを告げてもいい[12]。もし、重要なヘルスケアの処置が、親の同意なしに提供されるなら、他の医師からの承認が必要になると述べている。

　したがって、全米小児科学会の声明は、未成年者の治療を受ける権利、親が子

どもの健康について知らされる権利、医療者が法的措置を待たずして治療する権利などを、保護することを求めていると言えよう[13]。全米小児科学会の声明は、子どものプライバシーと守秘の権利を守ることに努めている。次の事例は、道徳的ジレンマを提示している。

　*2　シアン化合物：青酸化合物とも。毒性が極めて高い。

【事例7.2】　子どもの集団スクリーニングへの関与

　子どもの鉄欠乏性貧血の集団スクリーニングには、看護師の直接的関与が必要である。問題の焦点となるのは、母親がフードスタンプ*3を使って、栄養価がなく、栄養不足のもとになる食べ物を買うような、低所得階層の子どもの栄養状態である。母親がフードスタンプをもらうための必要条件として、子どもの血液検査を要求しており、子どもの指先に針を刺して得た血液サンプルを使って、ヘマトクリット値*4のレベルを見るという計画である。貧血の子どもには、すぐに無償で、鉄分サプリメントが与えられる[14]。

　A看護師は、現在子どもの鉄分が欠乏しているという問題や、治療が無償であること、個々の子どものヘルスケアの権利をあげて、この検査に賛同している。それぞれの母親には、同意書へ署名することが要求される。看護師は、この検査に唯一応じられる専門家である。

　B看護師は、スクリーニング検査の強制には反対しており、真実の告知や患者の自己決定する道徳的権利を支持し、この場合には、子どものために母親が決めるべきであるという、別の道徳的主張をしている。問題は、このスクリーニングプログラムの強制が、たとえ予期される結果が子どもに利益をもたらすとしても、そもそも道徳的に正当化できるのかということである。

　*3　フードスタンプ：米国政府が、生活保護を受けている人に発行している食品割引券で、この券を使うと食品を割引してもらえる。
　*4　ヘマトクリット値：一定量の血液中に存在する、赤血球の容積の割合を示した数字。ヘマトクリット値の増減はたいていの場合、赤血球の量に支配されているので、貧血や赤血球増加の有無や程度を判定する指標になる。

【事例7.3】　脳死宣告への対応

　もう一つは、ブロディ（Brody H）の著書の中に出ていた事例である。

　10歳のジェニーは、暖炉の角にぶつかって倒れ、その後の様子を見るために入院した。ジェニーの頭の傷は表面的なものだけで、頭蓋骨の骨折は見られなかった。

　ある日、看護師は通常の回診の時に、その子が呼吸しておらず、瞳孔が固定・拡

大して、チアノーゼが出てきているのを見つけた。看護師はすぐに挿管して薬物を投与し、心臓モニターを取り付けた。30分で心拍は戻ったが、瞳孔は固定・拡大したままだった。医学的証拠から、脳は長時間にわたって酸素欠乏になっており「確証はないが、おそらく不可逆的ダメージを受けているだろう」[15]と診断された。

　ここでは、ジェニーを人工呼吸器のある集中治療室に移して、治療するかしないかが問題となる。集中治療室では、脳死、もしくは不可逆的ダメージの診断の基準［根拠］となる検査が行われる。そして、おそらくはその診断の後、人工呼吸器のスイッチが切られることになるだろうという意見と、反対に一度ジェニーに呼吸器が付けられ、治療が開始されたなら、ジェニーの診断や状態に関係なく、治療は続けられることになるだろうという意見がある。

　A看護師は、家族や社会のより大きな善のために、子どもの死のことを告げたほうがいいと主張する。B看護師は、ジェニーの容態に関係なく、子どもにあらゆる支援とチャンスを与えるべきだと主張する。B看護師はいのちの神聖性を支持し、一方A看護師は、最大多数の最大幸福を支持している。

【事例7.4】　8歳児に腎臓提供のインフォームド・コンセントをすべきか

　さらにこの事例は、兄弟（姉妹）間での臓器移植の倫理的な問題を明らかにし、提供者の利益がない時に、兄弟の一人が他の兄弟を助けるために、臓器を使うべきかどうかという問題を提起する。

　ある8歳の女の子は、生死に関わる腎臓病に苦しんでいた。その子の双子の妹は、理想的な提供者である。妹はそのことを理解していて、同意しているようである。ここで移植チームのメンバーである看護師が考える問題は、何を根拠に、健康な双子の妹は病気の姉のために、危険があるにもかかわらず自分の腎臓を提供することを、許可されたり否定されたりしてもいいのかということである。

　A看護師は、最大多数の最大幸福の功利主義の立場で、提供に賛成であると主張する。B看護師は、提供者には利益がないのに、明らかにリスクや痛みがあるということから、利己的根拠で提供に反対だと主張する。C看護師は、子どもの自律と自己決定を根拠に、提供に賛成だと主張する。D看護師は、愛に基づく倫理（つまり「おのれの欲するところを人に施せ」という黄金律の原則）を根拠に、提供に賛成だと主張する。

　その8歳の提供者は、状況を理解しており、病気の姉をとても大切に思っているようである。ここでの道徳的ジレンマは、腎臓提供を許すか否定するかである。

　幼い子への虐待は、救急医療部や危機管理センター、病院、学校、公衆衛生機

関などの看護師にとって、しばしば深く考えさせられる問題である。虐待には、身体的なもの、性的なもの、精神的なものがある。

【事例 7.5】 スクールナースは近親相姦を暴露すべきか

もう一つは、虐待では珍しくない例である。おびえている妻は、夫から性交渉を強要され、9歳の娘も父親から性交渉を強いられ、性的虐待を受けたという事例である。

通常の検査でスクールナースが、父親からの性的暴行の兆候を発見し問い詰めると、その子は性的な交渉があることを認めた。その子はスクールナースに、自分の秘密を誰にも言わないで欲しいと頼んだ。それはもし暴露したら、父親が母親や子どもを殺すと脅していたからである。子どもは父親を恐れており、父親がその脅しを実行することは明白である。

スクールナースは、無防備でか弱いこの子や他の子どもが、虐待・養育放棄されて、搾取されていることを考えると愕然とした。スクールナースは自分の役割を、「患者のケアと安全を第一の任務」として、患者を支えることだと考えている[16]。

スクールナースには、子どもを虐待から守る法律によって、子どもが児童家族福祉施設や、養護施設に移されるという悲しい状態になることが分かっている。近親相姦は、明らかに子どもの通常の心理的成長と発達を妨げ、その子の最善の利益に害を与えている。この父娘の関係は、両親や他の力ある者に求めるべき子どもの安心感や信頼感を、損なうことだろう。近親相姦は、子どもの将来の近しい人との関係を、大きく歪めてしまうかもしれない。

このような深刻な懸念があるにもかかわらず、スクールナースは、現時点の子どもの安全と、家族から引き離して児童養護施設で将来を不確かにするのと、どちらがいいのかを慎重に検討する。このスクールナースは、子どもとの秘密を守る約束と、看護師自身が直面している道徳的問題について、どうすべきか分からなくなっている。

虐待

ほとんどの州で登録看護師は、身体的、精神的、または言葉や性的のいずれであれ子どもへの虐待や、養育放棄が疑われるような正当な根拠がある時には、報告書を書くことが法律で求められている。どの州にも、子ども虐待電話相談サービスがある。

虐待の兆候や症候は、次のようなことを含んでいる。打撲、やけど、骨折、性器や膣もしくは肛門の傷、自暴自棄、両親または他の大人への極度の恐怖、非行、家

出、無断欠席、自傷行為または自殺未遂、ヒステリー、恐怖症、睡眠障害、他の子と一緒に遊べない、子どものケガに対する両親の矛盾する説明、子どもの状態に対する親の過剰な反応もしくは無反応、異なる医療機関や医療者を数多く利用しているなどである[17]。

HIV/エイズの子どものケアに関する倫理的問題

【事例7.6】 登校を拒否されたHIV患者への対応

ロバートは、血液製剤を通してHIVに感染した5歳になる血友病患者で、もうすぐ地元の公立の幼稚園に入園する予定である。しかし、ロバートの入園は、ロバートが他の子どもに病気を感染させるかもしれないと心配する両親によって、反対されている。教育委員会、園長、PTAは、ロバートの件を議論して方針を決めるため、スクールナースのブラウンに、子どものHIVとエイズのあらゆる側面についてのアドバイスを求めている。

ブラウンへの課題は、ロバートならびにHIVやエイズである他の子に、幼稚園へ行くことを許可してもいいのかということである。看護学の学士号を持っているブラウンは、親への提案のために、他の州の実情に関する大規模調査や、規則についての資料を集めたり、アドバイスを求めて米国疾病管理予防センターを訪ねた。

ブラウンは、米国疾病管理予防センターの勧告で、HIVやエイズの子どもすべてに対して、プライバシーを保護しながら、入学（入園）を許可していることを知った。この勧告は、ほとんどの学区で守られている[18]。ブラウンは、ほとんどの州が、HIVやエイズの子どもたちに、普通の授業に出ることを認めていることも知った。

全米の中でも、HIVやエイズの件数が多いニューヨーク市には、この疾病を抱えるそれぞれの子どもを再調査する委員会が置かれている。皮膚潰瘍のある子、自身の身体上の機能のコントロールが効かなくなっている子、噛みつく傾向のある子については特別なプログラムに添って対応し、通常のクラスに入ることは許可されていない[19]。

ブラウンは、他の子にHIVやエイズを感染させた子は、まだいないことも知った。にもかかわらず、親の中には、自分たちの子どもへの感染リスクが完全にゼロでない限り、容認できないという者もいる[20]。ブラウンは、はしかやおたふくかぜ、水疱瘡のような、一般的な接触伝染病の隔離の例は、HIVやエイズには当てはまらないと判断した。それはエイズウィルスは、血液、精液、またその他の体液から、直接他人の血流に入って、感染するものだからである。

担当スクールナースのブラウンは、ロバートの場合に関連して、意見の分かれてい

る倫理的な問題をよく考え分析した。母親とロバートのもとへ家庭訪問した後、ブラウンは、現時点で、他の子どもに感染することはないと確信した。そして、最大多数の最大幸福は、この子にクラスの中で他の子と学んだり、遊んだり、友だちになることを認めてやることによって守られると思っている。

さらに、ブラウンはカントの尊敬の理念、他人を愛するという利他主義的な理念、そして最も恵まれない人をケアするというロールズの理念を実践するのに、ロバートを登校させることが一番いいと信じている。さらに、ロバートは健康が許す限り、自由に公立学校の教育を受け、しかもその教育を、「最も制限の少ない環境」のもとで受ける法的権利を持っていると考えている。

事実を伝えるという問題

母と子の両方、もしくはそのどちらか一方がHIV陽性である家庭では、それを隠していることによる心的負担が非常に大きい。ある母親が、「この秘密を守り続けることの難しさや、息子との関係への影響」を看護の研究者に語った[21]。

【事例 7.7】 幼い息子にエイズを告知すべきか

——私はルイス（7歳の息子）のことを、学校の誰にも話していません。息子をからかいやいじめの対象にしたくないからです。学校の父母会に行った時に、教師がルイスを精神科医に紹介したいと言いました。ルイスが「ママは死ぬんだ」と言い続けているというのです。それにルイスは、病院予約のために授業をたくさん欠席していて、私は欠席の理由を、連絡書に書かなければならないのです。私はウソをつきたくありません。それは、私が不良時代に、人にウソをついていた記憶と重なるからです。

ルイスには、彼は貧血なのだと言っています。前に、「ママ、ぼくはエイズなの?」と聞かれて、私は、「お医者さんのところに行った時に、エイズって言葉があった? どうしてエイズだと思うの?」と言いました。だから、しばらくはそのことを聞いてこないでしょう[22]——。

母親がこうするのは、明らかに息子への愛情と、息子を守りたいという願いからだ。しかし、子どもの真実を知る権利という問題が出てくる。カントの「義務に基づく倫理」理論によれば、この母親は「いつも真実を告げなければいけない」という原則を破っている。

母親のごまかしには、いくつかの理由が考えられる。母親は、子どもが無意識に、自分がエイズであると外で話してしまい、それで誰かが息子のことをいじめたり、差別するかもしれないと思っているためかもしれない。また母親自身が、息子の病気の原

因であると言ってしまうことで、子どもとの関係を危うくしたくないのかもしれない。

看護研究者のアンドリューズ（Andrews S）、ウィリアムズ（Williams A. B）、そしてニール（Neil K）は、血清反応が陽性の母親を、子どもがどのように支えているのか、そのメカニズムを明らかにした。子どもたちは、病気を抱える母親の孤独感を減らす助けとなっている。子どもたちは、ケアと愛情を必要としており、時に見返りとしてのケアや愛情を求める[23]。どんな支援ネットワークであれ、母親は子どもたちのウェルビーイングを向上させていこうと、他人との関わりに目を向けるようになるため、こうした子どもたちは、母親に世間と強く結びつく手段を与えているのである[24]。

陽性の母親や子どもを結び付けるもう一つのメカニズムは、HIVやエイズの烙印、差別を避けるために、どうしても秘密にしてしまうことである[25]。調査において母親たちは、子どもたちに、診断のことを伝えるか否かについて葛藤していた[26]。ほとんどの母親が結局、幼い子どもには理解できないとか、いずれ訪れる母親の死に対処できないという理由で、話していなかった[27]。

看護研究者たちは、このジレンマが、母親にとってストレスではあるが、幼い子どもの心配と向き合うよりは、ストレスが少ないと見ている[28]。この研究者たちによれば、子どもの存在そのものが、このような母親に、積極的に生きようという動機を与えているという。母親に現在の自分の健康にプラスになっている要因を聞くと、「自分の子どもが、母親である自分からの世話を必要としていること」という答えをあげた。

研究者たちはこの研究で、母親たちは常に結びつきと喪失、希望と失望、責任を持って子どもを見ることと育児放棄することの間で、バランスを模索しながら、自分たちにとって「子どもは死を迎えるまで、必然的に人生を謳歌するためのパートナー」だと言っている。明らかに、多くのHIV陽性の女性の人生の中で、子どもは中心的な存在となっているのだ。このような女性たちは、自分の子どもや家族から離れて癒されることはない[29]。

リプソン（Lipson M）は、医療の専門家たちは、HIVに感染している子どもとくり返し話し合うことに、比較的オープンであると考えている。がんの子どもの研究では、「真実告知の良い面は、心配の軽減、家族の機能の向上、そして（大人になるまで生きた人には）心理社会的判断力の長期的向上」が明らかである[30]。とすれば問題は、告知するかしないかよりも、むしろどのように子どもに病気について話すかということになる。

ほとんどの小児科の看護師は、自分の身体や生命のコントロールを得ようとして、病気や死の可能性について話したがる患者に、出会った経験がある。子どもの自律、自己認識、理性的行動を認識することは、看護師と医療専門家に対し、真実を告知

する方向へと促す[31]。この視点は、すべての関係者が加わって、情報、恐れ、楽しみなどを共有するプロセスの中で、告知の瞬間の問題から、対話の問題へと変化していく[32]。

子どもの看護ケアにおける道徳的影響

看護師は、子どもへの看護業務において、子どものウェルビーイングに、親が大きく貢献していることを認識しておく必要がある。一般的に、重度の障がいを持つ子どもを、生涯にわたって見ていく重荷を背負うのは、両親である。親の責任には、障がいのある子どもにエネルギーや感情、時間、金銭を投じることなどが含まれている。絶え間ない健康管理、度重なる入院、そして特殊教育が、通常子どもの生涯にわたって付きまとう。

親たちの中には、もう一人障がいのある子が生まれることを心配し、自分たちの人生を、この子だけの世話に捧げるようとする者もいるだろう。兄弟は、親の手や家族の金銭、時間などいろいろなものが、障がい児に独占されることで、とても傷つき恨みをもつかもしれない。特に母親たちは、子どものケアを続けるために、自分のキャリアをあきらめることを強いられる場合もある。この大変な状況のなかで、配偶者への罪悪感、フラストレーション、激しい怒りの結果、親同士の対立や離婚も起こるかもしれない。

したがって、『看護師の倫理綱領』の中の、「患者のケアと安全を第一の責務とする」[33]擁護者としての看護師という記述が、家族の他のメンバーの、最大多数の最大の善のような他の道徳原則と、対立することになるかもしれない。看護師は、新生児の生存権と、人として十分に生きられる可能性もほとんどなく、生涯にわたり家族の重荷となる子どもと違い、人生を謳歌する家族の他のメンバーの権利との対立の中で、本当にジレンマに陥る可能性もある。

繊細な神経の持ち主である看護師は、「クライアント」とは何を意味するのか、第一に子どもなのか、それとも家族システムなのか、社会の利益を優先すべきかをじっくり考える。さらに看護師は、家族システムを優先する説得力のある議論を知っており、また擁護者を必要としている、患者である子ども一人ひとりを優先する議論も知っている。

もし看護師が、前に取り上げた子どもの権利宣言を最も重要だとして、まず第一に配慮するなら、「患者のケアと安全を第一の責務」[34]とした擁護者の役割は、唯一道徳的に許される選択肢である。

倫理綱領の中のこの記述を、文字通りに捉えるなら、障がいのある子どもは誰もが治療され、人工呼吸器のスイッチが切られることはなくなるだろう。さらに、障がいのある子どもが親に負担をかけたり、家族にマイナスの結果をもたらすという考え方も許されない。そしてどんな子も、何があっても回復する状態にある場合は、生存の機会は奪われなくなると思われる。

公的機関やボランティア機関によって、知能が遅れたり障がいのある子を、家庭内でケアしている家族を支援するために、さらに多くのことが行われるようになるはずである。母親は、自分のケアのための保障を受けるに値している。子どものための特別な食事や、特別な衣類、そして病院や学校への送り迎えのための特別手当ても必要である。経済的負担が極めて多い家庭は、こういう具体的な方法で救済され、それがかなりの助けになるだろう。何より大事なのはいのちが救われ、子どもそれぞれが、その可能性を伸ばして生存していくことである。

看護師にとって難しい状況は、父親と母親が治療をするかしないかについて、意見が対立する時だ。問題が本当に深刻な場合、親は子どもを世話している看護師に、「この子があなたの子だったらどうするか」というような質問をする傾向がある。もちろん、子どもは看護師の子ではないし、親に代わることもできない。看護師には、親たちの状況や価値観、その献身の度合い、感情や人間関係は分からないのである。

しかし看護師は、関連する事実や両親の価値観、家庭の資源、それぞれの親の深い懸念などを、両親が注意深く見極められるよう手助けすることができる。問題や事実、価値観、懸念をはっきりとさせることは、問題のある状況では、親たちの曖昧さやためらいを解決するのに役立つ。両親二人きりで、または小児科医や訪問看護師、医師、宗教者、弁護士、子ども、親戚と一緒に話すように励ますこともできる。さらに、同じような経験をしてきた他の家族に、障がいのある子を持った経験について、アドバイスを求めることもできる。

にもかかわらず、可能な支援が両親にすべて提供された後も、子どもの生存権を全力で守り、か弱いいのちを生かし続けるか、または最大多数の最大幸福の原則に基づいて、その権利を否定するかという難しい選択が残される。

医療者や看護師の中には、他者に代わって、治療をするかしないかを決めたがる者もいるが、両親が生涯にわたって負担を背負うので、それが両親の出した正しい決断だと見られてしまう可能性もある。しかし、もし両親の決断が誤っていたり、適切ではなかったり、倫理的または法的に正当ではないと思えるなら、患者の擁護者として看護師は、最も効果のある方法で、その主張を訴える義務を持っている。

虐待のある家庭を担当する看護師は、子どもを守る法や、虐待の報告にまつわる

自治体の規制、法を施行する機関、家庭福祉施設、子どもを守るための手段などについての情報を求める。看護師は自分の役割を、子どものケアと安全に携わり、患者を擁護する第一人者と考えるかもしれない。その場合には、子どものために、規制と養育資源が最大限に使われるはずである。もし看護師が、自分自身を家族の擁護者であると考えているなら、家族に家族療法や家族カウンセリングに参加するように、自治体の家族擁護機関の資源を使うこともできる。

子どもの擁護者である看護師には、子どもが自身のヘルスケアに関して、倫理的な決断を下せるように助けるという重要な役割もある。人間関係のパートナーシップ型モデルは、子どもを一人前の人間と見なし、自分の健康についての子どもの考え方や思い、関心事や望みは尊重すべきだとしている。

理想的には、人間関係のパートナーシップ型モデルは、隠し事がなく、決定の過程が共有されていることが基本である。徐々に増す子どもの自律は、子ども一人ひとりの思考力の成長度、個性、そして考え方に応じて支持されるものである。

このモデルでは、子どもには、自分自身の健康状態についての情報を得る権利や、診断、入院、治療、集中治療、慢性病、または迫りくる死についてでさえ、本当のことを教えてもらう権利があるとしている。このような認識は、子どもの年齢や理解度、心理状態、そして看護師や重要な他者との関係を考慮して、適切な言葉で適切な時に、適切な人によって行われることで共有される。

ヴィチョレクとナタポフは、子どもに、自分自身の健康のことを話すよう勧めている。子どもによっては、すぐに反応する子もいれば、そうでない子もいるだろう。このことは、その子の親たちが家族との関係の中で、所有型モデル、クラブ所属型モデル、パートナーシップ型モデルのいずれを使っているかを明らかにする。子どもの代わりに答えてしまう親がいれば、子どもの答えを訂正する親もいる。親が干渉するのは、所有型モデルの場合である。所有型モデルは、子どものヘルスケアを差し控えることを正当化するために、宗教もしくは哲学的信念を持ち出す親たちを、かばうことになるだろう。

例えば1986年、ボストンに住む2歳半の男児が、クリスチャンサイエンス治療師[*5]と看護師による「治療」を5日間受けた後、腸閉塞症で亡くなった。この子の両親は、宗教信条に基づいて法的な罪を免れた。あなたが裁判官だったら、この判断に同意するだろうか（自分を他の立場や役割に置き換えることは、反事実的条件判断として、哲学者たちの間ではよく知られている）。

親たちのなかには、健康の問題に関して、子ども自身の考えを尊重する者もいる。これはパートナーシップ型モデルの場合である。このモデルでは、看護師はその子た

ちの心配の本質や原因についてと同じく、健康問題の原因について、子ども自身がどのように思っているかを理解することが重要だと考える[35]。

その子の自律の感覚は、責任をもって情報を提供したり、看護師や医師と、健康問題についての考えや感情を共有したりすることで高められる。また、学齢期の子どもが、病気と治療に関して考えたり、一般化して因果関係を理解できるような手助けができる、心温かく思いやりのある看護師がいれば、入院している子どものストレスも軽減される。

看護師は、子どものパートナーそして擁護者として、身体的な変化や機能、診断の過程、治療、いろいろな病院機材の働きを、分かりやすく科学的に説明して、子どもの自律を支援する労をいとわない。同様に、子どもを尊重する看護師は、子どもの理解度に応じて、病気や治療についての真実を説明する。このような説明は、自分の病気は何か自分が悪いことをしたからで、それが両親を苦しめる原因になっていると信じている幼い子には、特に重要だ。また、他の誤解も解くことだろう。

看護師、親、子どもが一緒になって決定していく際には、次のことが前提である。それは三者すべてが、人の成長や発達について、その段階や原理を理解する能力があるだけでなく、病気との因果関係の本質を理解する能力を持っていること、そしてパートナーシップ型モデルに、前向きに取り組んでいることである。

重要な存在としての擁護者の役割に気づいている看護師は、子どもと一緒に決定するようになるはずである。子どもと看護師の協力が、子どものヘルスケアの決定への参加を促していく。具体的に言えば、看護師はできる限り多くの自由を許し、そして自立するように励ます。

入院している病いを抱える子どもの中には、自分の身体の変化に敏感になり、鋭く観察している子もいるかもしれない。そういう子は自分のことだから、自分でコントロールしたいと思っているかもしれない。自分で注射される所や、通院の日や時間を決めたり、もしくは自宅での死を選んだりといったヘルスケア計画の作成に、子どもたちが参加できるようにすることは、子どものヘルスケアの決定に参加する権利を、極めて尊重していることの証である。

イングランドの王立小児科学会健康倫理諮問は、子どもの声に耳を傾け、物事が理解できる子については、その子の年齢に応じた判断を尊重することが、いかに重要であるかを強調している。

その一例が7歳の女の子の事例である。この子は2回目の肝臓移植に失敗し、3回目の移植を望んでおらず、手術をしない場合の結果についても、自分は十分に分かっていると、両親や移植チームそして医師に説明したのである。この子の判断は、裁

判所の判断を仰ぐことなしに理解を得て、この子は自宅に戻って間もなく亡くなった[36]。イギリスでは、7歳から10歳までの子どものうち、何人かが両親や医療チームの支持を得て、移植や他にも重要な手術を拒否している[37]。

　看護師は、苦痛や為す術がないなどで死への恐怖を示している子どもを支え、必要に応じて慰めたり、苦痛から解放したり、安心感を与えることで、親たちを助けることもできる。そして、子どもが最期の時を迎えるまで、子ども自身が決定した、疼痛治療やプライバシー、仲間、兄弟、親への面会など、必要としていることを尊重しながら、看護師は子ども自身のヘルスケアへの参加を支援していく。

　子どもたちは自分の病気を通し、自身の体や人生に何が起こっているのかを、深く考えている価値ある人として尊重され、看護師は自分自身を、死にゆく若者の支持者であると自覚する。子どもには、とても悲しい結果が待っているにもかかわらず、看護師と子どもは、互いの思いやりに基づいて一緒に決定をすることで、他の人間関係の見本になるような、道徳的に重要な人間関係を築けるかもしれないのである。

　　＊5　クリスチャンサイエンス治療師：クリスチャンサイエンスという宗派は、医学的治療を認めない。治療師とは、その教会の人で、医者の代わりに病人の「治療」にあたる人。

〔看護師−子ども−親〕の関係に対する倫理的・哲学的取り組み

哲学的動向

　〔看護師−親−子ども〕の関係を評価するための、チェックリスト的な機能をもつ、倫理的な考え方がいくつかある。第6章で論じた、人と見なすための必要最低限の基準という概念に加えて、同時期に存在したサルトル、ロールズ、レイチェルズ、ルディックという四人の現代の哲学者による、さらなる哲学的な動向がある。この動向は、生物学的もしくは動物学的な生を、社会生活の中での生と区別することで成り立っている。

　人は、解剖学的にも生理学的にも、生物学的な生を営んでいる。大多数の、人としての大事な特徴を満している人たちには、自意識があるという特徴がある。将来への希望、展望、生い立ち、喜び、フラストレーション、期待などをもつ人は、自意識があることを前提に、社会生活の中での人生をもっていると言われる。それは、単なる生物としての生を営んでいるのとはわけが違う[38]。

　プロテスタント神学者として有名なフレッチャー（Fletcher J）は、人として見なされるための条件として、IQ20から40の最低の知能指数、自己認識、過去と未来の感覚、人間関係を持っていること、他人を気遣い心配する能力、存在する上での物理的・心理的条件を越えた、何らかの自己抑制をする能力などをあげている。その上

で、生物学的な生と社会生活の中での生の違いについて述べている。フレッチャーの基準は、意識の存在に集約されている[39]。

フロマー（Fromer M. J）は、フレッチャーの考え方についての、鋭いコメントをする解説者であるが、フロマーはフレッチャーのいう、人であるための基準を支持している。フロマーは、フレッチャーの人としての基準が最もよく使われているとはいえ、「これに同意しない人が多い」[40]ことも認めている。

フロマーによれば、フレッチャーにとっては「すべての特徴の元となるのは、大脳新皮質の機能の存在であり、それなくしては、生物学的生命は存在するかもしれないが、人らしさ［人格］はない[41]」と言う。さらにフロマーは、「医療専門家は、いのちの神聖性だけでなく、いのちの質にも関わっているが[42]、納得のいくいのちの質とは何かについて、人々の合意はないだろう」と考えている[43]。

いのちの質とか、社会生活の中での生、（ロールズのいう）理性的な人生設計、（サルトルのいう）プロジェクト、あるいは意識など言い方はいろいろあるが、いのちの神聖性は無条件かつ絶対的で、議論の余地がないという主張を論破するために、こうした区別を使っている。子どもたちは、大人の認知機能をすべて備えているわけではない。だが、普通の子どもは成長していくので、それに従って、このような認知機能をますます高めるような能力が育つと期待されている。

社会生活の中での生という概念には、利点と欠点がある。まず利点は、この概念で区別すれば、誰が助けられるべき人で、誰が世間からの非難なしに、医学的に放置されるかを決めるための実用的な根拠、すなわち切り捨て点として使用できる。例えば、長期にわたる昏睡状態の子どもや、重度の心身異常のある子どもは、一般からの非難を受けずに、あるかないか分からないほどの医学的注意しか払われない、といったことも起きてくるだろう。

社会生活の中での生の基準で区別していく欠点は、社会的倒錯者、肢体不自由者、昏睡状態のようなある種の人たちが、自由裁量で人として除外されるという（人ではないとする）決定に、使われる可能性があるという点である。したがって、不幸な人々を死なせる人たちが、虐殺や殺人罪で問われることはない。これは不公平と言えるだろう。

しかし、生物学的な生と、社会生活の中での生を区別することを支持する人は、もし意識や生産性がなく、人としての希望がないのなら、ただ呼吸をしているだけの人すべてを生かしておくために、社会は財政負担することはできないという。この区別の支持者たちは、このような切り捨て点は、ナチスがしていた精神病やてんかん持ちの人、もしくは健康なユダヤ人やスラブ系の人、黒人といった望ましくないと考えられてい

た人たちを抹殺するのと、同じではないと主張する。なぜなら、民族的・宗教的な要因は、人に意識があるとか社会的生産性があるということとは、関係ないからだ。

アーリア人以外の人たちは劣っているというナチスの主張は、間違っていた。しかし、たとえ彼らの主張が正しかったとしても、ナチスが行ったアーリア人以外の人たちへの誤った扱いは、社会生活の中での生においては、道徳的に正当化されないはずである。ユダヤ人を抹殺するナチスの計画は、子どもに中毒性の薬物を売ったり与えたり、また薬を売ったり運ぶために子どもを利用するのと同じように、邪悪であった。

〔看護師－子ども－親〕の関係における権利の概念

さらなる哲学的な動向は、ヘルスケアに関連する事柄の中で、子どもに適用する権利の概念をはっきりさせることにある。子どもが何か権利を持っているのかという疑問には、四つの意見と、それに付随する議論がある。

第一の考え方は、子どもには全く権利がないというものだ。親、看護師、そして大人は義務を負っているが、子どもには権利はない。第二の考え方は、子どもには世話され、食べ物、衣類、住む場所、医療、教育が与えられる権利はあるが、自分で物事を決める権利はないとする。

第三の立場は、自分の責任で決断をする用意があるのなら、子どもには制限付きの生活権と、自由の権利があるというものだ。例えば子どもたちが、安全確認に注意を払っていることを示せるなら、道を渡ってもよい。しかし、子どもたちには、一晩中外で酒を飲んでいたいと思っても、そうする自由の権利はない。第四の立場は、子どもには大人と同じような、無制限の自由の権利と生活権があるというものである。

それぞれの立場に、支持者と反対者がいる。通常の哲学の方法では、これらの見方の一方の立場に立って論じるであろう。その過程では、子どもに適用される権利の概念を明らかにするために、哲学的議論を使う人もいるだろう。

権利についての議論の中では、注目しなければならないことがある。権利は自由を含んでおり、また看護師や親、教師のような、適切な他者や集団に課される義務も含んでいるというものである。エイズに罹るという重大な出来事は、子どもの性表現に対する権利に、大きな制限を押し付けることになり、大人は子どもの性の欲求を制限しなければならないことも含んでいる。

エイズの治療法が見つからないとしたら、こうした子どもの性表現を制限することが、ますます重要性を帯びてくるだろう。そして、功利主義的結果主義者の根拠や権利に基づく考え方をもとに、そうすることが正当化されることになる。

著述家のクランストン（Cranston M.）は、権利に求められる要件を三つあげてい

る。

　第一は、実行の可能性または実現の可能性で、すなわち権利は、実行することができるものであることを意味している。第二は普遍性で、つまり恣意的な例外を認めず、その対象となるすべての人に、権利を平等に適用するというものである。
　そして第三は、「優先の重要性」で、つまり社会における個々人に、必須で緊急に必要だと思われるものを選出することである[44]。
　この第三の要件は、流行や虚飾というよりもむしろ、社会生活の最も差し迫った状況に対する権利に制限している。「優先順位」の要件、つまり価値の優先順位は、例えば「消防車や救急車」を持つことを社会に求める。「楽しい祭りや休日のキャンプ」[45]は、権利というよりぜいたくなことである。
　もし権利に制限がなければ、権利がすべてということになる。もし、すべてのことが「権利」になってしまえば、権利は、無制限の他の事柄と同様に意味がなくなってしまう。クランストンの条件を適用すれば、子どもには衣・食・住とヘルスケア、教育を受ける権利があるとはいっても、同様に子どもが愛される権利を持っているわけではないことが分かる。すべての子どもが愛されることは、理想としては望ましいかもしれない。だが、子どもの愛される権利に言及することは、クランストンのいうところの「ユートピア的願望」、つまり理想であって、権利ではないのである[46]。
　さらに道徳性は、主体・個人の道徳性、行為・意思決定の道徳性、批評者・評価者の道徳性に分けられるだろう。最初の道徳性は、知恵や勇気、慈悲や愛情、寛大さや優しさ、献身、誠実のような古典的かつ現代の道徳に関係している。二番目の行為・意思決定の道徳性は、決定や行為、もしくは主体の行為についての道徳性である。行為の道徳性は、権利の宣言、義務、正義、平等、公正に関係している。
　三番目の道徳性は、批評者・評価者のそれである。主体と行為の両方に、勇気があるか臆病か、賢明かそうでないか、信頼できるかできないかのような批判的規律を適用し、振る舞いが公平か不公平か、権利を尊重するものか侵すものかというように評価するものだ。
　したがって、愛に対する権利はあり得ない。なぜなら愛は行為の道徳性というよりも、主体の道徳性に属しているからである。言い換えれば、道徳には三種類がある。知恵、勇気、慈悲、愛情、寛大さ、優しさ、献身、誠実など人の内面や人間性にベースを置く道徳、行為や決定にベースを置く道徳、他人からの批判や評価をベースにした道徳の三つである。
　つまり権利は、行為や決定にベースを置く道徳によって規定され、愛情はむしろ人

の心情や人間性にベースを置く道徳によって規定されるので、愛情に対する権利はあり得ないのである。権利は、公正か平等かという行為の区分に属している。権利の侵害はその反対である。

依存・パターナリズム・自由

　倫理的意思決定や権利を子どものものとする際に、考えておかなければならない大人と子どもの間の違いの一つは、大人になる潜在性をもつ子どもが、依存者であるという点だ。依存者として、子どもはいつも有効な判断ができるわけではない。〔子ども－医療専門家－親〕の三者からなる関係の中で、親、もしくは看護師を含む医療専門家は、無力で他者に依存している子どもに代わって、どのような治療的介入が、子どもに最善であるかを決定する役割を担っている。

　大事なのは、1歳から6歳の子どもが、注射やワクチン、処方薬や扁桃摘出術などの医療手段を、しばしば自身は了承していないのに、受けさせられることである。インフォームド・コンセントの原則は、幼い子どもには適用されない。普通によく行われている、こうした子どもへの適用除外というのは、権利を持つことの前提に、自覚する力や理性的な行動をする能力があるという原則と関連している。

　しかし、子どもはいずれは、決断する能力をもつ自覚的大人になると思われている。子どもの立場は、意識はあるが理性のない動物と、理性的な能力を持つ者の中間に位置することになる[47]。この幼い子どもの立場は、一つのジレンマを提示する。それは、子どもをどのように見なすべきか、というジレンマである。

　子どもに権利があることを否定し、さらに子どもを下位において、パターナリスティックな干渉をすることと、大人に対してのように子どもにも同じ権利があると考える、この両方の問題から抜け出すための一つの方法は、子どものための権利に、特別な区分をつくり出すことである。このような権利は、「委託された権利（right in trust）」と呼ばれるもので、子どもたちが十分に成熟した時に、持つことになる権利である。

　委託された権利は、適切な大人に委任され、その権利は適切な時に、それを持つべき子どもに戻される[48]。看護師を含む適切な大人は、子どもの権利を守る役割を持っている。その役割を果たす適切な大人とは、保護下にある子どもの後見人、保護者、管財人、そして擁護者である。

　しかし、看護師や他の医療専門家が守るべき権利とは、親の権利か、それとも子の権利かという問題が起こる。もし両親が明らかに虐待しているようだったら、看護師の役割は子どもを守ることである。しかし、もし親がエホバの証人のように、害を与えるつもりがなくても、血液が必要で苦しんでいる子どもへの輸血を拒むようであれば、

看護師は、自分たちがその対立の間に置かれていると感じるだろう。

　看護師にとっての一つの考え方は、無危害原則を行使することにあると思われる。不必要な死という子どもへの危害は、輸血をしないと決める親の権利を覆す、強い理由づけを医療専門家に与えることになる。

　一方で、もし10歳か11歳の子どもが、足を切断しなければ助からないようながんを患っており、その子が手術を拒否したとしたら、親はより大きな害を避ける原則を行使して、子どもの拒否を覆す道徳的権利を有することになる。両親は、同様に切断の決定を下す法的権利も有している。その前提として、何が子どもの最善の利益になるかが分かっていなければならない。

　よいパターナリズムと悪いパターナリズムの、非常に分かりやすい事例がある。虐待するような親は、後者に属する。よりひどい害を避けたいという希望から、がんを克服するために足の切断に同意する親は、よいパターナリズムのほうに置かれる。他の章でも使うが、パターナリズムという言葉の定義が役に立つことだろう。

　パターナリズムは、ラテン語のpater（父親）に由来し、父親が最善を知っていて、決定の権限を持っているという考え方である。プラトンによって展開された道理にかなったパターナリズムは、両親は知恵に基づいて行動するということを含んでいる。

　パターナリズムにも、明らかに擁護できる場合や主張があり、それは掃除用の洗剤液を飲み込んでしまった3歳の息子のために、胃洗浄を依頼する両親の場合のようにである。この場合における看護師の役割は、たとえその洗浄が、子どもにとって苦痛があるとしても、ただ子どものいのちを助けたいとする両親を支援することである。

　他には、親が子どもよりも力があるということを行使する、明らかに擁護できないパターナリズムの場合や主張もある。例えば、自分の子どもを火傷するほど熱いお湯に入れたり、意味なく叩いたり、熱いオーブンに入れて虐待している親がそれにあたる。このような虐待の事例では、看護師の役割は、子どものために仲裁に入ることであり、その後の虐待を避けるために、法的な保護を確保することである。

　時々、相補的な二つの患者擁護のモデルが、参考にされることがある。一つ目は、迫害者と戦い打ち勝つという、ロビン・フッドの物語の中に示唆されている。このモデルでは、子どもと大人の間の対立はない。正義や公正といった考えが、看護師は誰の権利を守るべきかということを決定する。我々はこれを、『グループ対決モデル』と呼んでいる。

　二つ目の〔看護師−擁護者〕モデルは、ソフォクレス作の『アンティゴネ』の主人公に示されている。アンティゴネは、テーバイの王クレオンに立ち向かい反抗する。王クレオンは、アンティゴネの兄弟のポリュネイクスは裏切り者なので、埋葬してはならない

と命じるが、それは習俗に反している。アンティゴネは、力は王にかなわなくても、兄弟を埋葬する権利を要求した[49]。これを、患者擁護の『個人対決モデル』という。

　看護師のなかには、患者にこのような対応をする者もおり、その後自分自身に降りかかる結果にかかわらず、自分が正しいと思うことを実行する者もいる。また、苦しめられてきた子どもを守るために、組織上のルートを使う看護師もいる。さらに、マクロのレベルでは、上位にある専門家組織が、子どもの権利や福祉に影響を与える法案や社会政策を起案したり、支援することを通して、子どもの権利を擁護している。

まとめ

　将来の希望であるといわれる子どもたちは、日々成長していく人である。成熟した大人になるために、子どもたちは青年期から成人期にかけて、成長を支えてくれる親や医療専門家からの養育を必要としている。子どもたちの健康とウェルビーイングは、親や医療専門家にとって最大限の資源を投じ、喜んで担うべき義務となっている。

　子どもの重要性を認めるための方法の一つは、ヘルスケアの権利が子どもたちにあるとすることだ。親たちだけに義務を押し付けるのではなく、むしろ子どもたち自身に、その権利があると考えることの利点は、権利が課される義務を強化するという点である。しかし、子どもの持つ権利の種類と質には、いくつかの問題点もある。子どもの権利は、飲酒したり、非合法ドラッグを使用したり、制限なく親のお金を使ったり、学校を欠席する権利を含んでいない。子どもの権利には、制限が必要なのである。

　最も重要なのは、子どもは健康について、何が自分自身の利益なのかを判断する能力を、持っていないことだ。したがって子どもは、人として成熟する一定の時期まで、インフォームド・コンセントのような権利を持つことができない。このような問題を埋め合わせるために、「委託された権利」の概念が、子どもに適用される。

　しかし、このような権利は、子どもが生物学的な生だけでなく、予定や計画、希望、期待、実感、そして失敗や落胆もある社会生活の中での生を持っていることが前提である。社会生活の中での生のこれらの側面は、人としての自覚の証や、人とされる存在であるための必要条件を提示している。

　子どもに関わりながら働く看護師の課題は、子どもの独立性が育っていくのを助けることである。その一つが、子どもが自分自身のヘルスケアに責任を持ち、参加するのを励ますことだ。子どもが自分の体のことや健康状態がよくないことを言ったり、看護師との信頼関係にだんだん気づくことは、病気の子どもが健康になっていく上で、すべて強力な力となるはずである。その子は明らかに、自分自身のヘルスケアの計画や実

践への、参加者になることができる。

　幼かったり、虐待されていたり、育児放棄されている子どもに関わりながら仕事をする看護師の役割は、主に患者の擁護である。このような子どもたちは、保護と助けを必要としている。時には、子どもが本当に生きていくために、虐待やレイプをするような親のいる家庭から、子どもを引き離すことも必要になる。看護師は警察を利用したり、子ども家庭福祉団体を紹介するなど、利用できるあらゆる支援を、効果的に実施することができる。

> **討論のテーマ**
>
> ❶ 両親は、3歳になる子どもが悪性度の高い白血病であると医者から告げられた。医師は、ある治験薬をあげて、"これを使うと非常に気持ち悪くなり、場合によっては致命的な副作用の可能性もあるが、しかし白血病も治るかもしれない"と言っている。医療専門家の誰もが、「子どもの最善の利益」に言及して両親にその治療を勧めている。しかし両親は、同じく「子どもの最善の利益」をあげて不必要な副作用の苦しみを避けるために薬を拒否している。誰が正しいと言えるだろうか。この事例は「最善の利益」の原則について何を訴えているのだろうか。
> ❷ 同じ事例で、代替的な判断の原則に照らすと、論点をどのように巧みに避けることになるだろうか。子どもが何を望んだであろうかということを合理的に推測することができるのだろうか（子どもが何を望んだであろうかは、反事実的判断の例である）。

第8章 青年期の看護ケアにおける倫理的問題

この章で学ぶこと

1. 青年期の若者*1の受容能力と成熟性を、身体面、精神面、社会面、文化面、法的側面と関連づけながら、若者の権利と価値観の特徴を明らかにする。
2. ヘルスケアを必要としている若い患者の権利擁護者としての看護師の役割を明らかにする。
3. ペアレンタル・コントロール、州政府、若者の自律の三者間の対立の中での看護師の役割を展開する。
4. パートナーシップ型家族モデルにおいて、依存した存在でありながら、独立した存在でもあり、相互依存的な存在である若者の自分自身、家族、社会に対する義務と責任を認識する。

*1 青年期の若者(Adolescents)：この章における青年期の若者とは、一般に12歳から21歳までの男女を指す。

概説

　青年期の若者は、主張や実践における自律の度合いで、子どもとは違う。社会の中流や上流階級の人たちの中には、依存する青年期の若者を、長期にわたって援助する親もいる。こうした若者たちは、世話を受ける権利はもちろん、決定権も行使している。このような決定権には、（若者に見合う、思慮分別のある大人の考えた範囲内ではあるが）ヘルスケアの権利とともに、経済的支援、教育、着るものや娯楽につ

いての決定権も含まれている。

第5章では、妊娠すること、妊娠を継続すること、中絶することの三つの権利に言及した。この章では、妊娠を継続する権利と中絶する権利について考えてみる。

青年期の発達上の特徴

青年期の成長段階

アメリカの文化では、青年期の若者は、両親や学校の教師、警察当局者やコミュニティを神経質にさせる、不安定で難しい時期だと言われている。

青年期というのは、一般的に、親の威信や既存の権威、型にはまった社会規範に反抗する時期だと考えられている。彼らは、最も大事な規則や、親や大人たちの期待を試したがる。したがって、もし看護師が、彼らの健康ケアに関する状況やその重要性について、彼らの独自の評価に注意深くきちんと耳を傾けないと、若者たちは看護師のせっかくの努力を無にしてしまうかもしれない。それでもなお若者たちは、親の支援や扶養に依存しているのである。

青年期は、全く異なる成長段階に分類される。青年期の初期には、「明確な理由もなしに、外見からは伺い知れない感情の起伏が見られる」という特徴がある[1]。この段階では、一般的に両親や大人の言うことにあまり耳を傾けず、仲間のグループが自己の独立やアイデンティティ、価値観に影響力を持っている。若者たちはとても強くプライバシーを求め、また話し相手、しかも恐らく同性の友人と仲良くなることを求めている[2]。

性的な感覚や好奇心、興味が増し、自分自身の体型や容姿を非常に意識するようになり、理想や憧れ、恋愛の対象である存在や、有名人と自分を比較する。若者たちは、空想の中で、非現実的な将来の理想像を描いているのかもしれない。

親に依存し親のそばにいる状態も、青年期の中期くらいになると、衝突が増えるとともに、壊れていくことが多い[3]。このような若者たちは、「常に規則に異議を申し立て、再交渉しようとする」[4]。皆と同じになりたいという彼らの願望が、早くに性体験をするといった、性行動につながることもある。そして、「自分は何でもできるとか、絶対に大丈夫といった感覚から、危険を伴う行動が頂点へと達し、しばしば薬物の使用や猛スピードのドライブ、安全でない性行為をするなど、危険を伴う行為の経験へとつながっていく」[5]。

青年期の後期では、性アイデンティティとして仲間との関係が成熟し、愛情行為と責任が理解されるようになる。親との関係では、冷静な話し合いが可能になり、単純

に割り切った判断はしなくなる。将来を考えるようになり、さらに教育を受けるとか、結婚や仕事をしたいといった願望が増してくる。

　人生という旅をする中で、若者各自に用意されているものやサービスの範囲は、権利の概念によって決定される。若者たちは、大人の特権と考えられている権利や自由を要求するようになる。こうした権利には、自由な性的行為も含まれている。この問題が、妊娠や生まれてきた子どものケア、望まない妊娠の中絶、避妊方法を守ること、エイズを含む性感染症の医療ケアといった、青年期の問題に関する親の責任について、多くの問題をもたらすのである。

　したがって、青年期の若者のヘルスケアの中心的な問題は、親や国家権力を代表する人をはじめとする他の重要な大人たちの義務や責任、権利に関連して、青年たちがどれだけ自律しているかということなのである。

　これに付随する問題として、若者たちの権利と、彼らの権利を保護したり、与えたりするための社会の義務の範囲が問題となる。国連の『子どもの権利宣言』は、社会や親から与えられる権利を列挙している。善意的であるにもかかわらず、この宣言は、パターナリスティックであるか、理想主義にすぎないと見ることもできる。なぜなら、それは子どもの基本的な責任を、その子の親たちに課しているからだ[6]。さらに、その規定は、時には取って付けたような望ましい理想であり、現実的ではなく、実現不可能なものもある。

　ここには、青年期の若者は、両親や教師、他の権威者の利益や価値観から切り離して、自分たちの利益や価値観を識別し、表明し、評価することができないと決めつける前提がある[7]。若者たちは一般的に、自分の利益を守る能力がある、という主張もある。他には、若者たちは、まだ十分に大人になっておらず、経験不足だという主張もある。したがって、子どもの最善の利益を考える親の関心は、健康のような重要な事柄で、若者たちの価値観、道徳理論、自律性と直接対立することになるだろう。

　このようなことから、看護師はその間に立たされることになり、権利や義務、責任、信頼、公正、そして他の道徳的価値に関する親子の対話を継続するために、仲裁する必要が出てくるかもしれない。

青年期のヘルスケアの問題

　若者への医療の提供のあり方を見ると、かかりつけ医を持ったり、日常的な医療資源を利用するというより（そうしていれば予防も可能なのだが）、必要に迫られてから医療にかかるのが一般的である。そのため、ヘルスケアの経験や、意思決定プロセ

スへの理解が足りないという事態を招いている[8]。

　飲酒運転や、泥酔して歩いたり、シートベルトを着用してないことによる自動車事故が、意図していなかった傷害の75%を占めている。そして、殺人が15歳から24歳の第二の死亡原因となっている。同じ年齢層の男性のアフリカ系アメリカ人では、殺人が第一の死亡原因である[9]。自殺は、青年期の若者の第三の死亡原因であり、そのうち、同性愛（ゲイやレズビアン）の若者が、自殺者の約30%を占めている[10]。

　摂食障害や身体概念の混乱は、深刻な医学的結果をもたらすダイエットや、体格改善目的のステロイドの使用へとつながっている。若者の間で、コカインやヘロインの使用がやや減少する一方で、タバコや飲酒、一気飲みが増えてきている。ハイリスクの行動が、無防備な性行為や、不潔な注射針での回し打ちにつながり、臓器（心臓や脳など）に直接的な障害をもたらし、人間関係や社会的な関係を混乱させることになる[11]。

　性的虐待は、16歳前の女子の4分の1、そして男子の10分の1で起こっていると推測されており[12]、そこには性感染症になるリスクや、自尊心や信頼を損なう危険性がある。性感染症は、HIVの感染も助長している。なかでも若い女性のほうが感染しやすい。エイズは、15歳から24歳の若い女性の死因の六番目となっている。そして、一般人口における比率よりも、有色人種の若者の発症率が高い[13]。

　新しい医薬品が登場し、エイズのコントロールを助けているものの、それで治癒するわけではない。しかし、その費用と医薬品の厳しく統制された使用が、深刻な問題となっている。

　近年、10代の妊娠は減少傾向にある。その理由としては、出産前のケアが遅れたり、栄養不足や、出産の準備または支援が整っていないことがある。その上、しばしば出産後も貧困がいつまでも続くことになり、公的扶助に頼らざるを得ない状況に陥るなど、子どもが生まれても、まず良いことはないと見られるからである[14]。

　ここに示したようなことから生じる社会的価値の低下は、青年期の若者たちに、疎外感や虚無主義、自殺や殺人、偏屈、奔放な性、薬物の乱用、そして自分や他者への虐待という、後ろ向きで破壊的な方向へと影響する。これらのことが、人生・自由・幸福の追求、礼節、責任、義務、社会的責務の尊重と、置き換わってきている。この「自然の状態」への回帰は、法的強制力のある社会契約がないということで、人生は「短く、不快で、野蛮」だというホッブスの恐るべき考えを思い出させる。

　この社会的な堕落の悲しい例として、次のような場合がある。母親、しかもしばしば一人で子どもを育てている親が、自分の子どもにエイズの薬を飲むように言うと、それに対して子どもが、「どうしてお母さんの言うことを聞かなければいけないの。お母さ

んは、どうせエイズで死んでしまうのに」と聞いてくるのだ。

　コンドームの使用は、エイズや他の性感染症の蔓延防止に、最も効果的な方法である。学校で、若者にコンドームを無料配布するという案が、親や学校関係者、宗教的権威者、そして一般社会において、大きな論争になったことがある。議論の中心は、若者の権利に対して、子どもが性的に活発になったり、性知識を持つことを制限したり、禁止しようとする親の権利や義務についてであった。

　ニューヨークでは、あるグループが、教育委員会のエイズの教育プログラムの一貫としての、「コンドーム入手」政策に反対した[15]。そのグループは、事前に両親の同意を取らないことや、親が自分の子どもに、コンドームを受け取ることを禁じる手段さえないことに抗議した[16]。

　ニューヨーク州裁判所は、コンドームの配布は「健康教育」ではなく、むしろ両親の同意を必要とする「ヘルスサービス」プログラムだと述べた[17]。裁判所は、親の同意なしにコンドームを配布することは、憲法上の親の権利を侵害し、特に子どもの養育に関わる当然の権利と解釈されている、憲法修正第14条の適正条項の権利に反すると考えた[18]。裁判所は、学校が親の立場にとって代わって、生徒たちに性的な活動の手段を提供してしまうだけでなく、若者に避妊具の使用を許可したり奨励したりという、親の心情に反するかもしれないような[19]環境づくりをする必要はないと言った[20]。州裁判所は家族の所有型モデルを支持したのである。

　学校でのコンドームの無料配布に反対する人たちは、若者の間でのエイズの罹患率や死亡率が上昇しているにもかかわらず、次のように述べて非難している。

　　このようにコンドームを配布することは、親の支配権に対する侵害であり、一般の人のエイズについての認識を、民主的なものにするためのイデオロギーの普及を目的とした、政府（の権威）拡大のための作戦である。コンドームを配布しようとする人たちのもくろみは、（今までとは違う）あらゆるライフスタイル、もしくは指向（例えば同性愛）が、平等で合法的なものだと主張したり、「医療国家」のもとに、自己選択に対する個人の責任を減じるものである[21]。

　この見方では、こういったエイズの場合には、人は自分の選択の結果苦しむことになるに違いない。これは法的道徳主義者の見方であり、懲罰的、排他的である。

青年期の生と死に関する倫理的問題

　HIVやエイズの他にも、薬物の乱用など、青年のヘルスケアの問題や悲劇は数多くある。

【事例 8.1】 人工透析治療の拒否と自宅で死ぬ権利

　1968年、カトリック家族の7人兄弟の二番目に生まれた16歳のカレンは、慢性の糸球体腎炎[*2]で入院していた。カレンの腎臓は、2年間の集中的な治療の甲斐なく、二つとも摘出された。父親からの腎臓移植がうまくいかなかったのだ。手術前後の血液透析では、悪寒や吐き気、嘔吐、ひどい頭痛があり、衰弱を引き起こす原因にもなった[22]。移植の前後に、カレンと両親は精神科による検査と治療を受けていた。
　（2年後には）移植した腎臓は、明らかに機能しなくなっていた。カレンと両親は治療の中止を求めた[23]。しかしこの決定は、医療スタッフには受け入れられなかった。精神科医とソーシャルワーカーは、医療を継続する方向に導こうとした。家族は自宅でケアすることを了解したが、カレンには在宅ケアは孤独で制限が多いことが分かっていた。カレンは疲れており、不快な症状があった。
　そんな時、カレンは高熱と移植腎の摘出のために入院した。シャント[*3]が感染し、凝固して閉塞したためである。この時点でも、カレンと両親は、再度透析を受けることとシャントを再びつくることを拒否した。スタッフは怒り、失望し、16歳の子にとって、不合理で非道徳的で不適切な決断だと意見した。カレンは病院のチャプレン[*4]とその決定について話し合った。カレンは、死んでも恐らく地獄も天国もないだろうと思うが、もし自分が生きてこの先もずっと苦しみが続くかもしれないなら、何もなくなってしまうほうがずっとましだと思っていた[24]。
　小児精神科医は診察をして、カレンに精神的な問題はなく、彼女の判断は十分に道理に基づいた理性的なものだと考えた。腎臓専門医も同じように思った。スタッフたちは、カレンが考えを変えた場合に備えて、毎日カウンセリングをしながら、カレンが快適に暮らせるようにした。そして、治療を強制するために裁判に持ち込むか、病院スタッフが自殺行為だと思えることを手助けするのを避けるために、親にカレンを連れて帰って自宅で看取るように要求するか、どちらをとるかが検討された。
　透析担当の看護師はカレンのところへ行き、もっと透析をするように主張した。一方、カレンの長期にわたる苦しみを見てきたスタッフのほうが、より彼女の意志を支持した。
　カレンは自分で決定した後、意欲と食欲が増した。カレンはスタッフに感謝し、自宅近くに埋葬場所を選び、両親の幸せを願って、その決断に今でも迷いを持っている両

親を支えた。カレンは1971年6月2日に、急ではあったが穏やかに、両親に見守られながら亡くなった[25]。

カレンの決断に対し、一貫して両親からの反対がなかったために、この問題は彼女の自律や死ぬ権利と、この行為を自殺的で非道徳的と考えるスタッフの見方との対立であったと言える。スタッフの中には、血液透析室の看護師のように、カレンの判断に強く反対し、基本的にはパターナリスティックに医療介入することに賛成する者もいた。一方で、治療中止を決定したカレンの権利を支持するスタッフもいた。

＊2　糸球体腎炎：腎臓の糸球体が徐々に破壊されることによって起こる一群の腎臓病。
＊3　シャント：腎臓が機能しない場合、血液透析用に、動脈と静脈手術によって動脈と静脈をつなぎ、動脈から直接静脈に血液を流すためにつくられる。シャントは通常は利き腕と反対の腕につくるが、それが閉塞した場合には、反対側の腕に再びつくり直す。
＊4　チャプレン：教会以外の場所（病院、ホスピス、学校、施設など）で奉仕をする牧師のこと。

【事例 8.2】　心臓手術への同意を拒否したダウン症児の両親

カレンの事例を補足する事例として、軽度のダウン症の12歳のフィリップ・ベッカーの事例がある。フィリップは心臓手術が必要だったが、両親は手術への同意を拒否していた。フィリップの両親は法廷で、生きているよりも死んだほうがフィリップにとってマシだという意見を述べた。両親は「最善の利益」の原則を訴えた。幸いにして、ジョージ・ウィルの働きかけの結果[26]、里親がフィリップを助けにやってきて、必要な手術を受けさせた。両親はフィリップのことを「恥」だと思っていたのである[27]。

もっとやっかいな事例は、親の保護のもとで生きている13歳から18歳の若者たちが、親に知られず、また親の同意もないままに、中絶を求める場合である。このような未成年者たちは、独立しておらず、また自活も結婚もしてないために、政治的・社会的に自由な立場に立つ資格がない。一つの道徳的立場は、看護師が、身体に対する若者の権利に基づいて、こうした若い患者のプライバシーや秘密を守らなければいけないことである。もう一つの論点は、未成年である自分の子どもの健康に関して、知らされる親の権利と、子どものために決定する権利の問題である。

青年期のQOLにおける倫理的問題

青年期の若者のヘルスケアに関する倫理的問題が、すべて生や死の問題に関わっているわけではない。しかし、それでもなおこのような問題は、それに影響を受ける若者たちにとって重大なことである。

【事例8.3】 父親が信仰に基づいて手術を拒否

14歳のマーティン・シーファースは、口蓋裂および口唇裂で手術を必要としていた。健康省の陳情書によれば、少年は放置されたままであり、健康省は手術の実施を命じた。マーティンの父親は、フィリップ・ベッカーの父親（事例8.2を参照）と違い、親の愛情を示していた。しかし、マーティンの父親は、「心理療法」や「万物の自然の力が身体を治す」と信じていた[28]。したがって、父親は息子の深刻な障害や、醜いあごを治す手術を拒否した。マーティンも父親と同じ考えだった[29]。

裁判所はマーティンが手術を受け入れたり、受けないと同意するのに十分な年齢に達していることを根拠に、彼に同意した。その結果、マーティンは若者としての外見が悪いままであり、今後彼が自分の可能性を十分に発揮するためには、身体的、精神的な救済が必要になることだろう。

健康省が支持した形成手術について、マーティン・シーファースが拒否したことに示されるように、親、子ども、州の三者の考えが、いつも一致するとは限らない。

【事例8.4】 輸血に同意しない母親

14歳の少年は、首や顔のひどい奇形に苦しんでいた。少年は手術して普通の生活をすることを望んでいた。少年の母親は手術に反対しなかったが、彼女はエホバの証人の信者で、輸血への同意を拒否していた。外科医はこの患者に輸血できない場合には、手術はできないと拒否した。裁判所は、その子ども自身の意向が無視されていると判断し、手術の実施を命じた[30]。

【事例8.5】 信仰に基づいて扁桃摘出術に同意しない父親

四人の若者が、物理的なネグレクト*5と虐待を受けていることを理由に、家から引き離された。この子たちの父親は、宗教的信仰に基づいて、必要な扁桃摘出術の承諾を拒否したが、父親の反論は裁判所によって却下された[31]。若者の権利と親の支配力、そして州の権限の三角関係において、ある裁判所では、すべてではないが、手術を好ましいとする判決を出している[32]。

*5　ネグレクト：食事、衣類、住む場所、衛生状態、安全性や福祉など、必要なヘルスケアが十分に提供されていない状態。または、子どもを残したまま、保護者が長いこと外出するなど、子どもを放置しておく状態などのこと。

青年期のケアにおける看護師の役割

若者へのケアは、特にやりがいのある仕事である。若者たちは、独立しようと自分

で行動するが、問題や危険があふれている状況に気づくのが遅れて、悪循環をくり返す傾向がある。この発達段階では、自分は何でもできると考えるのが特徴的である。仲間から認めてもらうことを重視し、結果として仲間という集団の中で、さまざまな行動や役割を試してみることになる。したがって、若者は仲間のけしかけに応えようとして、薬物や性的行為や犯罪行為を試みることもあるだろう。ほとんどの若者にとって、自分のアイデンティティを置いている仲間集団の価値観から離れることは、非常に難しい。

例えば、妊娠や中絶、性感染症やエイズを招く性行動を、肯定的に捉える仲間の価値観を受け入れることは、若者と親たちの考え方の衝突の原因となり得る。看護師は、親たちの怒りや義務と、若者たちの守りの姿勢と傷つきやすさとの、板ばさみになってしまうかもしれない。それぞれが自分の選択は正しいと信じている。そして両者とも、看護師が自分の立場を擁護し、積極的に支持してくれることを期待している。

例えば、親に知らせずに中絶することを希望している13歳の少女は、中絶を実施する施設は患者を擁護するものと考えて、無条件に支援されることを期待している。この少女は、普通なら親に求めるはずの助けを得ずに、中絶するという決断に伴う罪の意識や後悔、そして中絶をすることへの不安などの重荷を、一人で背負うと言い張っている。

看護師は、この少女が両親のことをもっと前向きに考えられるように、少女自身が家族に関して感じていることを知り、分析して、少女を支援しようとする。その子が知られたくない理由は、虐待や近親相姦などの実質的なことのためかもしれない。妊娠したその子は、婚前交渉を禁じられていたので、家族からの罰を受けたり拒否されることを恐れているのかもしれない。

看護師は、患者が知識をもって判断するように、適切な情報を提供する一方で、患者の擁護者として、『看護師の倫理綱領』に従って、このような患者の自己決定権を支援する。このような情報には、臨月で出産して養子に出すか、中絶するかの決定の際に、親が支えたり参加するといった可能な限りの支援や、その手続きの取り方と結果や治療を受けたり、拒否する患者の権利を含んでいる。

適切な情報には、カウンセリングのための家族計画の専門医への紹介や、避妊に関する情報も含まれる。支えとなる看護ケアには、若者が直面する悲劇的な選択に関する問題や関心ごとも含まれる。事前の指導は、若者に将来の望まない妊娠を回避させることや、行動や人との関わりの中に示される、個人的な価値観に対する彼らの理解にもつながる。

支援の第二段階で看護師が行うことは、性行動が活発な若者に、家族計画協会

や避妊の専門医、もしくは個別カウンセリングを紹介することである。このような機関は、妊娠や一般の健康に関することを管理するように、若者をカウンセリングしたり、教育したり、指導することを目的としている。ケアは通常、低料金か無料である。

支援の第三段階は裁判に訴えることだ。保健福祉省の規制では、連邦政府の補助金を受けている家族計画プロジェクトすべてに対して、宗教や信念、年齢、性別、出産経験、婚姻状態にかかわらず、できる限りのサービスの提供を求めている[33]。

要扶養児童家庭扶助*6を受けている家族の15歳の少女は、親の許可がないために、避妊薬を提供することを拒んだユタ州家族計画協会を訴えた。三人の判事からなるユタ州の連邦裁判所は、親の同意を求めることは、連邦規制の要件に抵触するという判断を示した。したがって、連邦政府から支援を受けている機関から、若者が避妊薬の提供を受けられないようにすることは、違憲であるとされた。

裁判所はさらに、親の同意を求めることは、未成年者のプライバシー権の侵害だと判断した。したがって、連邦規制が執行されることになったのである[34]。

親の権限と若者の自律の間の論争は続く。時には、看護師の役割が、若者の性行動、避妊、中絶の権利へのこだわりと、親の権威や、望まない妊娠をしてしまう若者の福祉に対する親の心配との仲立ちをする、仲裁人のようになることもある。

親は、その若者には生まれた子どもを育てる能力がないことや、親の支援に依存しているという理由で、ごく当たり前のように若者の権利は限られているとか、性の自由や避妊、中絶は悪いことで、それゆえに望ましくないと主張するかもしれない。看護師は両親に対し、若者に性的禁欲を求めるという非現実的な期待をしないよう、それとなく話すこともあるだろう。看護師は、望まない妊娠や中絶、エイズなどの性感染症を招くよりも、弊害の少ない若者の避妊の権利を擁護する立場にあるかもしれない。

若者の性行動、避妊の利用、中絶、婚外での出産・育児などのジレンマは深刻で、絶えることのない問題である。未婚の母からの出生率*7は、1983年から1993年には70％増加し、630万人に達している[35]。若い女性は、性的に自由である権利を強く主張するかもしれないが、権利の行使には、その権利に伴う義務が求められる。この議論に従えば、生まれた子のために、充実した生活が送れる適正な環境を提供することが親の義務であるが、ほとんどの若者はそうできないため、性的に自由である権利もないことになる。

婚外出産は、犯罪や薬物乱用、福祉への依存の増加、低い学力などの多くの社会問題に原因があるとされてきた[36]。だからこそ、看護師にとっての課題は、できるなら対立関係にある親と若者たちに、理にかなった選択肢を提示することである。道徳的・社会的な行動の結果は、親や若者、そして看護師が一体となって明らかにされ、

検討される。若者の生活スタイルや選択に関係なく、親は若者に必要なものやサービスを提供して、支援するべきだとする前提について、親も若者も検討・評価していくことが必要なのである。

若者たちもまた、自分たちの主要な決定を、道徳的に正当化する過程に関わることができる。行動における道徳的側面や重大性を検討し、それを評価する若者の責任は一般にあまり認識されていない。特に公共のメディアでは、薬物や飲酒、性行動、音楽、ファッション、自由奔放なライフスタイルを試す若者が、魅力あふれる刺激的な存在として取り上げられている。

看護師にとっての中心的課題は、彼らの権利を支援することであり、それはきちんとした充実した生活を送ったり、またカレンの事例にも見られたように、行き過ぎたり、無意味な苦しみからの解放を求める死ぬ権利を支援することである。これは、理性的な決定、もしくは自律のための個人の道徳的権利を支援する、患者の権利擁護者としての役割である。

妊娠、中絶、エイズや他の性感染症、出産、幼児虐待、薬物乱用といった若者の性行動の問題でも分かるように、彼らの権利は、道徳的に正当化するには限界がある。彼らの権利に限界があるのは、いくつかの資料からも伺える。例えばある州では、強制的な自動車教習によって、若者の事故の頻度に、大きな統計的差異が見られるようになってきた。家族関係では、責任や信頼が増加すれば、権利もさらに行使できるようになる。これは、権利と徳の関係を示している。

カントの言葉を分かりやすく言い換えると、徳のない権利には中身がない、権利のない徳には行き場がない。つまり、一方がないとそれは不完全なのである。したがって、急激に権利が拡大し、社会的資源が減ってきている世の中で、若者は単に権利の保有者であるよりも、むしろ善と奉仕の提供者であり、かつ受け手であることを学ぶのである。

*6　要扶養児童家庭扶助（AFDC）：18歳以下の扶養児童を持ち、かつ一定の収入以下の家庭に対して、無期限で補助金を出す制度。1996年にクリントン大統領が成立させた福祉改革法によって、この制度は廃止され、これに代わる新制度として「貧困家庭向け一時援助金プログラム」（Temporary Assistance For Needy Families (TANF)）が施行されている。

*7　未婚の母からの出生率：2002年の全米の女性に対する生殖・家族計画・リプロダクティブヘルスに関する調査(Fertility, Family Planning and Reproductive Health of U. S. Women: Data From the 2002 National Survey of Family Growth, Vital and Health Statistics, Series 23, U. S. Dept. of Health and Human Services, Centers for Disease Control and Prevention, National Center for Health Statics, 2005)によれば、2002年の全米における18歳未満の女性の妊娠の88%、および18歳〜19歳の女性の妊娠のうち、74%が未婚の妊娠である。1990年代以降2002年までを見ると、米国の15歳〜44歳の女性の中絶件数は減少傾向にあるが、2000〜2001の中絶件数全体の19%は、ティーンエイジャーによるものである(Jones RK,

Darroch JE and Henshaw SK, Patterns in the socioeconomic characteristics of women obtaining abortions in 2000-2001, Perspectives on Sexual and Reproductive Health, 2002, 34(5):226-235）。
今なお、米国における若者の望まない妊娠の問題は深刻である。

〔若者-看護師-親〕の関係における倫理的考慮

　ひとが、他人と社会生活を共有するということは、若者の成長に重要な意味をもっている。社会的に価値ある人生は、若い彼らの権利を認めるだけでなく、自分自身や他人に対して良くも悪くも作用する物理的な力に相応する義務を求めている。若者の道徳教育には、社会生活の共有、人々の相互依存という点が含まれる。人間関係には、相互の譲り合いや、権利と義務の相互承認が必要なのである。

　結果として、権利と道徳が相関関係にあるということは、若者たちにも当然適用されるべきだと主張する人もいるだろう。これは、彼らが権利を持つためには、責任を果たすのにふさわしい生き方を示さなければならないことを意味している。

　例えば、若者が車を運転する際には、彼らに安全に運転する能力が求められる。また、運転にかかる経費の一部、あるいはすべてを払うことも求められる。そして運転する時には飲酒や薬物を控えることも要求される。これらは、社会的・経済的責任を果たすことを期待されている、社会の大人たちに課せられている制約と同じものである。

　したがって、若者が得る車の運転のような新しい権利は、しかるべき責任があるという前提の上に成り立つ、「取得権利」であると言えるだろう。同じような制約が、性行動についてもあると言えよう。子どもを産み育てるという、大人の責任を果たす準備ができていない若い学生は、きちんとコンドームを使用するなどのしかるべき制限なしに、性行動をとる自由はない。

　若者の権利と責任を決めるにあたっての主たる原則は、こうした権利や責任が、社会的に価値ある人生を導くのに役に立つかどうかによって、決定すべきというものである。その理想は、安全でない性交渉や危険な運転、薬物の使用、公共物の破壊、暴力、そして他人への配慮の欠如といった、社会的に害をもたらすような行動を受け入れない。

　つまり、ウィリアム・ゴールディングの『蠅の王』*8（英1954）に描かれている人のように、若者に本当の無法者になって欲しくないということである[37]。このような行動は、私たちの社会では受け入れられないのだ。

　看護師は、他の医療専門家と同じように、意味ある社会的価値を高めていくなか

で、医療教育者、セラピストという役割を担っている。そして、若者一人ひとりが責任ある、しっかりとした社会人になるために役立つような価値観を、看護師は支持している。看護師は、若い彼らが人に貢献することと、人を頼ることの両方を学ぶのを助け、彼らが互いに役割を果たしていくことを支援する。

これに関係して、身体的・社会的・精神的・経済的に良好な状態という概念は、明らかに重要な看護の基準になっている。米国看護協会は、若者のケアに関する宣言の中で、看護師の役割を、学際的なアプローチと、多文化的・社会経済的・多民族的観点をもって、擁護者、代弁者、ケアの提供者、管理責任者、ボランティアとしての機能を果たすことと見ている。

また、社会的に意味のある人生には、知的判断を維持するための規範と技能を、適切に評価し訓練することが必要だとしている。このような判断には、自然科学における証拠という法則をよく理解した上で、認知科学の方法論や、その結果に対する共通の理解を持つことが必要とされる。なぜそれが倫理と関連するかは、証拠という法則を考えるか無視するかで、巨大な善か悪が生まれるからである。

*8　『蠅の王』：この作品では、蠅が群がる豚の生首を「蠅の王」と形容している。未来の大戦中、疎開に向かう少年たちを乗せた飛行機が墜落し、少年たちは南太平洋の無人島に置き去りにされる。最初は規則を作って協力し合っていた少年たちだったが、次第に些細なことで対立をくり返すようになる。やがて無法者化していく仲間を、集団で手にかけてしまう。

適応されるべき生物学的・伝記的・社会的・認知的特徴

ここでは、生物学的・伝記的*9・社会的・認知的特徴について、ある若者が長い間昏睡状態だった場合を例にとって、人間としての人生の質の問題を考えてみよう。この問題は、その若者が自分の意志で行動する人生、つまり伝記的人生がないことから提起される。こういった特徴は、その若者たちが、例えば薬物中毒者や犯罪者だったり、反社会的な行動をとるなど、極度の身体的・知的・社会的、もしくは精神的に障害を持っている場合に、彼らはどういう種類の人間であるかという問題を提起する。

また、若い女性が5回目の妊娠をして、もし子どもを産んでしまうと、その子に価値ある人間生活を与えられそうもないという理由で、中絶する権利が支持されるのは、こうした伝記的・社会的特徴があるからだ。さらに伝記的・社会的・認知的な特徴は、生物学専攻の学生が、学習の一環である動物解剖を拒むことを否定する。

また看護師が、社会的・認知的な考えによって是認される、少年の口蓋裂の手術や中絶手術に関わるのを拒否することに関しても、難色を示す。それは暗に、（科学

的な方法や結果を尊重し、それに精通しているという）認知的要件が、科学的に証明できるケアの手段の合理的な代替法として、看護師の勧めるレアトリルや信仰治療*10に反対する理由にもなっている。

生物学的・伝記的・社会的・認知的特徴は、殺人や傷害を起こしたり、ホロコーストはなかったと信じているような、反社会的人間や偏屈者の行動にもあてはまる。こうした若者たちは、自らを道徳的範疇から外している。彼らは（また同じような大人たちも）、たとえ人であると認められても、立派な人であるとは言えない。

「誰が決めるのか」とか、「若者のいのちに、もはや生きる価値があるかどうかを決めるのに、正当化され得るような権限を誰が持っているのか」と尋ねる人がいる。ある哲学ではこの問題を、「〔看護師−若者−親〕の間の問題を解決するのに、理性的な人ならどのような基準を使うだろうか」「何をもって、よい理由もしくは証拠と見なすのか」と言い換えている。

事例によっては、信仰治療の問題のように、科学的証拠に訴えるのが効果的であり適切である。そうした効果が見られるのは、科学的証拠には、信仰治療にはないと言われている、事実という価値があるからである。信仰治療よりも、口蓋裂の手術における事実という価値を信じる理由は、結果において検証可能な証拠があるからだ。すなわち、功利主義の明らかな勝利である。

他にも、例えばエホバの証人の信者に、輸血をして助けるというような場合、効果的で賢明な方法の一つに、慣習的または「共通の道徳」[38]に訴えるやり方がある[39]。共通の道徳が道徳のすべてではないという事実があるにしても、その一方で、それは正直や愛情、寛大さ、分別、勇気、幸福のような共通の道徳的感情や美徳、また人々の生存やウェルビーイングに目を向けている。

看護倫理の捉え方の一つに、主要な倫理理論と、その原則のチェックリストを使用することがある。このリストは、義務に基づく倫理とその原則である自律、忠実、真実の告知、愛情に基づく倫理と「汝の隣人を愛せ」という黄金の原則、功利主義と最大多数の幸福の原則、正義の原則のようなロールズの正義論からできている。これらの倫理理論はすべて、善行と無危害義務を支持している[40]。

看護倫理の実践は、これらの原則を生かすことであり、形式的・帰納的・弁証法的な推論を利用することである。この過程とともに、人は道徳的直感を駆使して、拮抗する原則の中から、支持する原則と実践を選ぶ。

フットボールの試合中に足にケガをして、その足を切断しなければならなくなった若者ダレンス・ケネス・ダーリンの事例*11から（病院、医師、そして看護師が業務怠慢で有罪を宣告された）、看護師の訓練された知力・看護力・熟練した観察力が大事で

あることを私たちは知る。このようなタイプの事例は、信仰療法の事例やチャド・グリーンの事例（164頁参照）とともに、「知は美徳なり」というプラトンの理念に、道徳的な説得力を与えるものである。

倫理理論やその原則と実践に対する知識が、確実な結論を導くとは限らない。だが、ある倫理理論の中から支持するものを選び出し、それに基づいて、継続的にかつ理性ある主張をすることが、看護の実践において強い道徳的な力をもたらす。

E. J. エマニュエルおよびL. L. エマニュエルによって、初期の頃にヘルスケアのさまざまなモデルの間につくられた区分（第2章参照）は、乳幼児、子ども、若者に対する制限と自由の問題に適用される。子どもが青年へと成長していくに従って、次第に指導連携モデルが適用されていく。若者は、次第に自立し、自活を覚えていくことが期待されている。看護師を含む大人は、生徒の横に座り、運転実技を指導する自動車教習所の教官のようになることだろう。これらのモデルは、所有型モデル、クラブ所属型モデル、パートナーシップ型モデルに対応している。

三番目の相互参加のモデルは、パートナーシップ型（民主主義社会で求められている目標）の場合と同様、ほぼ平等の社会である。これを目指すことが、若者を成人に導き向かわせる。

　＊9　伝記的：人がそれぞれ持っている自分の人生に価値を置くことである。したがって、伝記的存在とは、その人自身の存在やライフストーリーに価値を置き、日々を重ねていく人のことを指す。
　＊10　信仰治療：宗教的信仰に頼る治療。科学的な効果については疑問の声が多い。
　＊11　ダレンス・ケネス・ダーリンの事例：Darling v. Charleston Community Memorial Hospital (1965)。（2章52頁参照）。

まとめ

乳幼児、子ども、青年という各成長時期の主な道徳的問題は、ある側面では異なり、他の側面では似通っている。若者たちも、他の成長段階にある人たちと同じく、心配を抱えているのである。この年代の若者は自尊心を持っている。そして他人を尊重することを学び、社会生活を共有しながら生きている。このような若者は、依存しているとか自立しているというのではなく、相互依存して育てられているのだ。

ただ、その子自身のことを考えて世話している大人も、健康の指導者としての看護師も、社会生活を支配する重大な現実に対する配慮を見落としている。例えば、友人を乗せて猛スピードで車を運転する若者は、友人の安全をも脅かしている。健康の指導者としての看護師の役割は、子どもや若者たちに、正しい健全な行動を教えることである。人の成長は単に自立だけでなく、相互依存を目指すという社会生活の規則

がそこにはある。

　これらの規則は、子どもに栄養のある朝食をとるようにとか、健全な身体的・知的・文化的・情緒的行動をし、薬物やアルコールの乱用や未熟で危険な性行動、犯罪、暴力をしないようにと警告している。

　権利や相互責任を持つ人の成長には、生から死まで一貫した目標があり、乳児から幼児、若者までは変化しない。著名なアメリカの精神科医、ハリー・スタック・サリバンが言うように、「人は皆、より単純に人間的なのである」[41]。

　この成長の三つの段階に、道徳的な違いはたくさんあるが、人は乳児期には依存性、幼児期には独立性の発達、そして、青年期には発達しつつある相互依存性に重点を置いている。また、どの段階においても道徳的な問題が出てくる。そして、そのいくつかには、満足な生活を送れる見込みのほとんどない乳児や子ども、若者の命を救うかどうかの決断と同様に、十分に納得できる答えはない。

　道徳的問題は、その周辺の事柄への対処を最も苦手としている。一方で道徳の核心は、かなりよく整備されている。

　フィリップ・ベッカーの里親は、道徳的にフィリップの心臓手術を要求する権利を持っていた。カレンが死を選択したことは間違っていなかった。マーティン・シーファースの父親は、明らかに間違っている。何を根拠に、私たちはこう言い切れるのだろう。マーティンに権利があるという根拠で、フィリップにも権利がある。しかし、これらの根拠をもって、その結論が正しいと言えるのだろうか。これはさらなる問題である。（事例8.1～8.3〈190頁～192頁〉参照）

　看護師は、一人で健康指導者、患者の権利擁護者、実践者、セラピストとしての役割を行うわけではない。皆の幸福を目指すという共通の道徳のおかげで、看護師は若者の実際の妨害や障害と向き合いながら、多くの協力者や社会的資源に、助けを求めることができるのである。

討論のテーマ

❶ 〔事例8.1〕の若い腎臓病の患者の事例では、カレンはどのような根拠で、腎臓透析を拒否し、それによっていのちを終わらせる権利があったのだろう。賛否どちらの立場をとるか、およびその理由を述べよ。

❷ マーティン・シーファースの父親が息子の口蓋裂の整形手術を拒否すること〔事例8.3〕に対する賛否両方の意見の、考えられるその根拠は何だろうか。どちらの理由のほうが、より重要だろうか。

❸ 青年期の若者にはどのようなヘルスケアの権利と責任があるのだろうか。若者たちは家庭で、親が出す牛乳を飲んだり、栄養のある食べ物を食べることを拒否してもよいのだろうか。

❹ (他人の立場にたって見るという)「代理判断」の原則、もしくは(自分の子どもの最善の利益のためにXをする、もしくはしないという)「最善の利益」の原則のうち、どちらの原則のほうがヘルスケアにおいて若者たちに決断を下させるよう導くだろうか。それぞれの原則を適用した場合について、批判的に評価してみなさい。ケアの視点から、代理判断の原則と最善の利益の原則の有利な点と弱点は何か述べよ。

❺ 代理判断や最善の利益の基準は、若者がエイズの場合の悲惨な状況にどのように適用されるのだろうか。

第9章 成人の看護ケアにおける倫理的問題

この章で学ぶこと

1. 成人の発達を、人の発達の中でも重要なこの時期の道徳的問題に関連づけながら理解する。
2. 成人患者に医療を実践する際に、危害の防止、真実告知、インフォームド・コンセント、治療を受けたり拒否する権利、プライバシーと秘密が守られる権利といった倫理原則を適用できるようにする。
3. 患者の権利擁護者としての看護師の役割を高めるために、米国病院協会の『患者の権利章典』を活用する。
4. 患者の人生の目的、理性的な計画、価値観に関連づけてなされる決定を共有することで、患者の自己決定権やウェルビーイングの権利を促進する。

概説

　子ども時代に始まり青年期、成人初期にかけての人の歩みは、人生の中でも最も刺激的な時期の一つである。恋愛したり他の人と結びついたりすることによって、人生の絶頂期を迎える。

　青年期の若者や若年成人にとっては、健康であることが当たり前となっている。それゆえに、重い病気や慢性病になると、生活スタイルや教育、社会的目的、職業キャリア、家族計画、そして希望の実現に打撃を与えるのである。

成人の発達段階

　成人期はひとが発達していく中で、最も長く生産的な段階である。この段階は、成長・発達し、そしてゆるやかな衰えというように、絶え間なく変化する時期といえる。その変化の度合は、個人によってかなり異なる。結果的に、成人期の各段階はあまりはっきりしておらず、特定の人にのみ、ごく大まかにしか当てはまらない。

若年成人

　若年成人は、35歳までと考えられている。この期間に、人は職業や結婚を含めた親密な人間関係の中で、自分自身を確立する。

　若年成人の通常の発達的課題は、親から段階的に独立していきながら、教育や職業の世界に次第に入っていくことである。若年成人は、コミュニティや特定の集団における役割に関心を持っている。結婚や出産、育児が、この発達段階における特徴となっている。

　若い人たちは、自分たちの子どもの健康について気にかけ、教育し、世話するとともに、自分たちの福祉や将来に備えることが期待されている。この年代においては、深刻な病気は予想されていない。そのため、病気になった場合は、家族全員が悲惨な目に遭うことになる。また配偶者の慢性病は、婚姻関係や子どもの安全を脅かす。昏睡状態の配偶者の延命に関する倫理的な判断は、とくにこの年代にとっては難しい。なぜなら、この倫理的判断は、社会的・精神的・経済的な資源を必要とする、健康な配偶者と子どもに影響を及ぼすからである。

　しかし、若い家族が健康で幸せに過ごせたなら、そのカップルは次第に、次の壮年期へと移行していく。

●若年期

　一般に言われてきた発達過程とは対照的に、教えられてきた伝統的な価値を、見つめ直したり悩んだりすることなく受け入れる、ということができない若者もいる。ケニストン（Keniston K）は「若年期」という新しい発達段階を、次のように定義している。つまり、「普遍的なものではなく選択的な段階であり、米国でこの段階に差しかかる若者のほとんどは、18歳から30歳くらいである」[1]。

　この言葉は、核開発の時代に生まれた新しい世代を表しており、通常大学や大学院生の世代を言う。彼らは伝統的な枠組みに収まることを嫌い、「しばしば、現存する社会的な序列に激しく反抗する」[2]。

ここで中心となるのは、個人の自律の問題であり、それはさまざまな形で表される。その一つの現れが、社会全体の貨幣経済からの独立を求めた、生活・仕事形態である。また原子力の利用や有害物質の利用・処分に対する抗議行動も、自律表現の一つである。
　このような人たちは、失われつつある地球の資源に対して、保全対策によって道徳的な責任を持とうとする。その結果、食事ではしばしばベジタリアンという形をとる。また、女性や人種・民族としてマイノリティーに属する人たち、あるいはその他の不利な立場にある人たちへの関心も高い。社会における物やサービスの分配を、公正や必要性に基づいて基本的に変えようと考える。
　もし、こういう若者たちが、戦争をもたらす組織やイデオロギーをなくし、金銭第一といった考え方や汚職のないシステムを作り出すことで、社会制度をその基本から変えることに成功したならば、社会はその目標や進む道において、大いに異なってくるだろう。これはホリスティック医学[*1]や、国民皆保険制度への支援として現れるかもしれない。若者のこのような新しい考え方は、自宅出産や自然の癒し法をも支持するだろう。また彼らは、ケアが提供される理由についても、疑問を持つことだろう。
　若者は自分に関わる決定にできる限り参加し、自身に関する倫理的な問題の決定権を持つことを望んでいる。

壮年期

　35歳から65歳までの壮年期は、最も生産的であると考えられている。この時期に人は、自分の経済力や職業の基盤を固め、人間的に大きくなる。この時期は、子どもの養育や教育、楽しみに焦点を合わせる時代でもある。年齢の高い親たちには、責任が重くなる時かもしれない。この年代については、看護は健康教育をすすめる役割を果たしている。緊急時や深刻な状況での産科的なケアは少なくなり、成長過程の子どものケアが多くなる。
　看護師はヘルスケアのなかで、家族の行動選択の際に、家族を導いて道徳的な思案の過程を手助けするような、大きな影響力を持つ存在と言えるかもしれない。
　壮年期の人は男女ともに、自分たちが最も力を持っている世代で、ほとんどの社会規範を決定し前進させていることを自覚している。私たちの社会は、若さを重視する社会だが、それは壮年期の人たちの支配下にある[3]。壮年期の人たちは健康を害したり、就労できなかったり、死によって失うものがとても多い。人生のこの時期は、問題解決能力における自己評価でも認識でも、最も能力がある。彼らは、多岐にわたる対処方法を身につけてきている。

若者と高齢世代の中間に位置するという関係から、新しい認識が出てきている。壮年期の人たちは、自分たちが若かった時やいずれ歳をとる将来と比べても、現在明らかに主導的立場にあると自覚している。

　壮年期は、また喪失と危機に遭遇する時期でもあると考えられている。女性の中には、閉経や子どもが巣立っていくことを、悲しいと考える人もいる。その一方では、子どもが成人して独り立ちすることを、喜ぶ人もいる。男女ともに、若々しい姿や強さ、エネルギー、性欲などの必然的な低下を、苦々しく見ているかもしれない。しかしなかには、こうした流れを、平穏で、愛情や優しい感情を、より深く表す方向へと変化していく時期と捉える人もいる。

　突然重い病気になったり、退職させられたり、失業に追い込まれたり、あるいは配偶者や子どもが、本来の順番と違って亡くなってしまうような、思いがけない出来事が起こると、若年期もしくは壮年期の人やその家族に、大きな心の傷を残す。このような事態が予期される場合には、悲嘆にくれる家族を事前にサポートする。また、予期せぬ喪失の後には、深い悲しみへの対処の仕方を教えるなど、看護師は支援するという役割を担うことになる。

　彼らが自覚なしに、自分を責めてしまう感情に折り合いをつけるのを、看護師は手伝うこともできる。予期せぬ出来事ほど、思っていたライフサイクルの流れやリズムを大きく変え、大きなストレスの原因となる[4]。したがって、重篤な病気や迫りくる自身の死、もしくは配偶者や子どもの現実の死、事故、仕事や収入の喪失は、特に壮年期の人々にとって、大きなストレスとなる。看護師は、家族が自らの強さや価値観を見極められるように手助けすることで、このストレスを軽減させることもできる。

　女性のおよそ半分が、労働人口に組み込まれるとともに、男女ともに長寿の傾向にあるという、広範囲にわたる社会的な変化が、壮年期の人々の人生や自己実現の価値を高めている。自身や他者を尊重するという価値観は、成人のニーズや権利にかなった、利用可能な医療の需要があることに現れている。

　特に女性は、自分のキャリアや育児、結婚、家事、そして生涯教育を、同時にやりこなさなければならないことへの気遣いや、そうした事情においての、特別のニーズに配慮するヘルスケアを求めている。女性は男性よりも長く生きるだけでなく、地位の向上や生殖のコントロール、経済的な自立、そして新しい職業や市民としての役割を前提とする、新しい自由な感覚を表すようになっている[5]。

　＊1　ホリスティック医学：「ホリスティック」とは「全的」といった意味で、ホリスティック医学とは、「誰にでも備わっている自然治癒力に着目し、自らそれを高めることでホリスティックな健康」を求める医学のこと。日本ホリスティック医学協会は、ホリスティックな健康を、「精神・身体・環境がほ

どよく調和し、与えられている条件において、最良のクオリティ・オブ・ライフ（生活の質）を得ている状態」と説明しており、これまでの西洋医学と、代替療法とされているアロマセラピー、リフレクソロジー、鍼灸、整体、カイロプラクティックなどを、肉体的なレベルとスピリチュアル（霊的）なレベルに応じて、各種組み合わせながら適宜、適応していく。参考：帯津良一監修　NPO法人日本ホリスティック医学協会編著『自然治癒力を高める生き方』　コスモトゥーワン2006。

倫理的原則の適用

次にあげる事例は、成人の発達段階に影響を及ぼす、主たる倫理的な問題を示したものである。主な問題は、親の権利の行使に伴うものである。

危害を避ける
【事例9.1】　病院で死ぬ権利の主張
28歳のハーバートは自殺を図った患者で、M看護師に、自分には病院で死ぬ権利があり、看護師にそれを制止する権利はないと言っている[6]。ここでの問題は、「患者の自律や自己決定」と、M看護師が行動指針にすると思われる、「他者を傷つけない」また「善を行う」という原則の対立である。

限られた資源の配分
【事例9.2】　無制限な医療の要求
57歳のフィリップは、アルコール中毒患者で路上生活者でもある。彼は、1回あたり200ドル以上、もしくは年間3万1000ドル以上もする透析治療を、週に3回受けるなどの無制限の医療を要求している。フィリップは現在腎臓移植を申し込み、待機リストにも名を連ねている。もし適合者が現れたなら、他の人は移植を受けずに過ごしているのに十分とは言えない貴重な臓器を、フィリップに提供することは理にかなっているだろうか。フィリップは地域社会の役に立ち、社会的・経済的貢献をするほど若くはない。

ここでの問題は、自滅型の生活をして何の貢献もしない人が無制限にヘルスケアを受ける権利や、コミュニティの限りある資源を使う権利を持っているかどうかである。

【事例9.3】　公的医療費負担の根拠
29歳の大学生アレンは、ヘルメットをしないままオートバイに乗っていた。ある土曜日の夜、アレンは保険に入っていない飲酒ドライバーにぶつけられて、頭部と脊髄に重篤な損傷を受けた。アレンはパートタイマーとして雇われていたが、医療費がとても高かったので、医療困窮者として公的支援を得る資格を得た。ワシントン州では、傷害

事故に遭ったオートバイ運転者で、州やメディケイドを中心とする連邦政府の公的補助金で医療費の63％を補助されている人が105人もおり、アレンもその一人だった[7]。

倫理的な問題は、ヘルメットを着装しない自由と、傷害を受けた運転者の医療にかかる公費からの高額医療の対立である。オートバイに乗る者に、法でヘルメットの着装と保険の加入を義務づける道徳的根拠とは、果たして何なのだろうか。そして一般の人が、アレンの残りの人生を通して、非常に高い彼の医療費を負担し続けなければならない、道徳的根拠とは何だろうか。

真実を告げることと欺くこと

【事例9.4】 HIV感染を秘匿したプロポーズ

27歳のロバートはハンサムで、ウォールストリートで成功した顧客担当重役である。彼は最近、米国の有名私立大学の看護学科を卒業した21歳の美しい女性に、結婚を申し込んだ。ロバートの入ろうとしている会員制のヘルスクラブでは、総合健康診断を求めている。ロバートの血液検査と再検査は、明らかにヒト免疫不全ウィルス（HIV）の陽性を示した。にもかかわらずロバートは、その看護師の女性に、真実を告げないまま結婚したほうが得だと思っている。彼は、HIVが発症した時には、彼女が夫である自分に、献身的に尽くしてくれるだろうと信じている。

彼女は、ロバートを延命するための治療に関する有用な科学的・医学的知識や看護学の知識を持っている。彼女が感染したら、彼を見捨てる理由はより少なくなるだろう。検査をした医師や看護師は、ロバートの健康状況の事実を、その女性や連絡可能な他の人に知らせるかどうか、その道徳性を考えている。彼らは伝えるべきなのか。その女性に伝えないことはウソをつくわけではないが、欺くことにならないのだろうか。

【事例9.5】 承諾のない精神安定剤の投与

ブロックの著書の中にあった事例で[8]、エドワードは以前に何回か、危くいのちを落とすような心臓発作に襲われ、非常に深刻な状態にある心臓病患者だが、精神安定剤の使用を拒否している。看護師長は主治医と相談し、エドワードに知らせないまま、承諾なく精神安定剤をエドワードに与えた。看護師は、この薬の投与を、いのちを救うという根拠で行っている。つまり、自分の身体に何が行われているのかを知る患者の権利のほうを、軽視しているのである[9]。

C看護師とG看護師は、その薬の本当の中身と薬剤を与えることによる効果について、ウソをつくように指示されている。C看護師は、看護師長がその分野の専門家で、何が最善であるかを知っていると信じている。G看護師は、患者には、自分の体にな

されることを決める権利があると考えている。どちらのほうが正しいか、そしてその根拠は何だろうか。

【事例9.6】「がん」という言葉を避ける

　もう一つブロディー（Brody H）から引用したものだが、患者が自分の診断や予後、治療案、代替治療、リスクと利益について、真実を知る権利を示す事例がある[10]。

　4人の成人した子どもの母親である54歳のジョーンズは、ひどい腹痛を訴えて入院している。彼女はがんを心配している。手術で、進行性の子宮頸がんとその転移が、明らかになった。5年後の生存率は20％以下である。研修医は、「がん」という言葉を避けた。それは、不治のがんであるという診断が、患者をさらに傷つけることになると考えたからである。研修医は、のちに患者に対して「腫瘍部分は摘出した」と伝えた。そして患者は、看護師に、「本当はがんなのでしょう。なのに、あの人たちは私に本当のことを言いたがらない」と真剣に訴えてきた。

　看護師は、患者の状況や患者が死を迎えるために、子どもや夫、自分自身のためにやっておくべきことがあると判断する。看護師は、患者がその知らせで自暴自棄になる可能性は低いが、絶対にそのようなことをしないとは言い切れないと思い、もし患者がそういう行動をとった場合、自分にどのくらい罪と責任があるかを考えている。

　そして看護師は、難しい状況で支援を必要とされている中で、自分自身の責任と、チームメンバーとして研修医に忠実であること、そして医師が患者に言った言葉を否定するには、看護師の立場が弱いことなどを考えた。患者が自分の診断や予後について心配しているのに対し、看護師はうなずいたり、あいづちを打ちながら傾聴することを、慎重に考慮する。

　最後に看護師は、誰からどのような言葉で、どういった状況で、いかなる事実が伝えられるべきかという問題から、真実を伝えるかどうかという問題を、切り離すことができる。倫理的な問題には優先順位があり、その方法や手段は、二次的なことなのである。

インフォームド・コンセントの原則

　もう一つの大きな問題は、医療、診断、もしくは手術がどのように行われるかについての、患者のインフォームド・コンセントの権利である。これには、尊重される権利が含まれている。

　インフォームド・コンセントは、患者が理解できる言葉で、診断・予後・リスク・利益、そして医師が勧める方法とは別の代替方法を伝えるというものだ。手術に同意す

る前にセカンドオピニオンを求めることが、不必要な手術を避ける手段になる。

それだけでなく、そのことが健康保険によってカバーされることすら、ほとんどの患者が知らないか、告げられていない。

インフォームド・コンセントを求めなかった、まぎれもなく最悪の例として、ウィローブルックの肝炎の実験*2で、精神遅滞の子どもの親が、強制的に同意させられたことや、また600人の米軍の兵士らが、本人の知らぬ間にLSDの実験に利用されたことがあげられる[11]。

*2 ウィローブルックの肝炎の実験：1956年〜1972年にニューヨーク大学のソール・クルーグマン博士とその研究チームが、ニューヨーク州にある知的障がい児の施設「ウィローブルック州立学校」で、肝炎ウイルスを入所者に人為的に感染させて行った実験。

治療を受ける権利と拒否する権利

成人の発達段階において、さらに重要な倫理的問題は、治療を受ける権利と拒否する権利である。

【事例 9.7】 精管切除（パイプカット）

これは、結婚し二人の子どもを持つ、32歳のジョンの事例である。ジョンの妻は、経口避妊薬や避妊リングを使えない。しかし、この夫婦はコンドームでは十分でないことを知っている。このカップルは看護師の勧めで、避妊のための選択肢として、精管切除を考えている。ジョンと妻は、現在の子どもの数が自分たちには理想的なので、自分たちの場合には、精管切除が一番だと考えた。

ジョンの精管切除の申し出は、泌尿器科医から拒否された。その理由は、ジョンがまだ若く、このあと気持ちが変わったり再婚する可能性もあり、手術するともう元には戻せないということである[12]。この泌尿器科医は、生存権には生殖の権利も含まれていると言おうとしているのかもしれない。この権利は誰にも奪うことができず、それはジョンが精管切除をして、生殖の権利を放棄してはいけないことも意味している。

看護師は、その家族および泌尿器科医との関係で、ジレンマに陥っている。患者の擁護者として、看護師の忠誠は、家族の自律と自己決定のためにある。それはこの事例では、看護師はジョンの決定を支持し、他の泌尿器科医の名前を教えることなのだろう。だが、看護師は、もし将来精管切除の後に患者が再婚した場合、もう元には戻せないことや自分のアドバイスをひどく恨むかもしれない可能性についても考えている。

看護師はまた、泌尿器科医が精管切除を拒否することは、患者の治療を受ける権利の侵害であるとも思っている。というのはこの泌尿器科医が、この周辺のコミュニ

ティで唯一の泌尿器科医であり、遠方の大都市の泌尿器科を受診するのは、その患者には大変なことで、出費も発生するからだ。

看護師のジレンマは、治療に対する患者の権利を支持するか、もしくは泌尿器科医が、患者の最善の利益のために、治療を拒否する権利に同意するかである。

【事例 9.8】 投薬拒否

精神科の看護師は、最善を求めて、きちんと計画された方法であるにもかかわらず、抗精神薬の服用を拒む、若くてひどく錯乱している精神疾患の患者に直面することがある。その例をあげよう。

22歳のジェーンは未婚の大学院生である。彼女は、特定の患者に現れる、自分の意志ではどうにもならない顔面の歪みの原因となる、遅発性ジスキネジー*3のような、ひどく不快な副作用の出そうな薬を、あえて飲みたくないと思っている。また薬についても、押し付けや抑制の一種だと考えていた。ジェーンはまた、精神的精悍さへの影響、つまり「薬漬け」の「ゾンビ」になってしまうということを理由に、薬を拒否していた。

もしジェーンが任意入院だった場合には、この拒否は尊重される。しかし、もし治療を拒否し続けて症状が悪くなれば、ジェーンは病院を追い出されるだろう。極端な場合には、患者の立場は強制入院に変更され、その患者には能力がないと判断されて、処方された薬を強制的に飲まされることになる。

看護師には、薬の使用と誤用や、遅発性ジスキネジーや筋失調症という、副作用に関する知識もあり、ジェーンの拒否に関連して、まさにジレンマに陥るかもしれない。看護師は、薬物の服用からくる眠気や不安を無理に抑えることを、不憫に思うかもしれない。一方で看護師は、静かな患者を好む仲間の看護師や、仕事仲間への忠誠心から、ジェーンに強い精神安定剤を飲むように説得し、強制したいという思いも強く持っているかもしれない。

看護師のジレンマのもう一つの側面は、社会規範や法に従いたいという、コミュニティの希望である。看護師に対してのコミュニティの圧力や、問題があるやっかいな患者を落ちつかせるためのメンタルヘルスの体制は、看護師の役割に関する問題を提起している。

精神科の看護師には、二重の仲介者の役割がある。つまり、コミュニティにとっての善と、それに対する患者にとっての善である。

この事例では、患者に投薬計画に従うよう促すために、考えられる薬の効果について、患者に単純に本当のことを話した。しかし、そのことが妥当な根拠に基づいた精

神疾患の患者の投薬拒否を招き、本当のジレンマに発展した。

＊3　遅発性ジスキネジー：精神疾患治療薬を長期にわたって服用することで現れる、持続性の不随意運動障害を指す。遅発性ジスキネジーは、四肢や体幹に出現するのが一般的で、舞踏様運動をはじめ、チック、正坐不能などの症状が出る。

【事例 9.9】　輸血拒否
　26歳のバージニアは、エホバの証人の信者で、三人の子どもの母親である。彼女は車の事故で意識不明となり、大量出血で救命救急室に運ばれた。夫は信仰上の理由から、輸血を拒否している。ここでもまた、二人の看護師は研修医たちと一緒に、バージニアのいのちを救うか救わないか、そのために何をすべきかという問題に直面した。どうするのが正しいことなのか、そしてなぜそう判断するのか。

プライバシーの尊重
【事例 9.10】　てんかん
　26歳のジムは、映画館で発作を起こし、救命救急室に運ばれてきた。以前、ジムは処方されていた抗けいれん薬を服用しなかったために、発作を起こしたことがあり、その治療に当たった救命救急の看護スタッフが、彼のことを覚えていた。ジムは、同僚と相乗りで通勤しており、4週間ごとに1週間は運転している。また、月に2日は近くの町まで、母親を訪ねるために運転している。だが、その州の免許取得の規定では、突然発作を起こす人は運転免許を取得できない。
　患者は、自分には運転免許が必要で、仕事を失ったら困ることを理由に、看護師に自分のことを報告しないように頼んだ[13]。看護師たちは、患者が有する秘密を守り、プライバシーを尊重してもらう権利に対して、何の罪もない人のいのちに危害を与えないような、安全なドライバーを望む他者の権利について議論している。

【事例 9.11】　ホモセクシャル
　ジョージは、25歳のホモセクシャルで、東海岸の大きな医療センターに入院している患者である。彼はエイズ関連の重篤な病に罹っており、亡くなる前に両親に会いたいと願っている。ジョージは、18歳でモンタナ州で羊牧場を営んでいる実家を離れたが、その時、両親は彼のホモセクシャルというライフスタイルについては何も知らされておらず、以来彼と会ってない。ジョージは両親に自分の病因や病気の深刻さ、自分のライフスタイルを知られたくないと思っている。ジョージはスタッフに、両親が病気に関して質問した時、白血病であるとか、何か聞きなれない病気であるように答えてくれと頼んでいる。

見るからに死を目前にしている息子に会いにきた両親は、3日後看護師に、「息子はエイズなのですか」と質問した。患者のプライバシーと秘密を守られる権利のほうが、両親の真実を知る権利よりも優先されるべきなのだろうか。

道徳的・哲学的配慮

これらの事例や問題を、効果的に検討するためには、いくつかの道徳的・哲学的理論、そして概念や原則を考えなければならない。

適用されるべき原則

医療専門家が入手でき、伝達可能で理解できる情報範囲内で、「インフォームド・コンセント」の原則は適用される。インフォームド・コンセントとは、患者や被験者が共に提示された医療の方法について、自身が同意するかしないかを決めるために、最新の情報を得る権利があることを意味している。これには、ロールズ（Lawls J）によってかつて提示された、公開性の基準が関連している。

ロールズによれば、正当な手続きは、他の条件の中でも、とりわけ公開性の基準に従っていれば公平であるという[14]。これは行われる手続きが、公開性を保って実施されるということを意味している。

ヘルスケアを提供する側は、レントゲンのような処置や過程までも、公の監視に縛られていて、それがまるで「金魚鉢」の金魚のようなので、私たちはこれを金魚鉢型ヘルスケアと呼んでいる。開業医のオフィスで行われるヘルスケアの処置の拡大は、もしかしたら医学処置をオープンにしたり、公開することから遠ざかろうとする傾向があるかもしれない。公開性の原則つまり金魚鉢のたとえは、大学付属病院では利点があることを示唆し、そこで起こる過ちは、自ら修正するというかたちで学びながら、ヘルスケアの原点として活用されている。

危害を避ける権利

危険や変動に満ちている世界では、恐らく人は、危害を避ける権利を保障されない。人間の誤算や弱点だけでなく、自然災害による危険や災難の不安が世の中にはある。しかし人は、社会で危害を避けたり、危害を最少にして生活する権利を持っている。危害を及ぼすようなことをしないという概念は、プラトンの正義の概念に顕著に表されており、他者に危害を加えないことを強調している。危害を及ぼすということは、文明社会にはあってはならない不正を許すことであった。そこで、実際のところは大

雑把で不十分かもしれないが、ある基準が設定された。

　ヘルスケアで危害を避けることには、苦痛の緩和も含まれている。ハーバートの事例（事例 9.1 207頁参照）がまさにそれであり、彼は、病院の22階の窓から、飛び降りる権利があると信じている。M看護師は、ハーバートには価値あるいのちがあると感じていて、彼を制止することを試み、それがうまくいっている。しかし、M看護師は正しいのか間違っているのかと考えてしまう人もいるだろう。

　〔看護師-患者〕関係の中心となる問題は、否定的な権利と肯定的な権利の役割に関連している。否定的な権利とは、そのまま放っておかれる権利であり、それによって結果がどうなろうとも、それを選ぶ権利である。もし、人は助ける術が何もないとすれば、残念ながら、もうそれはどうにもならないことだ。こういう考え方だと、人は誰も助けてもらう権利を持っていないことになる。

　この考え方は、近年「意志」的権利とか「選択」的権利と呼ばれるようになってきており[15]、反パターナリズムが極度に行き過ぎた形式といえるだろう。これは、道徳的にも浅薄な考え方である。なぜなら、もし人がひどく貧しかったり、病気だったり、常識的な理解ができなかったり、自律権や自己決定権を主張する力がなければ、人は選択肢や自律権を求めることができない、となってしまうからだ。

　人は何が最善なのかに迷い、最も賢い決断をするために、助けを必要とする場合がある[16]。それゆえにこの事例は、どのようなことであれ、その時に患者が望んでいることをするという患者の権利が、いつも尊重されるわけではないことの証である。

　ハーバートを制止するこの事例は、自律の権利を、その時点のその人の選択と同一視することは、看護では道徳的に誤った行為だということを示している。M看護師が、ハーバートの選択を阻止したのは正当である。人の自己決定には限界がある。人の意思や希望を、そのまま人の権利と考えることが、その人に最も必要な権利を決定するための、唯一の方法ではない。

　人はまた、その人の権利を、当人の理にかなう最善の利益に結びつけるかもしれない。当人の利益と他者の善のために、人の自由を干渉することが正当化される場合がある。医学的に適切とはいえない医療を受けて、知らないうちに危害を与えられないために、自由を制約されることもある。また、価値ある人生を送れる可能性が高いと思われれば、適切な延命措置をとるよう忠告されることもある。

　マコーミック（McCormick D. N）は、自由に関連する価値を重視する、「意志」を基本とする権利の見方と、意志を実践するための能力に関係なく、すべての人に平等に与えられている利益を重視するという、「利益」を基本とする見方の区別を展開した[17]。

国連の『人権宣言』の第1条から21条は、意志を基本とする見方を重視する。そして、第22条から27条は、誰もが最低限の生きる権利とヘルスケアの権利を持つ、利益を基本とする見方を重視している。こうしたケアされるというより新しい肯定的な権利は、これまでにない形の権利である。このような権利は、他人から干渉されないという、いわば否定的な権利だけが権利だと信じている人には、認められていない。これらの新しい権利には、食事や衣類、住まい、教育、ヘルスケアの権利も含まれている。

真実を告げられる権利とウソを告げられない権利
　ケアされる権利のほうが自由の権利に勝っている実例として、前述した事例を、改めて検討してみよう。
　〔事例 9.4 208頁参照〕では、ロバートはもうすぐ結婚するというのに、自分がHIV陽性であると婚約者に伝えていない。〔事例 9.5 208頁参照〕の、極めて深刻な状態にある心臓病患者のエドワードは、自分の同意なしに精神安定剤が与えられ、〔事例 9.6 209頁参照〕の子宮頸がんの女性ジョーンズは、もし事実を告げたら彼女が自殺するのではないかと担当医が心配して、事実を告げられていない。
　事実に関する情報を与えられる権利と、偽りを告げられない権利は、通常理性的な人として扱われる際の、重要な権利の一部である。真実は、人がどのような道を歩むのか、自分で決めることを可能にする。通常、意志に基づいた否定の権利は、人権を補うために重要なものの一つである。またパターナリズムも、頻繁に実践されると、人権を補う本質的な見方を台なしにする。
　決定権の所有は、人を理性的な自律した存在であると見なしていることを示す。これらの決定権には、真実を告げられる権利、洗脳されない権利、ウソをつかれない権利、情報を与えられないことによって欺かれない権利も含まれている。
　ヘルスケアのメンバーが、ロバートのHIV陽性の情報を、将来の花嫁に知らせないことは、結婚のためのインフォームド・コンセントの元になる、婚約者の男性の状況について、真実を知る権利をひどく侵すことになる。彼がHIV陽性である事実を伝えないということは、彼の将来と未来の花嫁の将来に影響を及ぼす。婚約者の危害を避ける権利は、ロバートの秘密を守られる権利に勝るのだろうか。
　ブロック（Brock D）は、「医学的に好ましい」場合でも、患者に適切な情報を伝えないことが、患者の貴重な自律権を踏みにじるものであってはならないという[18]。ブロックは、「可能な限りの関連情報」が与えられることを正当化するために、「自分たちの身体になされることをコントロールする権利」を訴えている[19]。

またブロックは、事実に沿った可能な限りの関連情報を得る権利の根拠として、人の身体の所有権を例にあげている。真実の情報を得る権利は、ウソやごまかし、情報を提供しないことを非難する道徳的基準としての役割を果たしている。人は自分自身の身体に関する真実を入手できなければ、道徳的に自由であるとは言えない。
　子宮頸がんの手術で、「腫瘍をきれいに摘出できた」と言われたジョーンズの事例は、ウソの一例であり、自身の身体について真実を知る彼女の権利を、侵していることになる。ジョーンズの権利に勝るやむを得ない理由を、道徳的に示せない時には、このようなウソは咎められるべきである。
　しかし切羽詰まって、ケアされる権利が、自由（自律）の権利に勝ることを示す事例を考える時には、非常に深刻な心臓病患者のエドワードの事例（事例 9.5 208頁参照）が思い出される。もし危害を避けるための権利のほうが、真実を告げられる権利よりも道徳的に優先されるというなら、医療チームが情報を伝えないことで、患者の基本的な利益に基づいた権利を尊重している、という考え方も成り立つ。
　『患者の権利章典』で言及されている、医学的な推奨という概念のほうが、時には患者の自律権に勝る根拠を与えるかもしれない。それゆえに、ブロックのほうが、『患者の権利章典』よりも間違っているかもしれない。利益に基づく権利といった考え方では、生存権とひどい危害を加えられない権利は、切羽詰まった場合は、自己決定権より優先されることもある。
　ヘルスケアチームのメンバーは、エドワードの事例がそうであったように、精神安定剤が与えられていると本人に伝えないことが、患者のいのちを救う唯一の方法という場合もあることを知っているのかもしれない。患者には、危害や死から免れて、あとになって過去を振り返り、「私が助けを拒否したがっていた時に、私の言うことを聞いてくれなくてありがとう」と言える、元気で楽しい人生が待っていると看護師が信じているならば、私たちは、この看護師が患者に悪いことをしているとは思えない。それはこういう患者が、いのちを助けてもらってありがたく思うこともあるからだ。
　自己決定の観点で、看護師が自分自身を、患者に仕える人とか患者の便利屋のように捉え、患者を支援し、患者の望むようにすることを当たり前とする傾向がある。しかし、看護師は、アリストテレスのいう患者の友、すなわち知性と賢明な判断でケアする人として、自分自身を位置づけておくほうがよいのかもしれない。このようなケースでは、人によってはより基本的で深い意味があり、あらゆることに照らした上での利益を基本とする権利を考慮するがゆえに、先を見て止むにやまれず、患者の意志に基づく権利を顧みないこともあり得る。
　真実を告げることは大切である。だが、ある状況においては、真実を告げるより危

害を避けることのほうが優先される。しかし、それは真実を告げるのを止めることを意味しているのではなく、ただ真実を告げるのにも、正当化できる例外があることを意味しているだけである。「真理はあなたたちを自由にする」*4という聖書の教えは、道徳的に証明できるわずかな例外があるからといって、無効にされることはない。

*4 「真理はあなたたちを自由にする」：新約聖書（ヨハネによる福音書8:32）。

インフォームド・コンセント

　真実を告げることとインフォームド・コンセントの権利は、とても深い関係にある。にもかかわらず、違いもある。その違いの一つは、真実を告げることは、インフォームド・コンセントよりも包括的であり、すべてのヘルスケアの状況や経過、治療の過程に適用される正確な情報を対象としている点である。

　インフォームド・コンセントは、治療開始前に、その治療をするかしないかを決める権利を、患者が持てるようにするというものだ。インフォームド・コンセントは患者の手術の承諾を含み、道徳的に許される治療の範囲を規定する。またインフォームド・コンセントは、患者の特別な権利を代表し、医学的に侵襲の多い治療や介入が行われる前に、患者が適切な関連情報を得るというものである。

　悪評高いタスキギーの梅毒実験*5や、恥ずべきナチスのホロコーストの実験は、インフォームド・コンセントの権利を侵害した事例である。同様の侵害は、試験薬物を使った医学実験の被験者になるのを、囚人が快諾することと引き換えに、早期の仮出所あるいは別の賄賂を提示される時にも起こる。このような同意は、抑圧によって得た同意と言えるだろう。

　しかし、インフォームド・コンセントの原則でさえ、法的・道徳的問題を提起する微妙な事例がある。カンタベリー対スペンス（464F. 2D 772（1977）:785-89）の事例がその一つで、予期していなかった望まない手術結果となり、その犠牲となった人は、情報を伝えられていなかったと主張した。これに応じて裁判官のロビンソン（Robinson S）は、以下のように、自己決定権についての強い道徳的根拠を改めて述べた。

>　米国の法律学において、大前提となっている仮定や基本は、「成人で健全な精神を持っているすべての人は、自分の身体になされることを決める権利を持っている」というものである。この件における本当の同意とは、情報提供された上での選択の実践が前提であり、したがって医者が情報開示する時に、患者に他の選択肢と、それに付随するリスクを見極める機会を与えなければならない。

どのくらいの情報があれば十分かについては、患者の自己決定権が知らせる義務の範囲を規定している。したがって、患者が理性的な選択をできるだけの十分な情報を持っている場合のみ、自己決定権は効果的に行使され得ると本法廷では判断する[20]。

したがって、インフォームド・コンセントの権利は、私たちの一般的な道徳原則に従って、簡単に覆されることはないのである。

＊5　タスキギーの梅毒実験：何百人もの貧しいアフリカ系米国人男性に対して、梅毒の治療をせずに放置するとどうなるのかを調べた実験。米国医学史において、最も非難された実験の一つ。（グレゴリー・ペンス著『医療倫理2』、2001、みすず書房）

治療を受ける権利と治療を拒否する権利

危害を避ける権利、真実を告げられる権利、インフォームド・コンセントの権利は、患者の三大権利、つまり人として尊重される権利、治療を受ける権利、そして治療を拒否する権利を含んでいる。人として尊重される権利は、思いやりのあるていねいで質の高いケアが与えられたり、すべての患者が有している、治療を受けたり拒否する権利に敬意を払うことで示される。

患者の人として尊重される権利は、人がカント理論に当てはまる「すべての患者を、高い収入を得たり、何か他の有利なものを得る単なる手段としてではなくて、その存在自体を究極目的として扱え」ということを意味している。尊重とは、人が理性的な時に己にするのと同じように、最高の理性的な心遣いで、他人を扱うことを意味している。

カントによれば、尊重はすべての人が「存在自体が価値である王国」の一員として扱われることから成り立っている[21]。尊重とは手段であるよりもむしろ、本質的に価値のあるものとして、自分自身や他人を扱うことである。

精管切除の事例（事例 9.7 210頁参照）では、泌尿器科医が、生殖機能を維持するか喪失するかを決めるジョンの権利を侵害した。くり返して言えば、それはジョンの身体であり、彼にはその治療を求める権利があるのだ。

要求の多い57歳のアルコール中毒患者のフィリップの事例（事例 9.2 207頁参照）では、治療を受ける権利は、他の人の権利とのバランスで考えられなければならない。したがって、全く議論の余地すらない権利とは言えない。それは、権利の概念は、すべての人に平等に権利があるということを含んでいるからである。使える資源によって、権利にも限りがある。だから誰であれ、無制限に医療資源を使う権利はない。

22歳の大学院生のジェーンの事例（事例 9.8 211頁参照）では、どうしても噛み合わない状況において、何が最善かを知るという観点から見て、解決不可能なジレン

マが存在している。彼女は、行動修正のための薬の使用を示唆されたが、その副作用を避けたいと思っている。しかし、説得力のある道徳的理由（すなわち危害を避けるという道徳的理由）が明らかに提示されておらず、ジェーンには判断能力があるので、彼女の拒否する権利は覆されない。彼女の拒否権を覆すことは、彼女の自律権を侵害することになる。もしジェーンの症状が悪化し、彼女自身や他の人にも危険が及ぶようなら、彼女自らの拒否する権利は、利益に基づく権利によって、覆されることになるだろう。

利益に基づく権利と同じ根拠で、〔事例 9.9 212頁参照〕にあった意識不明で救命救急室にいる、エホバの証人のバージニアの事例を考えることができる。バージニアの夫は彼女に代わって輸血を拒否している。しかし、夫は本当に妻の擁護者なのだろうか。生と死をさまよう状況で、バージニアがもし口がきけたなら、輸血をしないで死ぬよりも、輸血を受けて生きることを望んでいるかもしれない。

患者の権利を尊重するということは、治療を拒否する患者の権利を尊重すべき時と、その権利を否定すべき時を見極めることである。〔事例 9.9〕の夫が、妻に代わって行った決定を覆すことについては、自由の権利についての第一人者ミル（Mill J. S）の次の記述が参考になる。

> もし警官か誰かが、危険なことで知られている橋を渡ろうとしている人を見て、その人に危険だと知らせる時間がなかったら、捕まえて連れ戻したとしても、それは実質的には、その人の自由を奪うことにはならないと言えるだろう。というのは、自由とは人が求めるものであることが条件であり、その人は川に落ちることは望んでいないからである[22]。

人は犯罪を避けるための行動をとるので、ミルは毒薬の唯一の効能が殺人なら「その製造や販売を禁止することは正しい」と続ける[23]。社会には、「いのちは貴重だ」という暗黙の仮定がある。したがって、危害を避けることを求める権利は、個人の選択権を上回る。だから人は同じ理由で、エホバの証人の患者の生きたいという本当の望みを擁護するのかもしれない。しかし看護師は、次のことも考慮する必要がある。つまり、もしバージニアに意識があったら、彼女が輸血は必要だが自分の信仰心からそれを拒否し、本当に輸血せず、その結果死んでもいいと思っているのか、それとも信仰を犠牲にしても、助かりたいと思っているのかどうかである。

バージニアの自律権を無視することはできない。しかしその自律権は、一般道徳に支持されるいのちを守ることに力を注ぐという、より強い権利の前には、譲らざるを得な

いかもしれない。人や一部の集団の文化は、プラトンがかつて述べたように、他者との人間関係から孤立したものではない。治療を受ける権利も拒否する権利も、侵すことのできないものではない。しかし、これらは重要な権利であり、無視することも避けることもできないのだ。

患者の治療を受ける権利を優先するか、また拒否する権利を優先するかについては、それ相当の道徳的根拠が示されなければならない。このような根拠は、すべての人の自由とウェルビーイングにとって利益となるような、あらゆる人の平等な権利を含んでいると言える。

プライバシーと秘密を守られる権利

最後は、仕事のために仲間と相乗りして通勤しているジムの事例（事例 9.10 212 頁参照）である。ジムは、処方された薬を飲まなかったために、発作を起こした経験がある。ジムは救命救急室の看護師に、運転免許交付事務所に自分のことを報告しないように頼み、今後は薬を飲む約束をした。

このタイプの事例は、患者が精神科医に、自分を振った若い女性タラソフを殺害するつもりだと話した、タラソフ対カリフォルニア大学理事会（1976）[*6]の事例にどこか似ている。患者はこの女性を殺害した。しかし、精神科医は患者と医師の間の守秘義務に基づいて、彼女に警告しなかった。この精神科医は、殺人を防ぐことができたかもしれないのである[24]。フレッチャー（Fletcher J）は、ジムと同様の事例の中で、イギリス人医師の患者の事例について、詳しく述べている。

> ある鉄道信号係には、完全に意識を失ってしまうような、ひどい喘息の発作がある。その信号機のある場所で働いているのは、その鉄道信号係一人で、しかも彼は旅客特急電車を管理している。だが、その人はいつ意識を失うかわからず、電車の大事故を引き起こすかもしれない。医師は会社にそのことを警告したいが、患者は名誉毀損でその医師を訴えると脅している[25]。

プライバシーと秘密が守られる権利は、前にも述べたように重要な自律権であり、価値の高い道徳的配慮と言えるだろう。しかし、危害を避けるという最上位の権利が、秘密を守られる権利とプライバシー権に勝るような酌量すべき状況もある。したがって、タラソフやジムの場合にも、秘密やプライバシーが守られる権利が覆されるかもしれない。

これは当然払うべき配慮が、このような重要な自律権において、無視されていること

を意味しているわけではない。治療を受けたり拒否する権利と同様に、そうしたことは正当化し得るまれな場合で、しかも、健全に生きるための同等の権利が中心的要因であるような、明らかに説得力ある理由がある場合にのみ、優先されるのである。

*6 タラソフ対カリフォルニア大学理事会（1976）：1969年、ある男性がタラソフという女性に失恋し、その男性はうつ状態でカウンセリングを受けていた。そして男性は精神科医に、いま旅行中のタラソフが旅行から帰ってきたら、殺害するつもりだと打ち明けた。精神科医は大学に危険を訴えたが、大学側は彼には理性があり、タラソフから距離を置くことを約束したので、拘留せずに釈放した。しかしその後、その男性はタラソフを実際に殺害し、タラソフの両親は、事前に大学側が危険を知らせなかったことを理由に、裁判を起こした。判決は両親の主張を認めた。

人として生きることへの倫理的・哲学的配慮

人として生きることの理性と自由

いくつかの哲学的な概念は、ここに示した事例や、HIVやエイズの問題のもつ意味を、明確にするのに役立つ。成人期には、人は何にも勝って権利と責任を持っている。

●人であるということ

生物学的な「ヒト」とは別に、「人」であるということは、ラテン語の「パソナ」、つまり役者がかぶるマスク（仮面）という意味に由来している[26]。さらにローマ法では、人は権利と責任を持つ存在とされている。人は、看護師や医師、技師、教師、ウエイター、配偶者、父親、母親のように、社会的役割を遂行する立場にある存在なのである。笑ったり泣いたり、食べたり飲んだり、排泄したりおなかがすいたり、のどが渇いたり、心配するというようなヒトの特徴は、生物学的な特徴だ。これらは、ヒトとは何かという問いに答えるものである。

社会的な役割を持ち、コミュニティの一員としての認識を得るということは、例えば人が書く、読む、仕事をする、休暇をとる、投票する、患者を治す、争いを仲裁する、友情を深める、また他人に共感を示すといったことを意味している。そうできることは、ヒトとしてのみならず、人として生きているという高尚な行いなのである。

ヒトであることが生物学的であるように、人であることはまた、その人の生きてきた歴史を表している。人であるには個人の権利と責任が尊重され、認められることが必要である。このような権利が個々人に、自由や力、資格、責任、そして権利の所有者の許可なしに、他者が侵害してはならないという境界を与えている。

ファインバーグ（Feinberg J）によれば、人は意識や自己像、自我を持ち、感情を

抱き、理論的に考え、物事の計画を練り、その計画に沿って実行し、喜びや痛みを感じる能力を持っている[27]。長期間にわたって円満な結婚生活や親子関係、友情といった重要な人間関係を形成する能力のようなものも、人であることの特徴だという人もいる。

ファインバーグの条件に加えて、エンゲルハート（Engelhardt H. T）は、人としてのさらなる特徴として、道徳的な関係性を深める能力を加えている[28]。エンゲルハートおよび以前にはカントが、人は道徳的個人でもあると言っている。道徳的な人とは、内在化された自由の感覚をもつという意味で、自由に生きている人であり、理性的な存在である。強制や抑圧よりも、むしろ理性が合理的な人の行動を支配しているからこそ、自分の行動が縛られたり、強制されたりしない人をいう。

権利をもつ者として人に極めて重要なのは、インフォームド・コンセントの権利である。ラムゼー（Ramsey P）はこれをうまく指摘して、「ヒトもしくは人は、患者や被験者であることにとどまらず、人的主体である」と書いている[29]。ラムゼーによれば、同意は、人と人との忠誠の関係を築き維持する。オックスフォード英語辞典は、人を「自己意識があり、理性的な存在である」と定義しているが、シンガー（Singer P）もこれを認めている[30]。

フレッチャーもヒトについて言及しているが、彼が使う基準は、適切に人を区別している。フレッチャーの人であることの基準は、大脳新皮質の活動を含んでいる。つまり、過去と未来の認識、自己形成の認識、他者の認識において有効な知能指数（IQ）が少なくとも20〜40に達していること、他者とコミュニケーションをとる能力があること、他者との重要な人間関係を築き、維持する能力があることを含んでいる[31]。

希望や予定、計画、個の歴史、存在感、喜びの感情、挫折感をもち後悔を受け入れる能力、期待と可能性を含む将来観をもつ存在が、人としての人生を持っているという[32]。休暇の予定を立てたり、車を運転したり、楽器を弾いたり、その他似たようなことができる者であれば、伝記的な人生を生きている人間だと言える。呼吸と排泄をしているだけでは、人として生きているとは言えない。

ヒト（human）と人（person）を区別する理由は、乏しいヘルスケア資源を、受けるに値するような資質をもつ人を限定する時に、了解を得たり、基準を設けることができるからである。この区別は、生きるために優先的に支援される権利をもつ人と、あまり重要ではない存在と評価されている人に関する、倫理的な決定を促す。

カントの実質倫理原則に従えば、これに関連する根拠として、乏しいヘルスケア資源や医療を、条件だけで人を選んでつぎ込むのではなく、どのような人にも、無条件でつぎ込むということになる。

この原則が採っている一つの形が、インフォームド・コンセントの権利であり、人は権利の所有者として尊重されるというものである。その権利の所有者は、自分自身の生命や身体に起こることに対して、何らかのコントロールができる。これは時には、自律の権利に帰する。権利の所有者として、人は他の人が自分に道徳的にするかもしれないことを、道徳的に阻む拒否権を持っている。

　ヒト（human）と人（person）を区別する別の理由は、人としての基準に見合う存在にのみ、人という定義を当てはめるためである。ヒトはやがて時間が経つと、人にはなる。人になる潜在性は、社会的な役割に対してよりも、むしろ生物学的な過程に当てはまる用語である。潜在的な人とか生まれていない人や生まれていない子どもという言い方は、矛盾している。人であるということ（personhood）は、社会的な役割を達成することで与えられるものだからだ。

　ヒトを人と区別する時の欠点は、私たちは人と見なす人を、恣意的に個人的な判断で決定する傾向があり、その結果として、その人が嫌いだったり価値がないと思う人を、除外する傾向があることだ。人の生死を個々の事例では見ずに、人格があるかどうかを基準にして決めるなど、機械的に演繹的な規定を適用することが、単純に自分と似た人を優先させるという、自己文化中心的な誤ちを引き起こす。

　こうしたやり方では、誰が生きて誰が死ぬかを決める時に、最も権力のある人が生き残ることなる。エリートクラブや権力があるグループのメンバーであることを、「人」と同義にすることは、明らかに言葉の誤用である。

　にもかかわらず、このような区別が行き過ぎた制限でない限り、ヒトと人を区別することにも利点がある。というのは、誰が生きて誰が死ぬかを決めるのに、私たちには何らかの基準が必要だからだ。精神的・社会的、もしくは情緒的にひどく能力のない人は、人としての資質がないのかもしれない。テーブルの席に限りがある場合には、困難な選択をせざるを得ない。これらのなかで最も緩やかな基準は、人であることの基準を、最低限の知能指数がある人や、有益な人間関係を作ったり維持する能力のある人など、合理的に限定することである。

ヘルスケアにおける権利とヘルスケアに対する権利

HIVとエイズ

　成人のヘルスケア倫理における、道徳・哲学的理論や概念、原則を考える上での見本となる事例といえば、おそらく現在最も難しいヘルスケアの問題である、HIVとエイズの深刻な状況の中で、これを考えてみることである。

もともとは、同性愛の男性の問題として認識されていたHIVの流行は、劇的に変化している。それは現在、人種、社会経済集団、性的嗜好として同性・異性のいずれを好むかによらず、すべての男性、女性、乳幼児、子ども、若者に影響を及ぼし得るものとなった[33]。世界保健機関（WHO）は、全世界で3000万人から4000万人が、2000年までに感染するだろうと予測していた[34]。また他では、1億1000万人が感染するだろうとも言われた[35]。WHOは世紀が代わるまでに、エイズが米国の第三の死亡原因になるだろうと推定していた[36]。

エイズ[*7]は不治の病ではあるが無症候期があり、わずかだが運のいい人は、その状態が10年以上にわたって続く。この時期には、患者のクオリティ・オブ・ライフ（QOL）を高めることが可能な、医学的介入や看護介入、精神的介入、また社会的介入が行われる。初期の介入は、患者の健康を保ち、症状や病気の進行を遅らせるのに、最も効果があると考えられている。サービスや見込みある新薬を得られないと、必要な検査やその評価が遅れ、初期の介入が遅れることになりかねない。

「臨床治験への参加は、特に女性や青年期の若者、マイノリティーの人たちにまでなかなか拡がらない。現存のプログラムの中では、支援サービス、普及のための努力や教育の欠如など、こうした患者の治験への参加を遅らせる障害を取り除くための、継続的な努力が必要である。臨床治験を、一次医療［プライマリケア］に関連づけることは、不可欠である。医療提供者には、このような治験や治療に関する新しい情報を共有し、治験や治療へのアクセスを促進する責任がある」[37]。

こういった介入は看護師に、プラトンの「知は美徳なり」という、合理的でパターナリスティックな原則の支持を求めている。

患者にとって、家族や大事な人たち、職場の雇用主、知人、友人に自分の病気のことを打ち明けるかどうかは、真実の告知という道徳的な問題である。カント理論にある真実を告げるという原則と、「危害を与えない」という原則に基づけば、患者は道徳的に自分のHIVの状態を、大事な人たちに話す義務を持っており、特に性的な関係をもつパートナーや注射針を共有する人には、病気の感染を避けるためにも話す義務があると言える[38]。

家族全体が、HIVやエイズによって、次から次へと大変な事態に振り回され、影響を受けることになる。家族は、次のようなさまざまな問題に直面する。

家族の誰かの入院、必要とされるサービスの日常的な不足、ケアを求めるために限られたエネルギーや時間、金銭的支出、人に拒絶される苦痛、この長い時間の経過の中で受ける屈辱や差別、子ども、親、配偶者の死、現在もしくは未来に、孤児となって感染しているかもしれない子どものための、親の代理をする人の必要性などで

ある[39]。

これらすべてが、家族とコミュニティの両方にとって痛みを伴うもので、悲劇的で大きな経済的負担になる。

> *7 エイズ：現在効果的な抗HIV薬が開発され、血中の測定感度以下にまでウィルスを抑えることができるようになったが、依然としてウィルスの撲滅にまでは至っておらず、エイズの発症進行を抑えているだけに過ぎない。しかし、このような薬剤による療法は、一定の効果を示しており、患者予後は、以前に比べると格段に向上している。

ヘルスケア資源配分のジレンマ

エイズ患者の権利擁護グループは、拡大するエイズの流行に、社会が対処しようとしないことについて非難している。擁護者たちは、研究も不足していて、米国食品医薬品局（FDA）から検査・認可された薬が少なすぎることを非難している。最も重要なのは、しなければいけないことに、国がほとんどお金を使っていないことだという[40]。

批判者は逆に、エイズ患者の権利擁護グループの戦術が、がん（エイズの12倍以上もの死亡率）や心臓病のプログラム（全米の主要な死因である）よりも、エイズによりたくさんの予算を割り当てることで全体のヘルスケアシステムを損ない、国民の歪んだ反応を招いたと主張する[41]。批判者はこうした配分を、かなり不当だと見ている[42]。

さらに彼らは、病気の流行をコントロールする伝統的な方法、つまりすでに感染している人たちのために、効果的な治療法を重点的に開発するのではなく、感染していない人たちに焦点を当てた、感染の予防法の必要性を指摘している[43]。つまり、予防よりも治療に、倍以上のお金が費やされてきており、最大多数のための最大幸福を重視する功利主義的な立場からいって、甘い戦略だというのである。

批判者たちは、予防を怠ったことが、静脈注射薬物の利用者やそのパートナー、また貧しいスラム街のマイノリティーなど社会的な弱者に、必要な情報や支援が行き届かない結果を招いたと指摘している。これらの集団は、予防と治療において、公正な機会という正義を奪われた不利な人たちであるという[44]。

批判者は、エイズ患者の権利擁護グループが、政府の薬剤認可システムの変更を強制して、禁止される前に何人かの人たちを死に追いやった治験薬を、認可する結果をもたらした独善的な行動についても責めている[45]。この権利擁護グループに対する最も厳しい批判は、以下のようなものである。

もっと多くの人を死に追いやる、他の病気の患者を擁護する人たちがやり遂げてきたことをはるかに越えて、自分勝手なやり方で、彼らが自分たち自身への支援を確保してきたことで、ひどい不公正を起こしたというものだ[46]。

●HIV・エイズ患者のヘルスケアの要求における倫理的な分析

HIVとエイズが蔓延していることから、二つの重要な道徳的問題が起きている。第一の問題は、他のすべての病気の人々との関係から見た、HIV・エイズ患者のヘルスケアに対する権利と、ヘルスケアにおける権利の問題である。第二の問題は、彼らの感染や彼らの自由そして人格に関係して、彼らが社会でどのように扱われるべきかという問題である。

HIVやエイズに関して、うやむやにされている道徳的、哲学的問題は多い。感染した人は、際限のないヘルスケア、福祉、社会的・経済的支援を受ける権利を持っているのだろうか。職場の雇用主や友人、家族や大切な人、親戚、同僚、そしてその他の人は、他人の血清反応の陽性の状況を知る権利があるのだろうか。

●HIV・エイズに対する道徳・哲学的対応

HIVやエイズの患者については、「悪者として扱え」というものから「善人として扱え」というものまで、人々は多種多様な価値観や考え方をもっている。HIVやエイズには、道徳・哲学的な立場がいくつかある。これらはヘルスケアや看護倫理に関わるような、社会政策に発展し得るカテゴリーを含んでいる。HIVの流行が示す倫理的な問題に対する人々の反応は、六つのタイプに分類できる。

一つは、敬遠されたり、非難されたり、無視されるような落ちぶれた人として、このような患者を拒絶することである。法的道徳主義を支持する人のなかには、これらの疾病が、まさに薬物中毒や同性愛、もしくは性的活動の乱れていた人たちの、生活ぶりに対する報いだと主張する人もいる。しかし、この主張の欠点は、病気に罹り苦しみ死んでいく人の中に、感染した血液を輸血された人や、感染している母親から生まれた赤ん坊など、罪のない人々が含まれている点である。さらに、こうした患者を罰しても、病気や悲劇的な結果はなくならない。このような考え方は、患者の人間性を否定するものである。

二つ目のエイズ患者に対する対応のタイプは、社会に健康面で危害を与える者として患者たちを隔離し、一般から切り離すものだ（例えば、近年キューバでは、HIVとエイズの患者は隔離されている）。腸チフス、コレラ、麻疹のように、恐れられている疾患に罹った犠牲者は、他人への感染予防のために隔離されてきた。HIVやエイズの患者を隔離しておくことで、患者の自由の権利、インフォームド・コンセントを受ける権利、秘密が守られる権利、そしてプライバシーが侵害される。しかし、感染していると分かっていながら、活発に性行動をしている人をどうすればいいかという、非常に難しい問題が残される。

三つ目の政策的選択肢は、悪い行いをしたために、罰を受けて当然である犯罪者のように、HIVとエイズの患者を扱うというものである。犯罪的な見方で、概して患者たちは、自分の責任で感染していると見る。自分のせいではないのにHIVやエイズになった犠牲者もまた（功利主義の観点から）、犯罪者のように考えられる。それは、全体的な社会的結果を考えれば、そうすることが、この病気に罹っていない最大多数のための最大幸福を提供するからである。したがって、自分のせいではないのにHIVやエイズになった患者も、自分のせいでHIVやエイズに罹った人も、この選択肢では最低限のヘルスケアの恩恵しか受けられない。
　四つ目の選択肢は、HIVやエイズの患者に対して、注意深く様子を見ながら症状を抑えれば、精神疾患患者と同様、健全な社会におけるひどいやっかい者というわけではないので、多少要注意の人として扱うことである。HIVやエイズの患者が、故意に他者に感染させたのでなければ、彼らは犯罪者でもないし罰せられるいわれもない。しかし、彼らの病気の治療や研究をさらに進めて、ヘルスケアの資源を無駄に費やすのを避けるという道徳的選択肢があるために、このような人たちは、道徳的に放置されてしまうかもしれない。こういう患者たちは、「海で遭難した人」と同じである。これは「見て見ぬふりをする」政策的な選択とも考えられる。
　五つ目の考え方と政策的選択は、HIVとエイズの犠牲者は、できる限り元気に暮らす権利があるというものだ。彼らの権利には、人々が理解し、差別せず、できる限り彼らを助ける義務も含まれている。さもないと、最低限のことしかしないサマリア人の基準以下になる。（第5章の「最低限常識的なサマリア人」の論考を参照）。
　六つ目の反応は、積極的に介入して、HIVやエイズの犠牲者や感染者に治療を提供し、付き合っていくというものである。医療の専門家は、非常にわずかな確率ではあるが、感染している患者を治療することで、自分も感染するリスクを持っている。しかし、積極的に介入すれば、この病気を抑え治すことにつながる。積極的な介入は、自分がエイズに罹っていることを知らない人や、HIV陽性の人たちと働いたり、付き合う一般社会の人に、感染リスク問題を提示する。マスメディアや教育機関、個々のカウンセリングを通しての一般の人への教育が、HIVやエイズの強制的な血液検査や一般への暴露、あってはならないのだが確かに存在する、この病気を恥とする考え方に、唯一とって代わるものになると思われる。
　介入には、問題を避けるのではなく、問題を扱うことで解決するという利点がある。非常に高度な看護ケアを必要とするエイズ患者を治療することは、ケアや思いやり、利他主義といった倫理原則に、実際に看護師が従うことを要求する。したがって、看護師は〔事例9.11 212頁参照〕で触れたように、死にゆく子どもや親たちに、コミュニ

ケーションを促すような、思いやりのある態度で接する義務を持っている。

最後にHIVやエイズ政策の選択肢で、「善きサマリア人」の考え方について述べよう。それは私たちに、「最も弱い者」を助けるためにあらゆることをせよ、というものである。この選択肢は、心臓疾患やがんよりも、HIVやエイズの研究を優先せよと言っているのである。

ロールズ主義の無知のヴェール*8の概念から、「もし自分がHIVやエイズだったら、自分はどうされたいか」と問うことができる。すると「あらゆることとは言わないが、社会が負担できる限りのことはして欲しい」と答えるだろう。それはなぜか——。「無知のヴェールで、私はHIVやエイズの代わりに、心臓病やがんや結核をもっているかもしれず、同様にこの分野の研究や治療も求めるからである」。

博愛に基づく合理的なパターナリズム主義者や、義務や権利に基づく倫理理論では、「一般的な道徳」は、最初の三つの選択肢を、非人道的で理不尽であるとして拒否する。四つ目の選択肢である、当たり障りなく無視することについては、「最低限のことしかしないサマリア人」の立場より、道徳的に正当化できないと考えられる。六つ目の立場は、他の道徳的に正当化できるプログラムを犠牲にしてまで、HIVやエイズ研究を優先させるというものである。

以上のことから、（最低限のことしかしないサマリア人という）五つ目の立場が、最初の四つと六つ目の立場より、受け入れられるだろう。

*8 無知のヴェール：「無知のヴェール」とは、ジョン・ロールズの「正義の原則」を考える際に出された考え方で、自身の地位や立場について、全く知らずにいる状態を意味する。一般的な状況はすべて知っているが、自身の出身・背景、家族関係、社会的な位置、財産の状態などについては知らないという仮定である。そして、自身の利益のためだけの選択を防ぎ、社会全体の利益に向けた正義の原則を見いだせるようになる。

看護師の役割

米国病院協会の『患者の権利章典』の声明は、病院でのケアに、活発で意義のある患者の参加が欠けているという一般の批判への、一つの対応と言える。米国看護協会の『看護師の倫理綱領』のような、さまざまな専門集団の綱領は、患者が自分たちの自律を守る擁護者を必要としていることに対する、別の対処法でもある。医療過誤や怠慢のために、医師や病院、そして時には看護師に対して起こす訴訟は、ケアにおける怠慢やミスに気づいた患者の、もう一つの反応である。

また別の対応として、コミュニティの保健委員会が、患者の擁護者を採用しているところもある。この擁護者は、病院の経営管理とは独立して機能している。他の病院で

は、患者コーディネーターと呼ばれる人（通常は看護師がなる）、すなわち患者の苦情や問題に対応する人を採用している。しかし、患者の擁護者としてその能力が期待される人は、患者のケアに、理知的に携わっている看護師の中にいる。

看護師は、病院の技術や官僚的組織の関係者ではあるが、患者と個人的に親しく継続的に付き合っていく、主たる人材である。他のどのような医療専門家よりも、看護師には患者の権利の尊重を助け、頻繁にそれを明示する機会がある。

近代の病院ケアと医療技術は、非常に専門化された医療スタッフの、チームとしての協力を、大いに発展させてきた。看護師は、特定の個人へのケアの提供を実践するチームの一員である。こうしたことが、しばしば患者に情報を与えたり、教育したり、他の医療専門家や看護師が実施する処置について、患者に分かるように事実を話す機会を、看護師に与えている。

看護師には、特別な食生活や食事の指示を伝える機会が多くある。投薬を担当する看護師は、患者に投与される薬や投薬量、期待される効果と副作用を、患者に伝えることができる。また看護師は、患者の体温や血圧レベル、検査結果に関する正しい情報も伝えることができる。

医療教育とカウンセリングからなるこうした看護の実践は、患者に本当のことを伝え、患者一人ひとりが、自分の健康に責任をもつよう働きかける機能を果たしている[47]。患者が、自分の健康状態に関する情報を持つことは、患者の独立性やヘルスケアに関する決断での、自己決定力を高めることになる。正しい情報は、さまざまな選択肢の中から、患者が最善のものを選択可能にすることに貢献する。

看護師が人に対し払う敬意は、自分と患者にとどまらず、医者やソーシャルワーカー、家族といった、患者をケアする人までも含んで広がりを見せる。したがって、理想的には、看護師とその仲間のケア提供者は、若者や壮年期の人に、余命に関わる診断の事実を告げるような大きな問題に、一緒に取り組んでいくことである。

その目指すところの一つは、どのように患者に事実が伝えられ、誰が悪い知らせを伝え、どんな希望が現実的で、正直に患者に与えられるかに関して、チームメンバーの間で共通の認識をもつことである。このように、チームのメンバーそれぞれが、重篤でいのちを脅かす、もしくは死に至るような疾患の診断を受けたその意味を、患者と一緒に考えていけるように準備している。

そのなかでも看護師は、こうした知らせを聞くことになる患者の最も身近にいて、継続的に付き合うことになる。そのため看護師は、患者の治療を受けたり拒否する権利に、敬意を払う中心的な存在となる。

看護師は、適切かつ正確で、思いやりのある理解しやすい形で、患者の友だちと

して、間接的にだけでなく率直に患者の質問にすべて答え、患者の情報を受ける権利を尊重する。これは、患者が興味をもたないような、技術的または解剖学的な細かな点については、無理に説明しないことを意味している。例えば患者が、放射線治療や化学療法は、どう自分に作用するのかを質問する時は、患者に副作用についての知識が不足しているからだ。この場合、看護師は必要な事実のみを伝える。

もし患者が、人工肛門造設術や、類似の根治手術後の生活について知りたがっていたら、看護師は、やはり適切な情報と、患者教育の助けになるような経験を患者と共有することで、患者を尊重していることを示していく。さらに看護師には、患者の感情や、「人工肛門造設術の後、性生活をもてるのか」というような、患者は口にしないが、聞きたいと思われる質問にも気づくような、敏感さがなければならない。

ある事柄について、最新の知識をもっていない場合は、自分には分からないということを患者に伝え、それを知っている人を見つけたり、そういう人に相談する義務を持っている。その後、看護師のすべきことは、最新の情報を患者に提供するか、誰かこの質問により答えられる人に、質問を照会することである。

人に対する敬意には、診断や予後、治療の選択肢、リスク、利益について、患者の知る権利だけでなく、知らないでいる権利も含まれている。ある人は単純に、「自分の情報など知らなくていい。君が一番いいと思う治療をしてくれ。君は専門家だろう」と言うかもしれない。しかし、知る権利は、知らないままでいる権利も含んでいるのだろうか。

看護師がこのような人にできる対応は、二つ考えられる。

一つは、患者の知らないでいる権利を、無条件に支持していくことだ。例えば、「結局は、あなたの身体です。何が起こっているのか、自分の身体に何がなされるかを知りたくなれば言うでしょう。だから、それまで知らないでいることはあなたの権利です」というようにである。この言い方は、患者の知らないでいる権利を支持し、一方で明らかに治療を受けたり拒否する選択は、ほとんどいつも患者に委ねられていることを示している。

こうして看護師は、患者にいつ、どこで、誰から知識を求めるかを、自分で決める強い権利があることを示している。その看護師の発言が、患者の自律を規定し、支援する。時間が経過すると、患者の否定するという防御作用的行為は少なくなってくる。そして患者は、自分の身体の中で何が起こり、何がなされているのか心配するようになり、適切な情報に基づいたコントロールを取り戻すことを求めるようになる。

これとは別の看護師の対応は、コンキ（Kohnke M. F）によって示唆されている。それは、知らないでいることの結果を、患者に突きつけることを勧めるというものであ

る。コンキの経験では、患者がまず知りたいことと知りたくないことを明示する。そして看護師は、患者に告げなければいけないこと、告げてはいけないことを記録し、その理由も添えておく[48]。

　例えば、患者の家族は、患者がまだ集中治療室や回復室にいる間に、しばしば外科医からがんであることを最初に知らされる。そのなかには、患者にがんであることや、そのがんが命を脅かす可能性があることを告げないで欲しいと、具体的に頼んでくる家族もいる。このような場合、家族と接触を持つ看護師には、それに反対する理由として、家族に提示できるものがいくつかある。

　一つの理由は、すべてのがんが、死につながるわけではないというものだ。がんでも、治癒されるかもしれない。すぐに死に至るのは2、3のがんだけで、他のがんは治癒でき、患者は生存可能なのである。

　二つ目の反対理由は、患者は当然、手術の結果や、放射線治療や化学療法のような治療をしなければならない理由を、知りたいはずだというものだ。それは、患者の知る権利でもある。

　三つ目の反対理由は、看護師や医師が、主に関わらなければいけないのは患者であり、この人間関係が、信頼や誠実の基本になっているというものである。患者は「がんが見つかったのか」という自分の問いに偽りなく答えてもらう権利を有している。

　診断や予後、推奨される治療、リスク、期待される効果、その他の選択肢を患者に教えたり伝えたりすると、患者は「白血病の回復の可能性はわずかなのに、そのために自分は、化学療法の副作用でつらい思いを本当にしたいのか」というような疑問を持つことがよくある。

　看護師のもう一つの道徳的問題は、治療を受けたり拒否する患者の権利を支持するという問題である。避妊に一番良い方法だとして、精管切除術を求める若い父親の事例（事例9.7 210頁参照）は、患者の権利を支持する看護師の役割の重要性を指摘する事例である。看護師自身、その患者がもっと子どもをもちたいと心変わりするかもしれない可能性や、泌尿器科医がその患者の権利を否定していることに関して、懸念を持っている。

　それにもかかわらず、『看護師の倫理綱領』は、自分になされることを自己決定する患者の道徳的権利、判断する上で必要な情報を与えられる権利、ケアでの考えられる効果を告げられる権利、そして末期治療を受けたり拒否する権利を支持する[49]。

　綱領によれば、精管切除術に関して、通常二度と元の状態に戻せないことを含め、患者が完全に手術や手術後のことを理解しており、また患者の妻も同意していると、ひとたび看護師が確信したら、ヘルニア縫合術のような選択的手術の場合と同様に、

看護師には患者に役に立つような他の医師、もしくは機関を紹介する義務がある。それは自分の選択で治療を受けるという、患者の権利でもある。

精神病の患者が治療を拒否する権利はもっと複雑であり、それはこの権利の行使が、患者の回復や社会復帰を遅らせるかもしれないからである。精神安定剤は思わぬ副作用をもたらす可能性もあり、その中には、元に戻らなくなるものもある。

〔事例 9.8 211頁参照〕のように若い女性で、自分の唇や口、顔、もしくは肢体に、見た目にも気になる動きが進む可能性があるのは、不幸なことだ。一方で、その若い女性が治療をしない場合には、精神病施設で長期にわたって惨めに暮らし、次第に重症になっていく可能性があることも悲しい。これは薬をとるか、薬をとらずに病気を長引かせるかという相容れない状況なのである。

このような場合、看護師は、処方される薬や起こり得る副作用、その副作用を抑えるために使われる方法の効果に関する正確な知識の蓄積に、頼ることになる。医師の勧めと治療計画の最終目的を合わせて決められた、一回あたりの服用量や投薬の時間、休薬期間に関して、患者が守れるように看護師は手助けしていく。

他には、患者にあらゆる結果と看護師が考えられることを話し、その上で看護師が患者の薬の拒否を支援するものである。コンキは、擁護者が守ったり救う立場になってしまうという、患者ではなく擁護者が決定の責任をもつような事態になることを避けながら、患者の決定を支持することを勧めている。患者の決定権を支持することは、決定に賛成するという意味ではない[50]。

次のような理由で、コンキの論拠に反対することもできるかもしれない。患者からすれば、手術や精神安定剤もしくは電気ショック法など、患者が拒否することを、看護師が支持してくれることは、拒否に賛成してくれたと理解してしまうだろう。同僚の中には、そうした考え方をする者もいるであろう。看護師の中には、自分たちの役割を、先鋭の手術や投薬治療などで、行き過ぎた医療技術の犠牲になっている患者を助けることだと考えている者もいる。

このような場合には、患者は全体的に医師を全能者や救い主と見たり、看護師を医師の能力や治療のメリットを、本当に知っている人として見る傾向がある。

有能な看護師は、医師と患者の間の仲立ち役、もしくは仲介者の立場にならないようにしている。代わりに、看護師は患者に、健康回復や予防のために考えられた方法について、情報提供したり教えたりする。看護師は医師を、患者の健康が最終的に目指しているところにたどり着くための、貴重な協力者と認識している。看護師は可能な限りのあらゆるやり方で、患者の検討過程に医師が参加することを求めている。

治療を受けたり、拒否する患者の権利を支持する方法の一つに、患者が提示され

ている治療に、疑問や疑いを持っていると、看護師が医師に伝えるというものがある。また、患者が検討したり決定する過程に、医師を巻き込む別のやり方は、患者が電話か診察室を訪れて話す時のために、予め適切な質問を考えて書いておくよう、患者に勧めておくというものもある。患者の相談する権利、もしくはセカンドオピニオンを得る権利も、知る権利の一部である。

看護の内容や治療目的を、患者たちの知る権利として、患者に情報提供している看護師は、医学的な間違いがないことや病院に誤りがないことを分かりやすく説明するのに役立っている。看護師は、患者が病気や回復に役立つ質問を、看護師や医師、技師にするように患者を励まし、専門知識を共有する、親しみやすい人といえる。

新生児や子どもを、危害から守るという看護師の擁護者としての役割と異なり、成人を担当する看護師は、担当の患者の自律や自己決定を促進する。看護師は、患者の病歴・医療歴を聞いたり、患者を教育したり、カウンセリングするなどの仕事を行う。それを通して、意識的にインフォームド・コンセントや、治療を受けたり拒否する権利を基準として、診断や予後、治療、リスク、利益、費用、他の選択肢に関する情報を受け取る権利を、患者が行使することを促進しようと努めている。

この点において看護師は、保健教育者として機能しており、それは看護における擁護者としての役割を果たす、重要な一側面である。

米国病院協会の『患者の権利章典』

米国病院協会によって作成された、『患者の権利章典』の改定版（1992年）がある。権利章典は、この章で取り上げた倫理原則と、その実践のすべてを支持している。この章典は、病院での患者の権利を守るための、詳細かつ包括的な区分と規定である[51]。

この章典は、患者の文化、人種、宗教、言語、年齢、性別、その他の違いに気を配りながら、患者の意思決定における役割を保証する、思いやりと敬意のあるケアを受ける権利から始まっている。このなかでは、患者の知る権利と、自分の診断、治療、予後、リスク、利益、ケアを提供する人についての情報を提供される権利、そして患者のインフォームド・コンセントに必要な、他の付随的な事柄を得る権利も保証している。

さらにそれは、以下の権利も含んでいる。つまり、患者の治療を拒否する権利、事前指示（アドバンス・ディレクティブ）の権利、プライバシーに配慮され守秘される権利、医療記録を閲覧する権利、他の医療機関を紹介されたり、他の医療機関に転

院することなどを含む、適切な医療ケアとサービスを受ける権利、継続して治療を受ける権利、そしてケアの提供者とケア施設の関係を知る権利である。

　なかでも重要なのは、紛争、不和、対立を解決するための倫理委員会や患者代表制度、もしくは施設内の他の仕組みなど、ケアに関連する病院の方針や実務を知る権利である。これらの権利は、患者が自分自身の最善の利益を守れるようにするための措置である。

　その代わりに、患者は病歴、入院歴、医療記録、事前指示、健康保険請求のために必要な情報を提供する責任が要求されている。なぜなら、これらの権利と患者の責任は、相互関係にあるからだ。患者にはテレビの音量を大きくしたり、スタッフに嫌がらせをしないなど、他の患者のニーズにも理性的に合わせる義務がある。患者は定められた治療における今後の問題を、話し合う責任も担っている。

　このような文書は、患者を自分自身のケアについて知る権利や、決定する権利を持つ人として認めており、重要なものである。もし患者に決定能力が欠けていたり、患者が法的な無能力者や未成年である場合、こうした権利は、患者に代わって指定された代理人、もしくは代理の意志決定者によって行使されることも認めている。

　この章典は、過去のパターナリスティックな実践に勝り、さまざまな形で、ほとんどの州とケア提供施設で採用されており、健康維持機構（HMO）の条項やケアの拒否といった問題を扱う連邦版も、間もなく成立する見込みである。この章典の執行は、公正なヘルスケアシステムの一環として、患者にとって最も重要なものである。

まとめ

　成人は、子どもや高齢者など他の年齢層の人たちに比べて独立しており、また相互依存的である。その結果として、成人の看護ケアは、若者や高齢者のグループよりも、対話的で相互作用的である。成人期は、人の一生のうちで最も長く重要な時期であり、「人」という存在の本質と範囲を見極めるための規準となる。

　事例では、倫理的な問題の重大性を示すものをあげた。これらはいくつかの原則のもと、議論されてきた。それは、危害を避ける原則、真実告知の原則、インフォームド・コンセントの原則、治療を受ける権利と拒否する権利の原則、そしてプライバシーに配慮され守秘される権利の原則である。これらの事例は、『患者の権利章典』や『看護師の倫理綱領』の主要条項と、うまく噛み合っていた。

　これらのトピックスや、事例において考えられた倫理的な問題は、自由、自律、理性、ウェルビーイング、最適なヘルスケアという価値を中心に据えている。こういった理

想は、人口増加によって与えられる資源よりも、要求の方が多いという、世界の社会的、経済的現実によって打ち砕かれている。また、これらが目指すものの中には、対立するものもある。

例えば、危害を避けることは、エホバの証人の信仰を表現する自由と対立することもある。その他にも、HIVやエイズの深刻な状況で示されたような、道徳的葛藤がある。最近の難しい事例は、ここではエイズの事例をあげて示したように、時々これまで確立されてきた原則が、誤りであることもある。

カントの言葉に倣えば、原則と実践の関係では、看護実践を伴わない原則には中身がない、しかし原則のない看護実践は、行き当たりばったりになる。道徳原則は、倫理的・臨床的問題の「浅瀬」を脱出しようとする看護師や、ヘルスケアの「ナビゲーター(指示を出す者)」を導く、夜空の星や標識のようなものである。

このような原則は道徳的規準として機能し、すべての価値は時間や場所で変化する相対的なものだという、よくある反論を含み、一般的な道徳の一部となっている。唯一の原則もなく、確実なことがないままに、考えや選択を求めるたくさんの原則があることに、フラストレーションを感じるほどだ。しかしそれは、人間であること、そして独断的な考え方に屈することなく、成人のヘルスケア倫理という分野で働くことに対して、支払う対価である。

看護には、一般的な道徳の原則が、日々のヘルスケアの実践の中で、どのように採用されているかが現れている。言い換えれば、これらの看護実践は、人を手段としてでなく目的として扱わねばならないというカントの原則に従って、こうした原則が、どのように強められたり弱められたりしているかを示している[52]。

討論のテーマ

❶ HIV になるリスクの高い人たちが HIV の検査を強いられるとしたら、それはどのような道徳的理由からだろうか。秘密にしていたら、どのようなことが起こるだろうか。

❷ 保険会社や雇用主には、保険加入希望者や求職者に HIV の検査をするよう求める権利があるだろうか。あなたがなぜそのように考えるのか、その理由も述べなさい。

❸ ヘルメットをかぶっていないオートバイでの運転が道徳的に許されるか、許されないかという議論には、どのような道徳的根拠があるだろうか。

第10章　高齢者ケアにおける倫理的問題

この章で学ぶこと

1. ヘルスケアにおける倫理的な問題に関連して、高齢者が老いていく上での課題を理解する。
2. マクロレベル、ミクロレベルにおいて、不十分な資源の配分、権利、能力、クオリティ・オブ・ライフのような、特に高齢世代に関連した倫理的問題を確認する。
3. 高齢者が、目的、価値、理性的な人生プランに基づいて意思決定に参加できるように、患者の権利擁護者としての看護師の役割を明確にする。
4. ヘルスケアの配分における緊急避難、トリアージ*1、費用対効果、くじ引きの方法を分析するために、功利主義とカントの原則を利用する。

*1　トリアージ：傷病者の緊急度や重症度の判定を中心とした、治療優先順位の選別。大災害などでは、一度に多数の負傷者が発生するので、限られた人的・物的資源の中で、最大多数の負傷者に最大の医療を行い、一人でも多くの人命を救助するために行う。(『看護大事典』p.2019、2002、医学書院）

概説

　見方によっては、歳をとるということは、幸いにして老後を迎えることができた人たちの、特別の時間であり、またそうでなければならない。高齢期は、親しい人や他人と共有した場所、出来事など、人生の数え切れないほどの経験を味わう楽しみや、またそれを評価するための時である。高齢期は、過ぎ去った人生を憂うというよりも、む

しろ残された時間について、じっくりと考える機会になる。晩秋の見事な紅葉のように、人生の目的やプロセスは、特別な意味を帯びている。

高齢期の特徴

『連邦社会保障法』*2が通過してから、65歳という年齢は、発達上の画期的な区切りとなった。つまり、それは高齢期への入り口なのである。だが、時間というのは、高齢者にとって異なった意味を持っている。高齢者の中には、配偶者、親戚、そして友人の死をとても深く悲しみ、過ぎ去った幸せな時代を惜しみ、郷愁を抱く人がいる。その一方では、楽天的に期待感を持ち、その後に訪れる年代を楽しみに待っている人もいる。それでも、すべての人の健康と自立を求める気持ちには切実なものがある。

65歳の人々の中には、中年期からほとんど変化しない人もいる。もし彼らが、運よく病気に罹らないならば、自分には判断能力があり、健康で、自立やセルフケアについて、能力があると見なしているだろう。性欲の減退といった身体的変化は、親密さや愛情を求める気持ちに関係なく生じる。男性がたくましさを失い、女性が丸い輪郭を失う時、見かけ上男女の差はなくなってくる。

同様に、「高齢期に入ると男性は攻撃的でなくなり、女性は自分の意見を主張するようになる。そして男性も女性も活動が低下してきて、人との関わりが少なくなる」[1]。古い友人、親戚、家族は、とても重要になってくる。それは新しい友人とは、関わりが少なくなるからだ。配偶者との関係性は、援助の必要性が増すため、より相互依存的になる。性的行為は、後期高齢期にまで続くかもしれない。妻は、未亡人が増えていくのを不安な気持ちで見て、夫の健康を用心深く見守ることもあるだろう。

*2 連邦社会保障法：1929年にウォール街での株の大暴落を契機として始まった世界大恐慌により、世界各国には大量の失業者があふれ、社会不安が増大した。米国では、フランクリン・ルーズベルト大統領が、1935年に連邦社会保障法（Social Security Act）を制定した。同法を基に、高齢者年金、遺族年金、障がい者年金などの公的年金制度を中心とする社会保障制度が整備され、1965年にはメディケアおよびメディケイドが成立し、高齢者や低所得者に対する医療保障制度が導入された。

退職

1990年の米国労働局の統計によれば、男女の大多数は、65歳までに退職して労働から離れる[2]。しかし、55歳から64歳の年齢層の女性の多数は労働に加わり、そのほとんどが、何らかの理由から65歳を過ぎても働き続ける。

例えば高齢女性は、男性よりも約7年寿命が長いが、収入は少ないという事実に直

面している[3]。単身の高齢女性や未亡人の多くは、高齢期に貧しい暮らしをしている。生活基盤を維持するため、第二の仕事を必要としている労働者と同じように、働く女性は時々、「オーバーワークのアメリカ人」[4]と言われている。

ムーディ(Moody H. R)は、退職を「人生の最終段階における余暇時間の拡大」として定義している[5]。余暇は、リラクゼーション、レクリエーション、個人としての発達、家族あるいはコミュニティへのサービスを提供する機会として、前向きに捉えることもできる[6]。消極的には、仕事は望ましく意味があり、健康的で道徳にかなった生産的なものであるといった、職業の倫理的理想との対立の中で、余暇は仕事からの解放であるとも見られる。

職業倫理は、「世の中で、自分自身の能力をさらに発揮していくこと」を支持する[7]。そのために、退職した人や仕事に従事していない患者は、気が沈み悲惨である。彼らは、現在の自分には役割がないという立場を、なかなか認めることができないのだ。そういう人たちは患者として気むずかしく、なかなか満足しない傾向にある。

一方で、退職したグループのメンバーの中には、仕事、責任、義務から解放されて喜んでいる人もいる。しかし、退職者のほとんどは、エカートが言うところの、労働倫理の産物である「忙しさ至上主義」という状態を求めている。忙しさ至上主義というのは、「他の倫理と同様に、善とは何であるかと、理想の行動とは何かを結びつける信念と価値観の組み合わせである。それは態度と行動の評価に対する基準を提供している」[8]。

「労働倫理」は、「忙しさ至上主義」を追い求める退職者によって、放棄されるのではなく、形を変えられるのである。この変化は、仕事と退職の間における善悪の判断に関する継続性を、次のように念頭に置いている。

「忙しさ至上主義」に従って日常生活を過ごす、そして年金をかつての生産性に対する給与の受給と捉えている。ゆえに、こうした退職者の立場は、働かなくても年金収入を得ることは正当であると考えて、自尊心を保っている。その上、退職者を概ね経済的に生産性があるとまで見なして、退職を有力な評判の高い社会システムと位置づけている[9]。

かつて、まさに「忙しさ至上主義」であった生産的な労働者の社会的地位は、生産的プロセスから外れていると見られている生活保護受給者、ホームレス、精神障がいのある人、薬物中毒の高齢者たちの地位とは、全く異なっている[10]。

何もしていない怠けた状態は、道徳的な非難を招き、彼らには仕方なく経済的支援が与えられる。生産的ではない高齢者は、患者と同様に価値がないと見なされ、そのうえ病気の患者へ当然払われるべき敬意や注意は、払われないかもしれない。怠惰

やだらしのない生活による不健康な状態は、いまだ多くの人々から、道徳的な怠慢の結果であると思われている[11]。

後期高齢期

後期高齢期は、75歳から始まると考えられている。この年代の人々は、「自分自身と配偶者を世話する能力を保ちつつ、自分たちで物事を処理し続けながら、尊厳のある人生を実現すること」[12]を希望している。このような高齢者は、たとえ重要ではなくても他者に対して役に立つことや、また病気もしくは認知症によって、重荷にならないことを希望している。なかには、ナーシングホームもしくは精神病院でのケアが必要になることを常に恐れている人もいるが、穏やかに満足している人もいる。

虚弱高齢者

最終的に、高齢者は虚弱になり、看護師を含めた他者に依存しなくてはならない。個々の高齢者に支援が必要だとすると、こうした依存は、家族間の対立や不安を引き起こすことになる。

コミュニティあるいは医療施設での高齢患者に対する看護は、提供される時間、心遣い、看護の質によって、個々人を尊重するという重要な役割を果たす。眼内レンズを埋め込む白内障手術、補聴器、電動車イスのような医療技術は、それを必要とする高齢者にとって、大きな支援になるだろう。

家族との別離、手足などの切除術、痛み、そして判断能力を失うことを恐れる高齢者にとって、入院は、その恐怖が現実のものになることを意味する。おそらく自分のことが自分でできなくなってナーシングホームに移された時から、病院を終の棲み家だと思うかもしれない。ここに、在宅ケアの役割がある。

認知症

支援を受けながらコミュニティで生活する高齢者にとっては、入院や外科手術の経験があると、ナーシングホームに移ることを余儀なくされる場合もある。混乱やもの忘れのある80歳～90歳の男性が、前立腺全摘出術をしたことによって、以前は自分でやっていたことができなくなり、ますます他者への依存を招くかもしれない。そして、記憶、判断力、問題解決能力という、重大な統合的機能がひどく損なわれることは明らかであろう。そのような人には、24時間の看護ケアと管理が行われるのが理想的である。

一方、高齢者は皆、完全にではないが一時的に、薬物中毒、知覚麻痺、脱水

症状、酸素欠乏、糖尿病、そして閉尿などが原因で、認知症のような状態になるかもしれない。しかし、病気そのものが治癒されれば、その人はすぐに元に戻り、理性的になって、コミュニティでの看護管理のもとで退院する。したがって、どのような診断であっても、高齢者一人ひとりに敬意を払うことや心遣いが必要とされる。認知症であると決めつけることは早計であり、適切ではないだろう。

認知症の最も特徴的な点は、子ども時代の記憶だけは維持され、最近の出来事に関しては記憶が失われることである。このように、認知症の人々は、まるで過去にいるかのように生活し、行動する。そして一人では生活できない。

こういう人は、時間や場所について混乱するため、監視が必要である[13]。感情のコントロールができなくなり、衝動や疑念、怒りが頻繁に現れるようになる。信じられないような行動に続いて、抑制や判断力の喪失が生じる。認知症の始まりは、血液の循環不足、薬物中毒、トラウマ、配偶者との死別、もしくは新しい複雑な環境の変化によって、徐々にもしくは突然、引き起こされる。

ナーシングホームで提供されるヘルスケアと福祉サービスの質は、きちんと充実した生活を送るために、高齢者の権利を尊重することの、直接の反映である。高齢者を拒絶する社会、そして事実上の倉庫のようなところで非人道的なケアを行う社会は、倫理的な感覚に欠け、道徳的に無神経である。しかし、これほど膨大な数の高齢者を抱え、彼らに対する責任に直面した社会はかつてない。

高齢者に対する社会的態度を反映している、悲しい話がある。それは囚人の指を切断した刑務所の医師が、それをゴミ箱に投げ捨て、囚人に「お前にはもう、その指を必要とするようなことはないだろう」といった話である。この話は、高齢者たちが自分自身について感じていることを、うまく捉えている。また、切断された指に象徴されるように、彼らは、自分がただの廃棄物になると考えている。高齢者のなかには、自分がもはや必要とされておらず、みんなを満足させるようなことができないと、敏感に感じている人がいる。

社会にとってのジレンマは、ここで示すあらゆるヘルスケア資源を活用して高齢者のニーズを満たすか、もしくは他の年代の人たちに対して公平ではないという観点から、こうした資源の活用を制限するかである。

高齢期における問題と課題

エリクソン（Erikson E. H）は、若い時期の果実に対比して、高齢期を熟成の時期と捉えている。それは、物事を処理したり、人の面倒を見たり、子どもを産み育て

たり、または製品やアイディアを生み出すなど、人生の中で必然的に生じる成功や失望に、対処してきた結果である。彼はこの熟成のプロセスを、「自我の統合」と呼んでいる。自我の統合とは、そうでなければならない、また代わりが許されない、その人自身のたった一度の生涯の受容である[14]。

　リズ（Lidz T）は、エリクソンの「統合性」を、「人生に"もしも"はないこと、人はある能力をもち、両親のもとに生まれ、過去は変えられないと認識することが必要である。新しい人生を始めるには時すでに遅しなのだ」という言葉で特徴づけている[15]。統合性とは、人にとって"もしも"はほとんどなく、わずかな選択肢があるに過ぎないと認識することを意味している。

　晩年において、人は自分の人生の目的や生き方を締めくくるが、新たな始まりはない。エリクソンの考えでは、特定の時期に特定の文化の中で生まれたことを、人生に起こる偶然だと理解している最もあわれな人だけでなく、統合性を自覚しながらそれを教訓に生きてきた人にとってさえも、死は苦しみを与えるものではない。その人に一度しかない生涯は、最終的に死は恐れるものではないとして、受け入れられる。

　統合性を持って生きている人たちにとって、高齢期は充実感と喜びを伴う、実りの時期と言えよう。リズは、情熱や野望が少なくなり、努力することや争いから解放される時期と指摘している。孫の成功、社会や組織の功績は、高齢者がその成長を手助けしてきたおかげなので、余暇はその褒美（ほうび）と考えることもできる。リズの言葉を借りれば、「多くの経験と楽しみを含む、穏やかな人生の締めくくりの時期」[16]なのである。

　これに対してバトラー（Butler R. N）とルイス（Lewis M. I）は、相対的に、過去の労働の成果を享受する高齢期は、穏やかで平静であるというイメージは作り事だと考える。なぜならこうしたイメージを持つことと、高齢者を軽視し無視していることとは一致しないからだ。バトラーとルイスは、エイジズム（高齢者差別）を、高齢者に対する組織的な固定観念と差別に基づく、国家的な偏見だと見なしている。

　高齢者は、醜くて融通が利かず、もうろくしておしゃべりで、まともな人間ではないと分類されがちである。どのような形の偏見であれ、高齢者はこの否定的な定義が本当であると信じ、自分自身に否定的な価値観を植え付けて、自分たちに与えられる差別的な処遇を、予想しかつ受け入れている。

　その他の社会の高齢者に対する否定的な態度は、生産性に高い価値を置くことに端を発しており、それにより高齢者は何も生み出さないと蔑（べっ）視することになる。こういう社会では、明らかに若い人に対して肯定的な価値を置き、高齢者に対しては否定的な価値を置いている。高齢者に対する偏見は、避けることのできない加齢のプロセスや、死と向き合うことに対して、無力であることの現れかもしれない[17]。

シーゲル（Siegel J. S）は、このような社会における、高齢者に関連した公共医療サービスに対する社会的・経済的な意味を指摘している。高齢者は、医療資源の最大の消費者であることはいうまでもない[18]。需要とニーズは、年齢とともに高まる。そのため、増加するヘルスケア資源は、ますます多くの高齢者に使用されるだろう。「人口の12％しか占めていない高齢者が、国家予算の29％、社会サービスに対する政府のすべての歳出の51％をも消費している」[19]。

その上、「少数の高齢者と85歳以上の後期高齢者は、極端に貧困の割合が高く、人口層の中で、最も急速に増大していく層」[20]なのである。

その結果、限られた資源の配分という倫理的問題が浮上する。さらに、薬剤、臓器移植、外科手術、透析などヘルスケアと医療技術の向上で、高齢者がそれらを利用する機会は増えるだろう。加えて、メディケイドとメディケアのような保障プランの利用は、より平等になっているため、すべての所得階層によるヘルスケア資源の利用は増えている。しかし、ヘルスケア資源の配分が十分でない状態は、都市の中心部でも地方でも、高齢者に問題を残したままである[21]。

さらなる問題は、高齢人口の中で高い割合を占める高齢女性へ、医療サービスを適応させることの必要性である。出生率の減少に伴い、高齢者には兄弟や親戚が非常に少なくなり、家族のサポートシステムが弱まってきている。このことは、高齢者が選択するなら、延命よりもむしろ死を求めるという倫理的問題を引き起こす。また、このような高齢者の苦境は、子や孫の責任に関する問題をも引き起こす。子や孫は、自分たちの子どもを養っているかもしれない。

小規模な親族ネットワークの割合はまた、高齢者に対する医療やヒューマンサービスを提供する際に、政府が担う役割の増大や、限られた資源の配分という問題も引き起こす。

ダニエルズ（Daniels N）のような著述家たちは、社会保障に似たものとして、人が一生涯にわたって資金を提供した割合に従って給付される仕組みを提唱している[22]。限られた資源配分の別の側面は、ナーシングホームと、他のグループケア施設に入所している高齢者の5％に提供されている、ケアの質に関するものである。これらの人々は、自立できないこと、あるいは社会的都合によって、必要なケアを提供してくれる施設にいるのかもしれない。

道徳的問題は、人間の尊厳と高齢者の健康状況を高めるような、ケアの提供である。ナーシングホームに入所している高齢者の中には、無視や虐待など安全ではない環境の中で、標準以下の食事で生活している人もいる。十分かつ適切な看護サービスは、高齢者へのケアにおいて、大きな違いをもたらすだろう。配分に関する公正と

いう道徳的問題が特に大きいのは、虚弱高齢者と終末期にある患者の場合である。こうした高齢者は、尊厳をもって生きる権利や、いつ生命維持装置を中止するかを選択する権利を持っているだろうか。それとも、呼吸している限り、生きることを要求されるのだろうか。

事例に見る道徳的原則

　高齢者のヘルスケアで、道徳的問題を伴う、最も標準的な八つの事例を考えてみよう。

【事例 10.1】　集中治療室のプライオリティ

　23歳のHさんは、オートバイ事故の被害者である。彼は重傷を負い、集中治療室で生命維持のための支援体制を必要としている。だが、空いているベッドはない。一方、Kさんは66歳。脳梗塞を起こし昏睡状態になり、集中治療室で生命維持のための積極的な治療を受けている。Kさんは、最も高齢の患者である。看護師は、二人の患者のうちどちらに、生命維持のための集中治療室のベッドを使用すべきか、提言しなければならない。

【事例 10.2】　苦痛を訴える患者の自殺幇助の要請

　65歳以上の男性の自殺率は、若者よりも高い。15歳から85歳までの男性の自殺率は、右肩上がりで増加している[23]。75歳以上では、男女とも大幅に増加している[24]。
　A看護師は、常勤スタッフが病気のため、深夜勤務になった。彼女の受け持ち患者の一人であるD博士は、75歳の高名な神経外科医で、元医学部教授である。彼は最近、深刻な難治性の背痛のため入院し、徐々に歩行が困難になってきている。彼の妻はすでに亡く、三人の子どもたちは、開業医として成功を収めている。D博士は、郊外にある大きな家に、家政婦を雇って一人で暮らしており、医学の学会に出席したりしていた。
　前立腺がんの全摘手術を受けてから、治療は中止されている。入院の際に行われた検査では、脊椎への広範囲にわたるがんの転移が明らかであるとされた。医療スタッフが職業上、明るく敬意をもって接しているにもかかわらず、D博士は自分の本当の予後について疑いを持っているようだ。
　A看護師は、彼の要請に応じて、処方の麻薬注射を準備するため、ちょうど病室を出ようとした。その時、D博士はA看護師に、死ぬことができるように、モルヒネの

量を増やすことを求めた。D博士は言う。毎夜病室を訪れる研修医である息子は、呼べばすぐに応じて、薬剤を増量する指示を出すだろうと。

A看護師は、D博士にとても好意的である。だが病気に悩まされ、痛みに苦しめられている身体に、何をすべきか決定するのは、彼の権利ではないと思っている。彼女はまたすべてのいのちは、神聖なものであり、そのような行動は取り返しがつかないと考えている。看護師が、患者の要請に従うべき理由、あるいは従うべきではない理由には、どのような根拠があるだろうか。

【事例10.3】 患者の自己決定と家族の不同意

Mさんは82歳、未婚でナーシングホームに住んでいる。自立してはいるが身仕度に助けが必要で、歩行具を使用しての移動は可能である。時折、もの忘れをしたり混乱したりするものの、自分のことは自分でできた。難聴は社会活動の妨げになったが、彼は補聴器を使用することを嫌がっていた。排尿が困難になるにつれ、前立腺肥大の症状が現れ、経尿道的前立腺切除術を勧められるようになった。手術の必要性を知らされると、Mさんはすぐに同意した。

しかし、Mさんのたった一人の親戚である甥は、手術への同意を拒否した。叔父の人生はその精神状態のために、尊厳の保たれない状態であり、生命が維持されるべきではないという理由からである。甥は、ともかく叔父はすでに十分に人生をまっとうしたと考えていた。看護師は、甥に手術に同意するよう訴えたが、効果はなかった。

手術をしなかったためにMさんの状態は急速に悪化し、6週間後に尿毒症の合併症で亡くなった。治療を受け入れたり拒否したりする、患者の自己決定権とは何だろうか。そして、患者の権利擁護者としての看護師の役割は何であろうか。

【事例10.4】 判断能力と患者の権利

統合失調症の診断を受け、不本意ながらも精神病院に入院している、イェターという60歳の女性のケースについて、アナス（Annas G）は次のように述べている[25]。

イェターさんは胸にしこりが見つかり、生検を行うことになった。もし生検の結果、悪性組織が見つかれば、乳房切除術を行うことになるだろう。イェターさんは、叔母が同様の治療を行った後亡くなっているため、手術を恐れており、その治療に対する同意を拒否した。さらに彼女は、手術によって生殖系に異常をきたして子どもを産めなくなり、映画界でキャリアを持つことができなくなると信じていた。

裁判官は、彼女には妄想があるが、正気の時でも一貫して手術を拒否していたと判断した。患者に「判断能力がある」という理由で、イェターさんに対して、手術に

同意するように説得したり説得を差し控えるのは、どのような理由で正当化できるだろうか。

【事例 10.5】 患者の自己決定についての葛藤

アナスは、77歳の女性が壊疽に苦しみ、医療側が勧める切除術を拒否しているケースを提示している。裁判所は、患者は闘争的で、思考はもうろうとし、時間に対する観念は歪んでいるが、高次の意識と鋭敏さを示していると判断した。たとえ、その決定が、間もなく死を導くものであろうと分かっていても、患者が手術を受けたくないのは明らかだった[26]。

この女性は、結果について十分理解して選択をしたことから、「判断能力がある」と考えられた[27]。裁判所は、「彼女の決定が賢明であろうとなかろうと、治療を受け入れるか拒否するかを決定する彼女の権利は、法律によって保護されている」[28]と認めた。道徳的問題は、看護師が患者に壊疽とはどういうものか、そして生きるためには、切除術が重要であると説明することなのか。そうではなく、患者の決定を自己決定と見なし、ただ支援することだけなのだろうか。

【事例 10.6】 患者の真実を知る権利

Gさんはヘビースモーカーであるが、行動的で自立した朗らかな68歳の高齢女性である。彼女は、集中治療を必要とする急性肺炎の発作を起こして入院している。診断の結果、広範囲に手術できない転移性の肺がんが見つかった。彼女の予後は数ヵ月ほどだと推測された。Gさんが集中治療を受けている間に、献身的な子どもたちと夫には、その診断が伝えられた。Gさんに真実を告げないでおけば、残された時間を、できる限り幸せに家で過ごすことができるだろうと、家族は主張している。

Gさんの担当看護師が、退院の準備をするために病室に行くと、Gさんは看護師に、「たくさんの特殊な検査と、肺のX線撮影したことは分かっているのよ。私には、何か重要なことが知らされていないように思うの。自分の身体に、何が起きているのかを知る権利があると思うんだけど」と言った。問題は、患者の真実を知る権利である。

看護師にはどのような対応ができるだろうか。倫理的に正当化できる理由は何であろうか。道徳的に細やかで聡明な看護師は、Gさんの言葉にどのように応じるか。功利主義とカントの議論の両方を評価した後では、カント派の考え方によって真実を告げることや、誠実さを強調することが勝るだろう。

【事例 10.7】 患者の権利擁護者としての看護師

バリー（Barry V）[29]が示す事例は、78歳のRさんで、自立しているがほとんど耳が聞こえない、ナーシングホームの患者である。Rさんは脳血管障害に苦しんでおり、予後については、見込みのない状態だった。Rさんは気難しい患者だったが、Rさんの家族は献身的で心配していた。ある時、Rさんはインフルエンザに罹った。家族は看護師に、なぜRさんが悪くなっているように見えるのか、またどうして医師に見てもらえないのかと、その答えを求めた。

伝えられたところによると、医師は入院時、家族に対して、Rさんは休息をとって理学療法をすれば、すぐに回復するだろうと話していた。しかし看護師は、看護師長が薬物治療のため、医師を呼んだ時のことを知っていた。医師はただ、「Rさんは長くはないのだから、とにかくできるだけ快適にさせてあげるように」と指示しただけだったのだ[30]。看護師は、「もちろん私は、職業上黙っているべきで、誰も悪者にすべきでないと考えた。しかし、私はRさんに申し訳ないと感じている。そして義理の娘さんは、ごまかされていると思った」[31]と述べた。

あなたが、もし看護師ならばどうするだろうか。そうバリーは問いかけ、いくつかの選択肢を示している。その選択肢の一つは、看護師が知っている事実を話すことである。別の選択肢は、義理の娘に対して、「返答を意図的に避ける」というものだ。第三の選択肢は、義理の娘を上司に会わせることで、職業上是認される方法である。ただ、医師や同僚の看護師、あるいは病院について、傷つけるようなことを何も言わないという問題がある。

一方で、医師が、患者の病気や衰弱に気づいていたのに、患者を2ヵ月間診療していなかったと義理の娘に伝えることについては、患者の権利擁護者としての看護師の、道徳的問題がある。看護師は、どうすることが正当なのだろうか。もし、患者の権利や自律性が尊重され、道理として治療されるべきだと考えるなら、真実を知らせるというカントの原則は、この場合説得力があるように見える。

しかし、重要な問題は、看護師が道徳的に行うべき、また言うべき正しいことは何かを、考えることである。

【事例 10.8】 看護サービスの公正な配分

バリーは、「優れた法学者」であった84歳のA教授を、重要な現実のケースとして報告している。A教授は大物で「うぬぼれに近いほど強い自立心」をもっていた[32]。彼はケイトと結婚して50年になる。子どもはいなかったが、自分たちの自立を誇りに思っていた。

82歳の時、彼は糖尿病と診断され、84歳までに視力と聴力を失った。それから彼は、完全房室ブロック*3に苦しみ、ペースメーカーを必要としていた。彼の自立心は、痛々しいほど消えてなくなった。おむつをして、ウォーターベッドマットレスを使用していた。A教授の自尊心は傷つけられ、さらに身体的な喪失感という痛みにも苦しんでいた。

　話はまだ続く。病院の医師は、A教授には、もはや急性期の治療は必要ないという判断を下した。それは彼の妻の希望に大きく反していたが、A教授は高度な熟練した看護ケアが提供される環境に移された。妻は、毎日見舞いにきて、早朝から夕方までベッドサイドにて、夫への手厚い看護ケアを一緒に行い、看病していた。ところが、夫への極度の心配のために、丁重にではあるが、他の患者に対する看護師の仕事を度々妨害した。彼女は夫と手をつなぎ顔を見て、夫が動いたり物音を立てると、いつでも看護師を呼んだのだ。

　看護師のなかには、A教授はこのユニットで利用できる看護ケアにおいて、公正に配分される以上の提供を受けており、彼に費やしている時間や資源を減らすのには、理由があると感じている者もいた。これらの看護師たちは、最大多数の最大幸福という功利主義の概念を主張した。

　ユニットの他の看護師たちは、この患者と妻は、そのユニットの他のすべての患者と同様に、そのケアを必要とし、ケアを受けるに値すると主張した。これらの看護師は、すべての患者は単に手段としてではなく、目的として扱われなければならないという、カントの原則を主張する。

　ここでの問題は、限られた看護サービスの公正な配分を決定することである。あらゆるヘルスケアの要求を満たすことができない時、看護資源の公平な配分とは何であろうか。

　　＊3　完全房室ブロック：心房から心室への興奮伝導が途絶し、心房からの刺激が全く心室に伝わらない状態を、完全房室ブロック（第3度房室ブロック）という。（南山堂医学大辞典、第18版）

老年看護における倫理的・哲学的考察

ヘルスケア配分の5つの方法

　ヘルスケア配分において、五つの選択的方法がある。

　1 ホームズの救命ボートの方法（利己主義）
　2 トリアージもしくはいくつかの価値の費用対効果（功利主義）
　3 治療に関するくじ引きの方法

④ 平等な配分
⑤ 平等な配慮

①　救命ボートの方法
　ホームズの方法は、1846年に難破船で、救命ボートの管理者であったホームズ氏が、「健康ではない者」を、船外へ投げ出すように命じた出来事に由来している。まもなく救助されたが、今日でもホームズ氏が殺人者として、法的に有罪として告発されるべきだったかどうかという道徳的疑問は残る。救命ボートの方法は利己的な解決方法であり、しばしば「適者生存」と呼ばれている。
　しかし、救命ボートの方法は、最大限の人々を助ける、または最大限の人々に役に立つものではない。また、大規模で複雑な文化の繁栄を助長するためには、長期的にうまく機能しない。例えば、船外に投げ出された人のなかには、肉体的に見れば健康ではないが、他の人よりも、集団全体が生き残るために助けとなるような知識を持つ、適格な人間がいたかもしれないのだ。
　〔事例 10.1 244頁参照〕に、救命ボートの方法を当てはめると、看護師は集中治療室でのベッドと生命維持のための支援体制を、より若い人へ割り当て、その結果Kさんを船外に投げ出すと決定することになる。高齢者が見捨てられるという考えは、前立腺切除術や医療を必要とする高齢者のニーズを軽視したり、無視する事例（事例 10.3 245頁と事例 10.7 247頁参照）に見られ、道徳的な配慮が欠けている。
　救命ボートの倫理に対する一つの議論は、「である/べきである」という古典的な誤った議論である。すなわち、現存する権力のような「ある」こと自体が、「べきである」ということを正当化するわけではない。結果的に「である/べきである」という誤った議論は、「力は正義なり」という主張には、価値がないことを暴露している。
　高齢者に対して、限られたヘルスケアの資源を配分するために、さらに有力で積極的な道徳上の論拠がある。一つの論拠は、人が生活環境を知らずに、規則に賛成するというロールズ（Rawls J）の「無知のベール」[33]に訴えることである。

②　功利主義の方法
　高齢者への配分に関する第二の方法論は、功利主義による倫理の中で扱われる。功利主義者が重視するのは、大多数の人に最大の幸福を提供することである。
　この観点では、高齢者は人口の中で少数派を構成するにすぎないため、そのような根拠のみで、限られた多くの社会的、経済的資源を要求することはできないと主張するかもしれない。高齢者は、子どもや成人、若者のように、生産的かつ創造的に

生きてないであろうことを、もう一つの功利主義の主張に加えるならば、高齢者は若い人々よりも、資源を要求するに値しないことになるだろう。

この点についての反論としては、集団としての高齢者は、若い人や成人が成功するよう支援してきたので、現在彼らが利用可能にしてきたヘルスケア資源の配分を求めるに値するというものである。また、集団的に高齢者は、経験や知恵を通して、人間の生活の質に貢献してきている。この考えでは、高齢者が過去に貢献してきたことに対して、社会は高齢者への責任を負っているという主張になる。

ミルによる功利主義の賛同者は、喜びの量よりも、人生の質を重視するミルの概念を正しく評価していると思われる。ミルにとって人生の質は、「満足したブタより不満足の人間のほうが良い。満足した愚者よりも不満足のソクラテスのほうが良い」[34]ことを意味している。いかなる場合でも、生かされ続けたくないと希望している患者は、「クオリティ・オブ・ライフ」を、論拠として主張する。

洗練された功利主義の形では、年齢、性別、人種、皮膚の色、または宗教にかかわらず、すべての人々は、幸福になる平等の権利を持っているとする。この考え方は、ミルによって引用されている、ベンサムの有名な法則、「何人も一人と数え、一人以上とは数えない」[35]に表現されている。

平等の強調、すなわちすべての人を、一人ひとりとして数える平等の権利を強調するということは、仮説上の多数派による規則、つまり高齢者は十分な資源を受ける資格がない、あるいは高齢者には、過去に貢献してきたことに報いれば十分だとする、粗雑な功利主義に対する制約を意味している。なぜなら、もし老いや若さに関係なく、誰もが平等に扱われるならば、人は自分の利益に反することにも身を捧げ、幸福を追い求めようとするだろう。

同じような原則は、カントの主要原則である、「あなたは、あなた自身においてであれ、他者の人格においてであれ、いかなる場合でも人を目的として扱い、決して単なる手段として扱わないようにせよ」に表現されている[36]。人間を目的として扱うというカントの原則に加えて、人の行動は同時に普遍的、道徳的規則であるように行動することであるという定言命法は、すべての人を知的、文化的もしくは経済的貢献にかかわらず、または年齢に関係なく、平等に取り扱うことを求めている。

現実的な功利主義によれば、ヘルスケアの目的は、すべての人とはいわないが、助けられる最大数を求めることである。「最適数」と「誰も」では、著しい相違があるだろう。特に現実的に、道徳的な解決策が、トリアージを適用することだけしかない危機的な場合に、そのような相違が生じる。トリアージは最大多数の人々を助けようとする。緊急時のヘルスケアにおけるトリアージでは、次の三つのグループに分類するこ

とに意味がある。
① 最も重傷のグループ（いずれ死んでしまうだろうという人々）、
② 最も軽傷のグループ（最も自己回復力がありそうで、ほとんど助けを必要としない人々）、
③ 中間のグループ（最大限の医療とヘルスケアが、最大限の効果をもたらすと予測される人々）である。

　ヘルスケア資源は限られているので、これら三つのグループに区別し、中間のグループの中から、治療や手当てができるような人を選び出すことで、最大多数の人々に効果をもたらす。トリアージは、費用対効果の分析、また費用効率の高い分析と呼ばれている、功利主義の一般的な方法論を含んでいる。つまり、最大多数に最も効果的に働きかけるということである。
　この功利主義の方法論は、「診断別疾病分類（DRGs）」[4]や、高齢者に対する、政府の積み立て補償と同様の方法であると認められている。診断別疾病分類によれば、患者は個々の病院へのニーズというよりは、むしろ疾病に応じて入院期間が決められる。トリアージは、拡大する費用に対して、より広く恩恵を配分するもので、限られた状況におけるヘルスケアのいかなる配分方法よりも、費用効率が良い。

　[4]　診断別疾病分類（Diagnosis Related Groups：DRGs）：老人、身体障がい者が病院で治療を受けた場合、米国政府がその病院に費用を償還するための支払い基準。特にメディケアの患者の入院費用償還のための、約500あるいは700の支払い分類種別。病状の診断、外科処置、患者の年齢、予想入院期間などをもとに分類される。

③ くじ引きの方法

　くじ引きの方法は、治療に対する機会の平等に基づいて、ヘルスケアを配分するものである。だが、くじ引きの方法には重大な難点があり、くじ引きに負けた人は、何のケアも受けられない。人によっては、決定の際のくじ引きは、一般的に役に立たないと感じている。
　例えば、30名の救急患者の中で、初めにケアすべき患者は誰なのか。HさんかKさん（事例10.1 244頁参照）のいずれを、生命維持のためのユニットで助けるべきか。一人を助ければ、一人は治療を受けられなくなるだろう。誰を救うかを選択するというくじ引きは、資源が少ないことが前提である。この前提は、高齢者に対して、適切なヘルスケアを配分することは、他の社会的価値に比べて価値がないという、誤った道徳的仮定に基づいている。
　くじ引きは、イス取りゲームのように、あまりにも少ない資源を配分することによって始まる。くじ引きは、わずかな勝者と多くの敗者を生み出す。この方法は、一見公平の

ように見えるが、もし最初の割り当てが、不公平に制限されている場合はそうではない。最も良いグループ、あるいは最も悪いグループが、幸運なくじを引いたとしたら、ヘルスケアの資源は無駄になってしまうだろう。くじの方法は運まかせである。

しかし、資源が限られており、くじを引く人の状態がほとんど同じようであるいくつかのケースにおいては、くじ引きの方法は、最も公平であると考えられている[37]。資源が、同様に限られているある条件下では、くじ引きは個人を平等に扱う。例えば、がんやエイズの実験的な研究によるワクチンや薬剤が不足している場合には、配分に関して公正性を保つために、くじ引きの方法が使用される。

くじ引きの方法の実践は、公平のように見えるが、賢明な方法ではないかもしれない。緊急ではない状況で資源が限られている場合に、くじ引きを使用するかトリアージを使用するかを決定する時、功利的なトリアージは最も賢い選択である。別のケース、例えば最も知性のある人を救うという決定の場合、エリート主義や利己主義、パターナリズムの考え方は最も良い解決策であろう。こういう考えでは、戦争においては、兵士を助ける前に司令長官を助けるのである。

くじ引きは、すべてが運まかせで賢明でないかもしれない。ある不足は正真正銘のものかもしれないが、他の不足は人為的なこともある。くじ引きに対する一つの代案は、整列して、最初に並んだ人に与える方法である。これは敗者を出す困難をなくせるか除去できるように見えるが、あまりにも遅く並んだ者は、幸運のくじを引けなかった者と同じく、ヘルスケアを受けることができない。

④ 平等の原則

平等の原則は、機会の平等、平等な配分、平等の配慮を意味するものとして解釈することができる。機会の平等は、くじ引きの方法として検討され、またその深刻な欠点が確認された。平等な配分の原則では、すべての人々は、同じだけのヘルスケアの資源を得ることを意味する。この配分の方法は、身体の丈夫な人には、非常に満足のいくものだろう。だが、深刻な先天性形成不全で生まれた人や、慢性疾患を患っている人、HIVに感染している人にとっては、この方法は悲惨である。彼らに対するヘルスケア資源の割り当ては、極めて不十分になる。

この方法の利点は、人々が平等に割り当てを与えられることだが、それぞれのニーズは異なっている。この方法は、もし人々がみな平等であればうまくいく。しかし、社会における人々の価値は平等ではない。よって、この方法はうまくいかないということになる。

平等に配分する主張には、ヘルスケアの権利に関して、いくつかの重大な反論が

ある。
　一つの反論は、他の人々ほど一生懸命に働かなかったり、あるいはあまり貢献するような働きをしなかった人が、ヘルスケアのニーズを満たすにあたって、他の人と同等に評価されることである。この反論は、個人の利益を支持する人々によって表明され、それを無視することはできない。例えば、高齢期の病気に備えて貯えた人々や、良い家、休暇、娯楽を我慢してきた人々は、自分たちの所得を使い果たした人々と、平等の配分を受けるのはおかしいと思っている。
　この議論の一つの解釈は、もしヘルスケア資源が平等に配分されるならば、タバコを吸わない人、アルコールを飲まない人、肥満に気をつけている人は、喫煙者、アルコール依存症の人や肥満の人の代わりに、その支払いをしなければならないということである。この不平等の議論は、時々「反たかり屋」の議論として引き合いに出される。
　平等な配分に関して第二の重大な反論は、社会での人々の価値が同等ではないということだ。すべての人々が平等であるという考え方は、もし法的な文言のようなもので定められていないなら、それはただの絵空事だと言える。ある社会では、最も高齢の人が最も経済的価値がないとされている。しかし、「である／べきである」は誤った推論であると提案者が指摘するように、そのことは、高齢者が必要とするヘルスケアを奪う道徳的政策を、正当化できる根拠にはならない。
　平等に配分する議論の第三の反論は、利用できる限られた資源で、あらゆるヘルスケアを満たすことはできないということである。ヴィーチ（Veatch R）は、「治癒不可能な病気でとても困っている人々が、すべての医療資源を使い果たすことになるであろう。これでは意味がない。さらに、もし資源を使っても利益を得られないならば、なぜ彼らがこれらの資源を得ることが正当なのか、それを理解することは難しい」[38)]と指摘している。
　「Xは高齢であるがゆえにニーズがある」ということは、「Xは高齢であるがゆえに権利を持っている」とは解釈できない。権利と異なって、ニーズは矛盾なしに拒否できる。しかし、もしXが高齢であるがゆえに権利を持っているというならば、Xの権利は理由なしに拒否できないだろう。ゆえに、ニーズの議論には威力がない。すべての人々はたくさんのヘルスケアニーズを持っているが、ニーズは、限られたヘルスケア資源を配分する際の、十分な根拠とはならない。
　愛や寛容、他者に対する義務に訴えることも、さらに良識に訴えることさえも、人種の生存やすでに確立された権利に訴えるのとは異なり、道徳的に受け入れられない。権利の適用を止めるには、より強力な理由がなければならない。人は道徳的に非難されることなしに、物乞いを拒否することはできる。なぜならば、いかに物乞いが物を必

要としていても、何かを与えられることが、物乞いの権利ではないからである。

　反対に言えば、もし患者にヘルスケアの補償という権利があるならば、あるいはもし看護師が、当然仕事に見合う報酬をもらう権利を持っているならば、患者に補償を与えることを拒否し、看護師への報酬の支払いを拒否することは、道徳的にも法律的も権利の侵害ということで、非難するに値する。だが、高齢者がニーズを持っているという道徳心へ訴えるだけでは、急場を救うことはできないだろう。彼らのニーズは、道徳的に拒否できるからである。

　もう一つの問題は、ヘルスケアの資源が、十分ではないかもしれないことだ。パンを25枚に切り分けるように、すべての人が得られるヘルスケアが少なすぎては、効果がないと言えよう。ヘルスケアの実践において平等に配分する際に、資源が平等に配分されるなら、その配分はあまりにも少ないものとなるだろう。

5 平等に配慮するという原則

　配分することの狙いが社会的な正義であるならば、すべての人々は、平等な配分よりもむしろ平等な配慮を受けなければならない。例えば、看護師は外来患者よりも、急性期の患者を十分にケアすることが多い。これは外来患者が無視され、見捨てられていることを意味してはいない。それは彼らには、ケアのニーズが少ないからなのである。

　平等な配慮の前提条件は、知性、経験、優秀さなどを備えたスタッフを含む、十分なヘルスケア資源があることだ。ヘルスケアの場面においての問題は、ヘルスケアを必要としている人に、平等な配慮が与えられるだけの、十分な資源がないことである。もし、病院の看護師があまりにも少なく、それに比べて重症な患者があまりにも多いならば、平等に配慮することはあり得ない。現在のところこの社会は、すべての人々に平等に配慮をするだけの、必要な資源を充当しようとしていない。

　平等に配慮することは、人と物の双方の十分な資源に依存している。これらの資源の質、そして多くの場合資源の量も、人の知性と能力に頼っている。

　ヘルスケアにおける公平な資源の配分という問題は、平等に配慮するという原則と、利益を考慮して適切に展開することを、組み合わせることである。イエスのパンと魚の奇蹟、そしてエジソンの白熱電球の発明は、平等と利益を組み合わせたことになる。

　高度な技術を身につけ医療技術をサポートする、知性的なエキスパートナースのような功労者に、適切に報酬を与えれば、十分な集中治療室を提供できるので、若い患者も高齢患者も、生命維持装置のために競争する必要はない。抗生物質の生産と配分において、平等と利益の組み合わせは、すでに達成されている。そして、それ

らはもはや足りなくなることはない。そこで、抗生物質を必要としているそれぞれの高齢者に、効果的に平等に配慮することができるのである。

　すべての人のヘルスケアに平等に配慮するにあたっては、社会契約と呼ばれる大規模な保険プランのもとでの生活と同じように、すべての人のニーズの相互依存に着目することである。黄金律の議論によれば、自分がして欲しいように、他者にも行うことだ。それは、人がおおよそ相互依存に基づき、ギブ・アンド・テイクによって、生活していくことを意味している。

　一つの現実的な解決は、加入者が生涯を通して公正な負担をする、ヘルスケアの保険計画を作ることである。これらは、保険金の受取人は、利益と負担を平等に分かち合うべきであるというロールズの原則に従って、負担を配分することを意味している。

　この観点では、〔事例10.8 247頁参照〕のA教授のヘルスケアの権利は、限られている。彼は、無制限にヘルスケアの資源を手にすることはできない。彼は希少で多くの人が使いたがっている薬剤や、看護師の応対を求めるために、自分の順番を待たなければならない時も同様である。まさに文字通り、彼は他のすべての人と同じく列に並ばなければならないのである

　老年看護において、人員や施設、資源の不足は、援助を必要としている患者に対する治療が不適切であったり、怠慢であることを正当化するものではない。これは、医学的配慮の欠如や、医療者の怠慢に苦しんでいるRさん（事例10.7 247頁参照）の事例に示されている。

　カントの倫理は、平等に配慮する原則を支持している。カントの倫理の特徴は、人間の行動を律する理想、原則、権利を思い出させてくれることである。この特徴は、甥が同意書への署名を拒否しているにもかかわらず、看護師が前立腺切除術に関する患者の権利を擁護するという〔事例10.3 245頁参照〕に示されている。

　真実を告げることは、カントの考えの特徴を、さらに具現化するものである。真実を告げることは、他の患者に対してもそうであるが、看護師が高齢患者にしなければならない、極めて重要な義務である。尊敬の念をもって患者に対応することは、単に診断され治療されるべき症状を持つ人であるからだけではなく、患者の権利であり、老年看護にカントの原則を適用するもう一つの例である。

　カントの原則を言い換えれば、費用の効果を考えない、高齢者の利益に対するヘルスケア政策は意味のないものであるし、幅広い適正な利益を考慮しないヘルスケア政策は、行き当たりばったりのものになる。

　平等かそれとも利益かだけに訴えることは、適切ではない。しかし、それぞれが他

の弱点を指摘することで、真剣に取り上げる価値のある道徳的配慮が明らかになる。例えば、社会は利益なしでは機能できず、また繁栄しない。しかし、正当な人間の要求に対して大規模な対策が欠けている社会は、薄情で、非人道的で、極めて重要な意味で道徳に反する。

ドストエフスキーは、どのように囚人を扱っているかによって、その文化を判断することができると言っている。この言葉に当てはめて見ると、どのような介護を高齢者に提供しているかによって、社会を判断できるだろう。そこには、限りある資源のなかで、ニーズと利益を求める道徳的な関係を調和させるという問題が残っている。

高齢患者の3つの権利

高齢者の権利の意味をめぐる論争に限らず、すべての人の一般的な人権の基盤として、三つの重要な権利が浮かびあがる。これらは、高齢者へのヘルスケアの資源の配分を考える際に、希望、愛、正義、知恵を求める基礎を与える。これらの権利は、患者が、
① 人として尊重される権利
② 治療を受ける権利
③ 治療を拒否する権利

である。このそれぞれの権利は、高齢者のケアにおいて、看護師と患者の関係や問題に影響を与える。高齢患者が人として尊重される権利は、尊厳を持ち理性的な人として扱われることを含んでいる。そして、手段あるいは誰か他の人の道具としてではなく、目的として扱われる権利を含んでいる。

また、インフォームド・コンセントに基づき、治療される権利も含む。インフォームド・コンセントの権利は、次のようなものである。

提案された治療がどのようなものであるか、その処置やプロセスについてどのような結果が予想されるのか、また、別の治療法を選択した場合や、勧められる治療をしなかった場合などについて知る権利である。さらに、人として尊重される権利は、プライバシーや秘密が守られる権利を含んでいる。

適切な治療を受ける権利は、人として尊重される権利を実践することだ。治療を受ける権利は、看護師を始めヘルスケアを提供する資格のある専門家から、効果的な診断や治療をしてもらう権利である。治療を受ける権利に伴う社会的、政治的、経済的問題は、個人的な費用を支払わないで治療を受けることと、個人的な支払いを基準として受ける治療との間の問題である。

この問題は論争を呼ぶものであり、人は治療を受ける権利について、次の二つの意味のいずれかに言及する。すなわち、個別に支払うべき治療を受ける権利か、カナダや西欧諸国のように、国家的なヘルスケアシステムによって支払われる治療を受ける権利か、についてである。

三つ目のヘルスケアの権利は、治療を中止する権利もしくは拒否する権利である。高齢患者の治療を拒否する権利を無効にするかどうかには、いくつかの考え方がある。

一つは、自由を擁護する人たちの立場で、患者の意向をそのまま尊重して対応し、行動できなかった場合のリスクについて、慎重に説明することだとする。つまり、「最終的には、彼もしくは彼女の人生である」という考えである。

二つ目の立場は、パターナリスティックな考え方である。患者の権利は、患者自身の最善の利益のために、あるいは州の最善の利益のために、無効とされるかもしれない。

第三は功利主義的な考え方で、患者の権利は、患者の善もしくは社会の善を含めて、費用対効果の分析に基づいて無効とされるかもしれない。

高齢患者の判断能力と権利

もし患者が、理性ある患者が好む自律を実践するために、治療を拒否する場合には、難しい問題が生じる。マクリン（Macklin R）は、精神病患者の治療を拒否する権利を無効にするための、説得力のある理由を示している。患者が同意するために必要な器官（脳）が病に侵されている場合には、治療すれば患者の理性的な力や自律が高まるだろうというものである[39]。

アナス（Annas G）によれば、精神を患っている（精神医学の概念）ということは、必ずしも判断能力がない（法的概念）わけではない。アナスが示した乳房生検を拒否していた60歳の女性のイェターさんの事例（事例10.4 245頁参照）では、彼女は一貫して正気でそれを拒否していたので、手術を拒否するだけの能力があると分かった[40]。裁判所は、彼女が、手術を拒否した結果、死に至るかもしれないことを理解していると判断した[41]。

イェターさんの事例で浮上する道徳的、哲学的問題は、どのような条件のもとに、高齢患者を判断能力のないものとして、その拒否権を退けるべきかを考えることである。ソクラテスは、プラトンの『共和国』の中の患者が、誰かに貸した武器を返してもらう権利を、患者から奪うべきかという事例を引用している。ソクラテスは、もし人が

誰かに武器を貸し、その後発狂して武器を返すよう要求した場合、害を防ぐ心配から武器を返さないことは、完全に正当化されるであろうと指摘している[42]。

このように、治療を拒否するための高齢患者の権利を無効にする一つの根拠は、高齢者自身もしくは他者に対する害を防ぐことである。ソクラテスは、こうした事例を通して、道徳的に正しい行動についての理論的な枠組みを、非常にうまく提示して、「判断能力がないこと」は、ある意味で害をなすことと同じだとした。

しかし、判断能力があるかどうかを判断するのに困るような、どっち付かずの境界がある。これに関連して、最近ファインベルグ（Feinberg J）が提案している、能力という概念を明確にするのに役立つような、いくつかの区別を検討してみてもいいだろう[43]。

ファインベルグは三つのシナリオをあげている。最初の二つは、患者が判断能力のない場合を示している。三つ目は、患者が完全に判断能力のある場合である。

最初のシナリオでは、素人である患者は、医師が処方することを拒否したXという薬剤の効果について、医師の考えに同意していない。患者は「実際に」判断能力がない。

第二のシナリオでは、患者が処方を希望しているXという薬剤には害があると、患者は医師から伝えられている。でも患者は、それがまさに自分が欲しいものだと言っている。このシナリオにおいては、患者は「標準的には」判断能力がない。

第三のシナリオにおいては、患者は害をもたらすと分かっているXという薬剤を望んでおり、患者はXが身体に害をもたらす恐れがあるとしても、それに勝る喜びを与えてくれるという。ファインベルグは、このシナリオでは、患者には判断能力があると言っている。なぜなら、患者はその薬剤にはリスクがあることを認識しており、その上で、現実に価値ある判断をしているという自覚を見せているからである。

必要のない薬剤の使用やアルコール依存、喫煙、スピードの出し過ぎ、過食、また不適切な食べ物の摂取などが、第三のシナリオの事例である。このシナリオは、判断能力がないわけではないのに、誰もが道徳的に同意しない場合を示している。

問題は、この三つのシナリオのうち、イェターさんの生体組織検査の拒否に当てはめるなら、どれが適当かを決定することである。イェターさんは、ハリウッドでキャリアがあると妄想しており、60歳という年齢で子ども産みたいと思っている。もし、彼女への生体組織検査が、効果的な救命治療になるという適切な根拠があれば、彼女が検査を拒否する権利を無効にすることは、合理的な判断だと思う人もいるだろう。

患者が拒否している治療の形が、患者の望んでいる健康に関する価値観に値するならば、それは患者の拒否する権利を無効にするだけの理由になるだろう。患者

の最善の利益を求めることは、壊疽した足の切断を拒否した、〔事例 10.5 246頁参照〕の77歳の女性の権利を無効にすることにも利用されるだろう。患者自身にとっての善という考えは、致死量の睡眠薬を要求したD博士の意向を拒否した時の、A看護師の行動が、道徳的に正当化される根拠としても、引き合いに出される（事例 10.2 244頁参照）。

しかし、ある女性が自分の腎臓が適当なレシピエント（受領者）に提供されるように、蘇生しないで欲しいと要請している場合は、看護師が患者の望みを支持することは、正当化されるだろう。ここでの根拠は、自由を擁護するというものである。

自由の権利は、人の権利として最初に想定された権利である。自分自身または他人に対する害を予防するという他の道徳的配慮によって、人の自由の権利を無効にするよりよい道徳的根拠がないなら、自明の自由の権利は通常尊重される。当の女性が見ても、また他の誰が見ても、その女性の生存が不可能な時には、この女性の希望を尊重する正当な道徳的根拠が、あらゆることを無効とする根拠に対して、道徳的に歯止めをかけるように思われる。

治療を拒否するという高齢患者の権利を無効にすることさえ、患者の人として尊重される権利を拒否していることにはならない。イェターさんの事例のように、外科手術によってさらに生きる見込みが生じるならば、看護師は手術のために、患者の訴えを無効とする根拠は、患者の権利を尊重しないことよりも、患者へより多くの尊敬の念を示すことになる。たとえ高齢患者の治療を拒否する権利を無効としても、これは人として尊重されるという患者の権利を無効にするわけではない。

三つの権利の中で、人として尊重される権利は、優先事項である。このことは、高齢患者の治療に対する権利もしくは治療を拒否する権利は、患者が人として尊重される権利によって無効とされるかもしれないことを意味している。再び反事実的条件判断に訴えると、もし患者に理性があるとしたら、患者が望むであろうことをすることを意味する。

人として尊重される権利は、イェターさんの乳房生検を拒否する権利を、無効にするかまたは優先するかに対して、道徳的根拠を与える。ただし、医学的に必要であり、彼女がそれによって助かると示されていることが前提である。

世代間の義務

高齢患者に返すべき義務を、成人は負っていることについて問題が生じる。この問題の答えは、社会が高齢者をケアしなくてはならないという義務、またこの義務を果た

す看護師の役割に関係している。次にあげる六つの主な倫理理論で、この問題を扱う。

1. 中国の伝統的な考え方。たとえ成人した子どもの生活を犠牲にすることになっても、壊れることのない世代の結びつきとして、親を最優先にするという考え方。
2. 欧米の考え方で、老親は子の配偶者やその子どもの次に位置づけるという考え方。
3. 友人のように両親と関わる考え方。
4. おおよそ親が子どもに与えたくらいを子どもに返すよう求めるといった、貸借という形の相互関係とした考え方。
5. 成人した子どもが、物乞いや見知らぬ人を扱うように、老親を扱うという考え方。
6. 子どもは両親を好ましくない部外者、または対抗者や敵と見なす考え方。こういう成人は、自分の両親を嫌悪、敵意、虐待、暴力の対象とさえ思っている。

　以上の六つの考え方のうち、最も柔軟で有益なものは、第三の考え方だと思われる。これは、エリック・エリクソンの「相互性や互恵性」の概念の精神で、ケア、希望、愛、共有の知恵をもって、両親をケアすることである。友情やパートナーシップは、世代間における正義が実践される、世代間関係の適切な形態のように見える。

　ムーディ（Moody H. R）によれば、専門家の関係から家族のそれに視点を移すと、私たちは、「世代の責任倫理」の必要性に気づくという[44]。ムーディにとって、主要な倫理に代わるものとしては、現象学的（もしく実存主義の）倫理であり、それは「個人の生きた経験、親密さ、道徳的複雑さ、衝突、悲劇」[45]に関わる、個々の患者の意識を強調するものである。

　ムーディは、マルクス主義、フェミニスト理論、ハーバーマスの批判理論[46]を含む、この代替案の領域を認めている。ムーディは、主要なモデルでの、自身に対する部分的な批判のなかで、アルツハイマー病患者の悲劇的な末期を整理し、主要な倫理をそれに代わる倫理的視点で補足しようとしている。

　オッペンハイマー（Oppenheimer J. R）の、高速道路と脇道の喩えのなかに、主要な倫理理論と代替の倫理理論両方に当てはめられる見方がある。私たちは、この両方の道から利益を得ている。高速道路によって、私たちは広い視野で全体像をつかむことができる。高速道路上で迷った時に、脇道は村々の詳細を教えてくれる。同様に主要な倫理は、抽象的な原則や真実を知らせるという、一般的な事象の理解を促す。代替の倫理理論は、心臓病、がん、エイズ、アルツハイマー病などの患者の日々の葛藤という、具体的で悲惨な出来事に関して役に立つ。

しかし、ムーディの説明を補足するための努力は、「直観なき知性は空虚であり、知性なき直観は盲目である」というカントの格言を適用することに基づいている[47]。カントの見解に、この二種類の倫理を当てはめると、「代替の倫理理論がなければ、主要な倫理の存在には意味がない。そして、主要な倫理（例えば目的に基づく、義務に基づく、権利に基づく倫理）がなければ、代替の倫理理論は、ごまかしであり無益である」となるだろう。

高齢患者ケアの原則

身体拘束

第1章で示したように、自由とコントロールという二つの重要な原則は、衝突することもあるだろう。これは身体拘束の必要な高齢者へのケアでは、特に明らかである。

【事例10.9】 身体拘束の減少プログラム

88歳のガーデナーさんは認知症があり、肺炎で入院している。彼女は水分・栄養チューブを取り外し、ベッドから出ようとする。彼女が転倒したり、チューブを抜くのを予防するため、看護師は手首と身体を拘束した。看護師は拘束するように命じられていても、自分の決定に不安である[48]。なぜだろうか。

患者への身体拘束の悪い効果を示す研究がある。その研究では、身体拘束をすると入院期間が2倍に増加し、死亡者数は8倍に増えるという。身体拘束をされている高齢者が、チューブを外そうとすることが増え、また拘束から逃れるために、もっと深刻なケガを伴う転倒や、窒息による死亡が増えるという[49]。

身体拘束のないケアや、代替のものを使用するよう推奨する、国の基準や政府の規則ができている。にもかかわらず、身体拘束の減少プログラムに関する調査では、3つのナーシングホームで、拘束が続いていた[50]。拘束に代わる方法は、拘束中の患者の権利、尊厳、ウェルビーイングを守ることに基づいた、予防的方法の開発から始まる[51]。医師や登録看護師は、指示を新しくするために、患者の安全や状態、および患者記録を監視する責任に従って、患者へのケアで最も拘束の少ない方法を評価する[52]。

看護師は、精神状態に影響する薬剤の副作用、不愉快なチューブやカテーテルのような根本的な問題を確認し、正す立場にある[53]。

ガーデナーさんの事例では、看護師が何か他の方法を採ろうと戻ってきた。そして、看護師は手の拘束を外し、患者の腹に水分・栄養チューブの流れを妨げないように、

腹帯を付けた。それから、ナースステーション近くのリクライニングチェアーに、患者を座らせた。患者は安堵の表情を浮かべていた[54]。

高齢患者への虐待
【事例 10.10】 虐待が推定されるケース

　75歳の未亡人コックスさんは、同居している52歳の息子と一緒に、救急診療部にやってきた。患者は、捻りによる脊椎破損からの腕の骨折、治り方の違うおびただしいアザがあった。患者は、階段から落ちてケガをしたと説明している。息子は母親のそばにいて、母親への質問のすべてに答えている。

　リンチ（Lynch S. H）は、身体的、心理的、経済的な虐待をする者は、たいてい両親に心理的、経済的に依存した経験のある家族であると述べている[55]。よって、犠牲者はいつも未亡人や高齢者、精神的もしくは身体的な障がいを持つ人、社会的に孤立した人である。すべての州に高齢者のための保護サービスがあり、また通常、迅速な対応や調査が必要な、虐待を報告する「ホットライン」がある。

　この事例は、看護師に対して、患者の権利擁護者になるよう警告が発せられている状況である。ナーシングホームにおける高齢者虐待の対象は、日常生活を一人で営めない患者、虐待、ネグレクト、不適切な治療などを受けやすい、弱った患者である。虐待やネグレクトの犠牲者は、訪問者が少ないか、訪問者が全くない患者で、自分の権利を主張するための資質が限られているように見受けられる。

　ナーシングホームでは、スタッフの人員、スタッフに対する積極的なフィードバック、患者ケアに焦点を当てた定期的なスタッフミーティングの欠如から、虐待、ネグレクト、不適切な治療が頻繁に起きている[56]。虐待は、仕事のストレスやステータスの低い仕事、患者に対する軽視、患者にはしつけが必要だという考え方、スタッフ間の衝突、燃え尽き症候群、個人的なストレスなどと関係していることが多い。

　ナーシングホーム入所者の虐待、ネグレクト、不適切な治療が発生する割合の増加予測は、高齢人口の増加、管理組織の怠慢、経済的な利害関係、また在宅看護に焦点を当てた、看護プログラムに対する専門的な関心の欠如に相関している。法律は看護師やその他のスタッフに、在宅や病院でのケアにおいて、虐待やネグレクト、不適切な治療が疑われるケース、もしくは実際の虐待のケースを、州の適切な事務所に報告するよう求めている。あらゆる州では、報復行為から内部告発者を守る、高齢者虐待の届出の法律がある。

　さまざまな虐待、すなわち身体的虐待、心理的虐待、経済的虐待、ネグレクトの中で、最も目に見えて分かるのは、身体的虐待である。虐待の場合、看護師は患者た

ちのプライバシーを守り、対立を避け、患者の身体所見や病歴に基づいた評価を行う。患者は保護のために、入院を受け入れるだろう。

　犠牲者の身の危険がなくなった後、責任やストレスから解放された虐待者には、薬剤やアルコール依存などに対するリハビリテーションと同様に、カウンセリングや教育サービスが行われる。判断能力のない患者に対する法律に従って、「成人保護サービス」では、後見人、経済的支援、養護施設、ケースワーカー、カウンセラー、そして法的支援を提供することができる[57]。

　判断能力のある患者は、介入を拒否することもあるだろう。そのような時には、看護師は利用できるサービス、書面による緊急電話番号、また激しい虐待は、たびたび継続する可能性があることなどを患者に知らせる。それでもなお看護師は、患者の安全のために、成人保護サービスに連絡しなければならない。

　自虐もしくはケア提供者のネグレクトは、必要とされるケアの要求が、責任を負うべき個人の能力や責務を超える時に起こる。抑うつ、依存症、人格上の問題、あるいは利用できるコミュニティ・サービスを知らないことは、さらなるネグレクトを招くことになる。もし、教育的なサービスが効果的でないならば、成人保護サービスや警察、虐待ホットラインという手段で法的な介入が必要となる。

> 200万人以上の高齢者、特に75歳以上の人々が、家族や近隣の住民、同居しているがインフォーマルなケア提供者によって、虐待を受けている。虐待は、人種、社会的、宗教的な要因が交差している。犠牲者の多くは、一時的あるいは永続的な身体的、認知的、情緒的な障がいを経験している、孤立した貧しい白人女性である。彼女たちは自尊心を失い、自分たちが受けている虐待を恥じて屈辱を感じ、コミュニティの中の指定された委員会に伝えられないでいる[58]。

権利擁護者としての役割

　時として看護師は、高齢者に対するヘルスケアの提供において、極めて重要で欠くことのできない役割を担っている。高齢者は、一般病院の看護ユニットに最も多くいる。そして日常の身支度や服薬、ベッドから起き上がることの手助けや、さまざまな治療を必要としている。外科や集中治療室でケアを受けている高齢者は、看護師には特に心配の種である。なぜなら24時間にわたるケアのすべてが、看護師によって提供されるからである。

　看護計画や看護目的は、看護師によって定められる。これらの計画の成功や失敗は、計画や目的が着実であることと、その目的のために提供される、看護の質と量の

両方の結果である。在宅の看護サービスが主なヘルスケアである高齢者は、生きていくためにはそのケアの妥当性、頻度、効率に依存している。

看護師は、看護サービスの提供に欠くことのできない存在であるだけではなく、患者に代わって、他の健康に関連するサービスを調整する。そのため看護師は、患者がどのような健康に関するサービスを必要としているかを確認し、確保する。

息切れや不整脈、薬剤の副作用、痛みの兆候や症状を確認するのは看護師であり、在宅と病院の両方で医療支援を確保するのも看護師である。看護師は、効果的なケアの結果を確認し、患者を安全ではない環境から守る。それから看護師は、人的、環境的因子を正す責任を担っているヘルスケアと、社会福祉事業に連絡を取る。

医療、そして診断や治療サービスを伴う看護サービスを調整することで、高齢患者のヘルスケアに全責任を持つという看護の考え方では、看護師の役割を、患者の権利擁護者として見なす。子どもを除き、他のいかなる患者グループのなかで、外的影響、ネグレクト、虐待に対して、高齢患者ほど弱い存在はない。

患者の権利擁護者としての役割に関するいくつかの定義は、こうした概念や高齢者の看護ケアへのその応用を、明確にするだろう。コンキ（Kohnke M）は、話をしたり行動できる、意識のある患者の介護をしている看護師の権利擁護の役割を、二つの要素に分けて定義している。

権利擁護の第一の機能は、「患者に意味のある方法で」[59]情報を提供することで、患者に知らせることである。看護師は、患者の健康と福祉に関することや、もしくは患者の権利に関する基本的知識を患者に知らせ、また患者の質問に答える。

第二の機能は、患者が下す決定を、何でも支援することである。権利擁護の役割は、「知らせることと、支援すること」の二つの機能[60]だけで成り立っている。看護師と患者の相互作用の一般的な例の中で、看護師が患者の権利擁護者になるために、簡単で自然な機会となるのが、「私は、この外科手術を受けるべきだろうか」と問われた時である。

コンキによれば、〔事例 10.4 245頁参照〕に見られる患者の権利を擁護する機能は、「知らせること」だ。なぜなら、この患者は情報を求めていたので、外科手術を拒否する道徳的、法的権利の両方があることを、正直に直接知らされる資格があった。コンキの、看護師の権利擁護者の役割についての定義によれば、もし患者が外科手術を拒否するなら、患者の権利擁護者としての看護師には、その決定を支えることが求められる。

明らかに、イェターさんを担当する看護師は、医師たちは治療を拒否する権利について、彼女に知らせることを望まないだろうと考えた。しかし、多くの州、病院、ナー

シングホームは、1973年に最初に提案された米国病院協会の『患者の権利章典』に類するものを適用している。そのため、看護師のそういう思い込みは妥当ではないと言える。

看護師は、患者に治療を拒否する権利を知らせる時、制度による支援を受けることができる。看護師の中には、看護実践に対して、医師の権威に必要以上に脅える者もいる。結果的に、そのような看護師は、事実はそうではないのに、彼らの継続的な雇用が脅威にさらされるものと、間違って状況を理解している。

コンキは、看護師は決定を擁護するか患者を救うかではなく、患者の決定を支援する方法を学ぶことを推奨している。その理由は、患者は自分の決定に責任を持っているので、必ずしも看護師がその決定に賛成でなくても、支援することである。またコンキの見方では、権利擁護者が、「患者のために闘いに挑む」[61]義務を持っているとも考えていない。そのような行動は、患者の最善の利益を優先するように要求する同僚や家族に対して、不誠実だと見なされるだろう。

効果的に患者の権利擁護者になろうとする看護師は、施設の方針や目的、そしてスタッフの監督と管理実務、法律の規定に精通するようになる。この種の知識によって、看護スタッフは、患者の権利擁護の役割を発展させるための方策や、実施に伴って生じるリスクに対処するための方法を、発展させ吟味することができるようになる。

ある看護師のグループは、患者の権利を擁護する時に、情報量が極めて少ないなかでの患者の同意や、患者に対するケアが安全ではない状況など、法的な落とし穴を指摘することで、非常に独創的な対応をしてきている。患者対看護師の比率を定めている施設との看護契約の条項や保護を利用したり、米国看護協会の『看護師の倫理綱領』を実践のためのガイドラインとして明確にすることは、患者の権利擁護者としての役割を発展させようとしている看護スタッフにとって、有効であろう。

この本で検討されている倫理的方向性は、看護管理計画において言及される原則に対する基盤として、またその管理を支援する倫理的原則の母体としても役立つだろう。もし、患者の権利を支援することが、看護の本質的な特徴であると考えるなら、患者の権利擁護者としての役割は、当然出てくると思われる。願わくは、患者が治療に同意したり、拒否するのを強要することなしに、対話や解決という結果をもたらすことである。

米国看護協会は、患者のケアと患者の安全を守る者として、患者の権利擁護者という概念を発展させている。この役割において看護師は、「あらゆる判断能力のない人の事例に関して、ヘルスケアチームのメンバー、またはヘルスケアシステム自体によ

る非倫理的あるいは違法な実践、もしくは患者の最善の利益を侵害する者のすべての行動に関して、適切な行動を取る」ことが期待されている[62]。

インフォームド・コンセントに基づく支援

　患者は看護師を、自分のケアに最も関わりを持っている人で、また社会的、経済的地位や使用する言葉のレベルにおいても、身近な存在と考えている。そのため、患者の問題は看護師の問題となる。患者の権利擁護者として、自律している看護師は、できるなら外科手術や治療の前に議論する時間をもち、患者の知識のギャップを是正する義務を持っている。看護師は、医師や外科医に患者の疑問を知らせることで、情報のギャップは、患者と家族に最も役立つような方法で埋められるだろう。これは、訴訟の予防にもなると思われる。

　看護師にとって、さらなる倫理的問題は、高齢者や脳に損傷を負った患者に対して、薬剤検討、電気ショック療法、手術などに関わる看護ケアを提供する際に、患者の決定する権利を尊重することである。

　この問題を示す事例の一つが、〔事例 10.3 245頁参照〕のMさんである。彼には外科手術が必要だったが、彼の甥が同意を拒否した。患者のいのちは救うことができたかもしれない。しかし、手術をするか、蘇生をするかどうかについての決定や、これに似た決定は、患者に代わって、家族と医師によってなされる。都合のよい理屈を付けて正当化すると、もし提供されたケアが満足できないものであれば、患者ではなく家族が訴訟を起こすので、尊重されるのは患者の権利ではなく、家族の望みということになってしまう。

　高齢者に対する権利擁護のグループは、まさにそのような悪習を予防するために、組織されている。米国看護協会は、「それぞれの患者は、自分自身の身体になされるだろうことを決定する、道徳的権利を持っている」[63]と明確に述べている。

　誰の同意が尊重され、無視されるかは重要な問題であり、それは看護師によって監視されなければならない。その結果、ヘルスケア施設における適切な看護、医療、法的な手段を通じて、迅速な行動が取られるだろう。監視に失敗した事例の一つに、ニューヨーク・ブルックリンのナーシングホームの、高齢入居者の事例がある。高齢の入居者は、研究に参加するように求められ同意した。そして高齢患者たちには、がんの生ウィルスが注射された。注射の際に、これらの生ウィルスの影響は不明であった。

　明らかに、インフォームド・コンセントというのは、患者の署名に立ち合うという看護師の行動以上のものを意味しており、その範囲は、看護師の法的な責任にまで及ぶ。インフォームド・コンセントでは、提案された処置、手術、投薬または研究を、患者が

明確に理解しているかについて、権利擁護者としての看護師の道徳的な関わりを含んでいる。こうしたことは、医師による患者への説明の時、看護師が患者のそばに付いていることで、よりよく達成される。

〔事例 10.5 246頁参照〕のように、看護師は医師がいる時に、「"切断"という言葉がどんなことを意味しているのか理解していますか」と尋ねることができるだろう。もし、返答がないなら、看護師は「スミス医師は、あなたのいのちを救うために、足を切断することについて話をしています。血液の循環がないので、あなたの足は治らないのです。壊疽が広がり、あなたのいのちを脅かすでしょう。でも、義足を使うことによって、また歩くことができるようになります。私たちみんなで、あなたを助けますよ」と言えるだろう。

このように看護師は、患者と看護師、医師の間の対話を、積極的に促進する。そして看護師は、患者自身が、自分に行われる処置やもたらされる結果を理解し、その情報をもとに同意しているとはっきり分かった上で、患者の署名に喜んで立ち合うような、患者の権利擁護者や健康教育者となるだろう。そのような状況で、あらゆる患者に役に立つような情報を、看護師は自由に知らせることができる。

もし、コミュニティで働いている看護師ならば、病院の医師に電話したり面会することが、治療についての理解を明確にして、患者教育の必要性を促すかもしれない。すべての高齢患者に、提示された治療を理解するのに不可欠な尊敬、時間、努力が与えられてないという問題は、すぐに改善できるだろう。高齢者は、高齢であることに欠かせない高齢者福祉において、利益が自分たちに与えられないことをたやすく受け入れ、またそれを覚悟している。彼らは、自分自身を不要なものとして考えている。

ケアを提供する看護師は、高齢患者に、インフォームド・コンセントに基づく結果や、選択肢を検討するのに十分な情報、支援、時間が与えられるようになって欲しいと思っている。

「いのちの神聖性」と「いのちの質」（QOL）

看護師が直面する最も難しいジレンマの一つは、患者の権利擁護者として、いのちの神聖性を第一に考えて行動する立場と、高齢者のクオリティ・オブ・ライフを第一に考える立場の対立である。集中治療室で働く看護師は、時々〔事例 10.1 244頁参照〕のように、新規の入院患者にベッドが必要になるかもしれないので、診断という点から、患者をランク付けしなければならない。年齢と診断は、考慮に入れるべき点である。

ここでのジレンマは、公平な決定をする基礎として、さまざまな要因に重みづけをしなければならないことである。このことは、集中治療室の看護スタッフが、若い患者に集中治療室で治療する機会を与えるため、高齢患者を集中治療室から他に移すことを決定したり、勧めたりしなければならないという、倫理的問題をもたらす。

問題は公平であるかどうかであり、もし若い患者が飲酒運転によってケガした場合には、高齢患者を集中治療室から他に移して、死なせてしまうことは非難されるだろう。しかし、もし高齢患者の死期が迫っているならば、問題は高齢者のいのちが、若い男性のいのちよりも価値が低いのかどうかということである。このような質問に答えるのは、容易ではない。決定を下すためには、倫理原則、関連したデータのすべてを、十分考慮することが求められる。

いのちの神聖性といのちの質に関するジレンマは、蘇生するかどうかを決定する時にも生じる。痛みを訴え、予後の見込みがない高齢患者のなかには、蘇生しないで欲しいと、特別に要求する患者もいる。例えば、〔事例 10.8 247頁参照〕のA教授のケースにように、もし患者の家族が、「患者に対してあらゆる治療をする」ことを望み、病院には何の方針もないとすれば、問題は看護師が決断するための道徳的根拠を決定することである。

患者の権利擁護者は、患者の希望を尊重し、考慮することを強く求めるだろう。特別な出来事が起こる前に、文書による「蘇生拒否」を要請するなど、蘇生に関するはっきりとした明確な方針を出すよう、同僚と協力することはすぐにもできる。心停止状態で「急がば回れ」のような、暗黙で狡猾な指示を受け入れたり、あるいは、医療過誤訴訟に対抗するために、患者が死んだら消せるように、鉛筆で"蘇生しない"と書かれた指示を受け入れるのは、道徳的に弁解の余地がない。

また、同じようにジレンマが生じるこの反対の状況は、疲れ果て、いらだち、困惑したスタッフによって、繰り返し蘇生されてしまった患者がいるような、集中治療室の中でも見られる。アナス（Annas G）は、70歳の高齢女性で、数日の間に70回以上蘇生術を試みられた一つの事例をあげている[64]。

真実を告げる

「私は死ぬのですか」という問いは、真実を告げるという重要な問題をもたらす。長い間自分の身体機能や感情に向き合ってきた高齢者は、しばしば末期状態についての知識を持っている。そのような人は、財産の譲渡、葬式の準備、残された配偶者の生活について話し合うことで、とても心穏やかになる。家族や友人の訪問はよい思い出になり、またアイコンタクトは、患者が話せなくなった時でさえ保たれる。

看護師が、目前に迫った死を、患者が理解しているかを確認するには、患者の質問に単純に「そうですよ」と言ってあげることである。しかし、患者の中には、明らかな身体の衰えや現在の状況に関して、情報を聞きたくないと断固として拒否する者もいる。

　人が、もし死に対して準備することができるとすれば、いかに好奇心が旺盛で決心の固い患者でも、「もうすぐあなたは死ぬだろう」という最も深刻な事実を聞く前に、時間と準備が必要である。それゆえ、個人がその人自身の決定を行えるよう、「いまここにいる」という現実に十分焦点を当て、死にゆくというこの最終的な事実に包囲された中で、真実を告げることを支援する擁護者の看護師でさえ、その考慮の外にいるかもしれない。

　厳しいありのままの真実は、「想像を絶する」いのちの終わりに直面して、自我を統制したりコントロールする、最後の試練に立ち向かう高齢者の受容力を超えることもある。真実を告げるという決断は、慈悲と知恵をもった関わりのなかで助けられる。

まとめ

　歳をとることは、エリクソンの言葉でいえば、「統合性」が育まれていくことでもある。高齢になると、ぎりぎりのところで曖昧で不安定になっても、人はどこからやってきたのか、自分は何者であるのかという感覚を鋭くする。高齢期は皮肉な時期である。とても鋭くなり、よく気が付くようになるが、その一方でもの忘れがひどく緩慢になる。高齢期には価値があるというのも、反対に価値がないというのにも理由がある。長い間年齢を重ねたことによる知恵は、幼児期に回帰していく。

　高齢者に対する態度は、また逆説的でもある。高齢者によっては人から非難され、悪口を言われ、また軽蔑の眼差しを向けられる。しかし他方では、成功した高齢者を、他者が後に従うべき手本やモデルと見なし、尊重する人もいる。偉大な高齢者は、賞賛をもって引き合いに出され、尊重される。これと反対の態度は、高齢者へのヘルスケアの配分の時に、また誰が何をどのくらい手にするのかを決定する困難な問題を扱う時に影響を及ぼす。

　社会が高齢者に対して何を提供できるのか、そして若い人や成人にどれくらい配分できるのか、また環境問題や教育のような他の目的に対しては、どれくらい配分できるのか。これらの間でシーソーのようにバランスをとることは、根深い問題と道徳的な曖昧さを残してしまう。

　看護師に対する老年学のトレーニングは、さまざまな倫理的観点から選ばれた、一

連の共通した道徳的原則を含んでいる。老年看護に潜在する一つの原則は、害悪を予防することである。別の原則は、真実を告げるということである。他にも道徳的な価値として、平等、公平性、自律に対する尊重、利益の考慮、そして個人の権利を認めることを含んでいる。これらの共通の価値は、健全性に対する本質的な推定の根拠をもっている。

例えば、この考え方では、看護師は害を予防し、真実を告げ、高齢患者の自律を尊重すべきである。看護師はまた、患者を公平かつ平等に扱う義務がある。これらの価値を無効にするためには、抗しがたい根拠が示される必要がある。

この章の目的は、高齢者に対する看護の量や質において、決断を下す際に生じる倫理的配慮のいくつかを、明らかにすることであった。

討論のテーマ

❶〔事例 10.6〕においては、看護師が患者に真実を話す、あるいは真実を隠すことに、どのような根拠があるだろうか。
❷ 高齢者の自殺を幇助する、もしくはそれを拒否することに対して、看護師にはどのような根拠があるだろうか。
❸ 科学技術によってヘルスケアはさらに可能になるので、高齢者には十分行き渡らないにしても、高齢者による需要はますます高まる。社会の他のものを破綻することなしに、高齢者に対する最大限のヘルスケアニーズを満たす合理的な枠組みとは何であろうか。
❹ 高齢になるというのは、どのような気持ちだと思うか。共感することがいかに高齢患者に対する反応に役立ったり妨げになるだろうか。
❺ 個人の自由と、高齢者間の結び付きを維持し形作るための条件との間には、どのような関係があるだろうか。

第11章　末期ケアにおける倫理的問題

この章で学ぶこと

1. 死にゆく人の尊厳や価値を尊重する倫理原則を学ぶ。
2. 治療を受け入れる、拒否する、または治療を中止する個人の権利を擁護する。
3. 苦しみからの解放と二重結果原理*1、通常の治療と特別な治療、積極的安楽死と消極的安楽死の区別、自発的安楽死と反自発的安楽死、そして自殺などについての倫理原則を評価する。
4. リビングウィル*2や臓器提供の条件について患者に助言する。
5. 循環器系の死と呼吸器系の死の定義を区別する。
6. 患者や家族の宗教的価値観や信仰の実践を尊重する。
7. 死にゆく患者に対して支援となる身体的、心理的ケアの実践を学ぶ。

*1　二重結果原理：良い結果と悪い結果という、二重の結果を引き起こす一つの行為が、悪い結果が予見されていても意図されていなければ、かつまた悪い結果に釣り合う良い結果がもたらせるならば、道徳的に正当化できるとする原理。つまり人の行動において、意図した結果とその行動は予見されるが、意図されざる結果との間には道徳的に意味ある相違が存在するということ。
*2　リビングウィル：成人が末期状態になった時に、生命維持装置を停止するか取り外すようにと、まだ知的・精神的判断能力がある間に、医師に対して文書をもって提示する書面。生前の事前指示書。

概説

看護師たちは、死にゆく患者へのケアに、深く関わりをもっている。看護師であることは、その言葉のもつ重要な意味において、患者のクオリティ・オブ・ライフの向上を目指すことである。看護という専門的職業や看護活動は、人間の最も基本的な価値

を支援する。これらの価値は、次の二つからなっている。
① 人としてより良い人生を送りたい。
② 長く健康でそして幸せな生活ができるよう、看護師や医師に支援してもらいたい。

　看護や医学の歴史を通して、その手段＝目的という単純な考え方は、理にかなった目標であった。最近まで、熱心かつ継続的で熟練した看護が、いのちを救う唯一の希望であったからだ。そこには特効薬も、根治手術も、生命維持装置もなかった。温めたり、冷したり、食事や流動食、休養、衛生的な環境を利用するほかに、医師や看護師たちは身体の自然治癒力に頼っていた。
　看護師や医師の努力にもかかわらず、癒されることなく患者が亡くなってしまった場合でも、手段＝目的という価値についての、職業上の条件は満たしたと見なされてきた。看護師や医師は、なるべく生かすという立場に立って、道徳的義務を果たした。だが彼らの力は、病気の強さの前では無力だった。そして彼らの道徳的義務感は、死と闘うという本質によって強められてきた。
　現在、米国における主要な死因は、心疾患、がん、脳血管疾患である。これらの病気は進行性で、多くは晩年になって罹る。それらの患者たちは、いつもヘルスケアや医学的介入を受けている。病院内で特効薬や根治手術、生命を維持する技術が利用できるようになった。これにより、これまでは死期が近いと診断されていた人が、現在では延命と身体機能の改善を求めるようになってきている。
　延命技術や、死にゆく患者の苦しみの緩和が可能になったことで、ほとんどすべての急性疾患や重症の患者が、入院するようになってきた。その結果、多くの人が病院で亡くなっている[1]。

死の意味と定義

　患者は、ますます集中治療室のモニター（監視装置）の点滅する光によって監視され、また心臓ポンプ、点滴、吸引に管理されている。患者の死は、静かに訪れるようになってきた。このような状況下で、死は人間味のないものになっている。それは単に、身体がチューブや機器から引き離されるだけのように見える。心臓が血液を送り出さないというよりはむしろ、死は誰かに決定されることによって、やってくるのかもしれない。そこには単に、悪化した内臓系統があるだけである。
　時として、人としての患者の存在は、長い間そこにない。延命されている間、患者には反応がなく、かといって死につつあるのでもない。また一見したところ、生きて

いるのか死んでいるのか、そのどちらとも言えない状況である。そのために、家族は悲しみで疲れ果てている。家族は、悲しみと希望の、どちらともつかない曖昧な状況が、解決されることを願っている。家族は、普段と変わらない心持ちや反応、生活を取り戻すことを願っているのだ。

　死にゆく患者や重要な人びとを、密接で継続的に巻き込んだこれらのドラマのなかで、看護師は中心的な人物である。このようなケアは、患者のために他の専門分野、特に医療のヘルスケアサービスと、看護との調整をするものである。死にゆく人へのケアには、その家族や友人と、長期的で密接な関係が求められる。関係者は看護師に対して、生と死に関する決定に役立つような、指導や情報を期待するだろう。

　このように看護師の機能の一つは、死にゆく人のケアに関わっているすべての人々の間のコミュニケーションや、情報の伝達を容易にすることである。もう一つの機能は、ほとんど話すことができない、自力では生活できない死にゆく患者を、擁護することである。

死の定義

　死が何であるかという決定は、次の二つの定義のうちの、どちらかによって決まる。「呼吸と循環の不可逆的停止」、もしくは「脳のあらゆる機能の不可逆的停止」である[2]。遷延性意識障害（植物状態）を決定するために、脳死状態が注目されている。そのなかで「脳のあらゆる機能の不可逆的停止」は、移植のための臓器提供の基準となる。

　死の概念は、心臓死と脳死の定義の間にある曖昧さを隠している。脳死の定義は、心臓死の定義よりも、身体上の実験や移植のために、より広く許容されている。脳死の基準を満たしている人は、「有意義な生活を送る可能性はない」[3]ので、そのような人を死んでいると見なすのだ。そうすることで、モノを扱うのと同じように、人は遺体を扱うことが道徳的に自由となる。もし、このような道徳的政策が一般的に適用されるなら、人間は考えるために存在し、考えなくなれば存在しないと述べた、17世紀の哲学者ルネ・デカルト（1596〜1650）に、熱烈な賛辞を送ることになる。

　もし、ある臓器が機能しなくなったら、生命体（生物）も死んだと規定することの現実的な問題は何か。それは、脳活動が人を定義しているという仮定に基づいて、人は他の目的に対する手段として、死者を自由に利用することになるということだ。問題は、考えることができなくなった人は、人であり得るかということである。

　もし、「そういう人は人ではない」とするならば、エリート主義をも含みながら、あらゆる社会的、経済的な帰結であるとして、脳死の定義は道徳的に受け入れられる。も

し、「そういう人も人である」とするならば、考えることができない、脳の活動がない人びとで、すぐに世界は人口過剰になってしまうだろう。なぜなら、彼らは死者と見なされないので、道徳的に手出しされることはないからである。しかし、彼らは他者からのケアを受け、資源の恩恵を受けている。

　脳死を死と定義することへの期待の高まりは、デカルトを賞賛するだけではなく、ヘルスケアの倫理に関する心と身体の問題について考えるという役割を示す、一つの方法でもある。いま、人々は心の代わりに脳について話をするが、少なくとも心は脳の状態でしかないと考える心身一元論では、二つは同等である。

　二つ目は、心と身体に関する問題は、どのように身体と脳・心が関係しているかを示すものである。それはまた、善悪を教え、ヘルスケア倫理を実践することの基本的な前提である。なぜなら、もし脳と身体が異なるものならば、倫理もまた違ったものになると考えられるからだ。

　もし、私たちの脳がコウモリの脳であったならば、倫理は要らないかもしれない。知的能力が高かったり低かったりするならば、私たちのお互いの責任に対する期待も大きかったり小さかったりするだろう。私たちは、人としての知性や人として認識されることによって、私たちであり得るのである。

看護判断と看護活動における原則

　死にゆく人のケアにおいて、道徳的な問題を示す事例をあげてみよう。

【事例11.1】　ダウン症で腸閉塞を患う子どもの安楽死

　ジョーンズ・ホプキンス病院で、ダウン症の子どもが、腸閉塞を伴い生まれてきた。両親は、腸閉塞に対する外科的手術に同意することを拒否した。幼児は栄養をとれず、15日で死んだ[4]。

　この事例では、二つの問題が浮かび上がる。まず、A看護師は、幼児の生きる権利を信じている。一方、B看護師は両親に決定する権利があると信じている。ならば、双方にはどのような議論が生じるだろうか。またこの事例の場合には、消極的安楽死ではあるが、それは道徳的に見て、積極的安楽死と同じことだろうか。

【事例11.2】　積極的安楽死の行使

　5歳のサンディは悪性の脳腫瘍で、3度の大きな手術を経験していた。彼女の頭部の傷あとは、ファスナーのようだった。サンディの状態が悪化し、昏睡状態に陥った

時、母親は錯乱状態になり自殺を図った。「ある晩、サンディは息が止まったのだが、ナッツが彼女の胸で跳ねて、何かの拍子に再び心臓が動き始めた」と看護師は言った。サンディは人工呼吸器を付けられた。

感染が進んで、医師は抗生物質を投与した。A看護師は、サンディの腕が針刺しのようだったと言った。また、サンディにはアザができていた。何の効果もなく、腐りかけた肉のような臭いがしていた。サンディは、以前は本当にかわいい少女だった。……私はサンディを入浴させようと病室に行った。今回は私はドアを閉め、人工呼吸器をサンディから取り外し、入浴させて化粧をした。再び人工呼吸器につないだが、彼女の心臓は止まったままだった。私はほっとした[5]。

この事例の場合、A看護師は積極的安楽死を行った。もしあなたがB看護師で、A看護師の行ったことを知ったなら、あなたはどのように反応するだろうか。

【事例11.3】 人工呼吸器は外されるべきか

14歳のジャックは、フットボールの事故でケガをし、2ヵ月間昏睡状態であった。ジャックの母親は看護師に、「人工呼吸器を停止してください」と頼んだ。このケースについて両親と話し合っていない医師は、成り行きを見守っていた。なぜなら人工呼吸器を装着した患者が、現在学校に戻っている同様のケースを知っていたからだ[6]。

この事例には、母親と医師の間の対立が示されている。A看護師は、自分の役割はケアを受け入れる、中止するまたは拒否する際の根拠となるような診断や予後、治療、リスク、他の選択肢などに関して、母親には知る権利があると知らせることだと考えている。医師はこれらについて、最善の情報を持っている。B看護師は、母親の希望に応じるべきではないと考えている。

【事例11.4】 患者の真実を知る権利と家族の希望

21歳のキャロリンは、白血病で死が迫っている。彼女は自分に何が起きているのかを知りたい。しかし献身的な母親は、キャロリンに予後を隠すことがよいと信じている。A看護師は、悪化する兆候と症状について、繰り返し尋ねる患者の、真実を知る権利を支えたいと思っている。キャロリンの母親は、金銭的な力も影響力もある女性で、もし娘に死が迫っていることを知らせたならば、病院を訴えると脅している。

A看護師は、真実を知る患者の権利を支援したいと思っている。B看護師は、不本意ながら母親の望みに従いたいと思っている。

【事例11.5】 末期患者の自殺する権利

26歳のトムは、優秀でハンサムな若い男性であるが、エイズに感染し死が間近い。彼の家族や友人、恋人は、感染を恐れ彼を見捨ててしまった。訪問看護師であるスミス看護師は、看護をしている時に、ベッドサイドのテーブルの引き出しに、致死量のバルビツール系の薬剤があるのを見つけた。看護師はその薬剤を没収すべきだろうか、もしくは患者と話をするべきだろうか。

この事例は、患者と看護師両者の考えの対立である。もしスミス看護師が、患者の自己決定権を信じているならば、自分の役割は患者が自分の意思で、バルビツール系の薬剤を飲むのを許すことだと考えるだろう。しかし、もし彼女が患者の最善の利益を保護しようとするならば、彼女は自分の役割を薬剤を没収することだと思うだろう。

もしあなたが看護師ならば、これとは別の条件付き判断を使って、あなたが行うべき正しいことは何だろうか。また、あなたの考えを支持する根拠は何であろうか。

【事例11.6】 患者の死ぬ権利といのちを守る権利

40歳のCさんは、目が見えず、糖尿病のため末期の腎不全を患っている。彼は死を望んでいる。だがCさんは、心臓が停止した場合、病院の方針に従って蘇生されることになっている。彼が抗議したにもかかわらず、Cさんは何度も蘇生させられた。人のいのちは守られなければならず、またこれは病院の方針であると、病院の当局は主張している。Cさんの家族は、Cさんの死ぬ権利のために病院を訴えたが、その時Cさんは昏睡状態であった。病院はついに、裁判所からCさんの希望に従うように命じられた[7]。

三人の看護師は、Cさんの死ぬ権利と、病院の主張するいのちを守るという道徳的、法的義務について議論した。A看護師は、Cさんの死ぬ権利は、彼だけのもので尊重されなければならないという立場をとっている。B看護師は病院のスタッフには、殺人を犯す権利はないと主張する。C看護師は、医師が決定すべきであるという。

この事例の場合、どの看護師の考え方が正しいだろうか、そしてその道徳的な根拠は何であろうか。

【事例11.7】 誰が蘇生処置をしないことを決定するか

50歳のW夫人は、身体の50%以上をやけどした。彼女は活発で、人生を謳歌する前向きな人であった。A看護師が1時間後に彼女の病室に戻った時、W夫人は呼吸をしていなかった。「私は救急蘇生コード（code blue）を要請しないことにした……そして医師が『彼女の精神状態は良好であるが、この状態を乗り切れるとは思えな

い』と言ったのを思い出した。ひどい痛みがあり、やけどから生還する確率は事実上なかった」[8]。A看護師はC医師に話をした。医師は、W夫人の呼吸が止まってから、どのくらいの時間が経過したか分からなかったので、蘇生処置をしないと決定した。

〔事例 11.6〕のCさんのように、W夫人は死にたいとは表明していなかった。この事例において、さらに救命努力をすることは、道徳的に正当化されただろうか。B看護師はそう信じていた。しかし、W夫人をよく知り、彼女が呼吸をしてなかったと知っていたA看護師は、そうではなかった。誰が倫理的に正しいのだろうか、また、それはなぜだろうか。

【事例 11.8】 蘇生処置を拒絶し臓器提供を希望したケース

52歳のMさんは、悪性の疑いのある脳腫瘍の手術を受けることになっていた。彼女は蘇生処置をしないよう要求していた。この指示はカルテに記載された。手術をしたが、手術不能ながんと分かり、その後に心停止が起きた。看護師は彼女に蘇生処置をした。その結果、3日後に臓器提供することを希望していた彼女の腎臓は、使用できなくなってしまった[9]。

Cさんと異なり、この事例は腎臓移植につながり、他の人を救うことができたかもしれない。看護師が患者に蘇生処置をしたことは、間違っていたのだろうか。どのような根拠に基づいて、あなたはそう決定するのだろうか。

【事例 11.9】 パターナリズムと患者の利益

75歳のWさんは、肺炎と進行性の肺水腫、尿路感染症、貧血の症状で、地元の病院に入院していた。治療の効果は見られなかったが、彼の妻はあらゆる治療を行うよう要求した。14日目に、Wさんの呼吸が停止した。その状態を見つけたA看護師は、「生命兆候の消失」と報告した。彼女はB医師を呼んだ。医師はただちに、「蘇生処置をしないように」という指示を出した。死因は心室細動と報告された。ベッドが不足していたため、Wさんは集中治療室には移されなかった。

のちにB医師は、「将来への見込みのない75歳の老人に、救急蘇生コード（code blue）を要請するなどバカげている。それは、入院費用を増やし、親切なつもりで人に害をなすことだ」[10]と言った。B看護師は、A看護師とB医師には賛成していない。

この事例の場合、A看護師はB医師を呼ぶ代わりに、救急蘇生コードを求めるべきだったのだろうか。B医師は「神を演じて」いたのか、もしくは医学的現実に対応したのか。しかし、なぜB医師はWさんには将来がないという、根拠のない所見をしたのだろうか。そして、なぜWさんは、蘇生処置が行われる可能性のあった集中治療

室に、移されなかったのか。看護師は権利擁護者として、Wさんの最善の利益のために、どのような役割があるだろうか。

死にゆく患者の3つの権利

　人を尊重するということは、妥協の余地なく、個人の尊厳や固有の価値を認めることにある。人に対する尊重は、宗教的なものを重視する伝統においては、人に対する畏敬の念と定義される。マザー・テレサは、ハンセン病患者、ホームレス、貧しい見捨てられた子どもたち、インドの町で死にゆく人びとを天使に変えることが、自分の使命であるという時に、この伝統を体現していた。

　人を尊重するという例をあげると、患者が訪れた順番に治療するという原則があるが、一方では、最も具合の悪い患者を最初に治療するという原則もある。こういう原則は、権威ある人や社会的、経済的立場にある人を優先的に扱う、あるいは好ましくない扱いをすることに取って代わる。

　カントの考えのように、私たちが尊重しなければならない患者の権利とは、患者は単に手段としてではなく、目的として扱われることを意味している。この意味において、人として尊重されるという患者の権利は、真実を知る権利と、実際に分かっている事実を知らされる権利の両方を含んでいる。意識のある患者が尊重されるという権利は、治療する、もしくは治療しないことに先立って、インフォームド・コンセントを得る権利を含んでいる。

　人として尊重されるという患者の権利に基づいて、〔事例 11.4 275頁参照〕のキャロリンには、白血病の診断と差し迫る死について、真実を知る権利がある。また、〔事例 11.6 276頁参照〕のCさんには、死にたいという彼の希望が尊重される権利がある。〔事例 11.8 277頁参照〕のMさんには、蘇生処置をして欲しくないという、彼女の希望が尊重される権利がある。

　第二の権利は、治療を受ける権利であり、それは患者が可能な限り、最善の治療を受ける権利である。治療を受ける権利は、尊重される権利に由来する、ヘルスケアの特別な権利である。治療に対する患者の権利というのは、さらに積極的な処置が必要となれば、患者は無視されることなく、日常生活を支援する看護や緩和ケアが提供されることである。例えば、治療を受けるWさんの権利（事例 11.9 277頁参照）は、蘇生処置が行われる可能性のあった集中治療室へ移る権利を含んでいる。

　あらゆる治療を拒否し、さらに治療の中止を求める患者の権利は、判断能力のある患者にとっては、特に重要な権利である。そのような権利は、治療の中止を求めて

いた患者が亡くなった際に、病院の職員が法的・道徳的責任を、自ら取る覚悟を持つことを想定している。こうした決定は、患者が死にゆく時、医療専門家は要求にかなう、心のこもったケアを提供する義務を受け入れることを含んでいる。

また治療を中止する患者の権利は、〔事例 11.6 276頁参照〕におけるＣさんにも当てはまる。彼もまた、自分の希望が尊重される権利を持っていた。Ｍさんは脳腫瘍を患い、腎臓を提供したいという理由で蘇生を拒否したが、彼女にも同様に、自分の希望が尊重される権利があった。

そして、第三にあげる死にゆく患者の権利は、ケアを受け快適に過ごし、孤独な状況に置かれないことである。死にゆく患者を尊重することは、いのちある限り、その患者に最大限快適な状態を提供することなのである。

死にゆく患者における倫理原則

「いのちの質」（QOL）と「いのちの長さ」

前述したいくつかの事例は、すべてのいのちを救うという原則と、クオリティ・オブ・ライフ（いのちの質）を保つという原則の間にある、道徳的な問題を示している。すべてのいのちは賜物であるという人々は、その質にかかわらず、あらゆるいのちを守ろうとする。その他に、人のいのちや身体をコントロールすることは、基本的な権利であると主張する者もいる。また、クオリティ・オブ・ライフを見直し、とりわけ脳死患者の人工呼吸器を外そうと考える者もいる。

このような考え方をする人がいる一方で、誰が生き残り誰が死ぬべきかを決定することは、深刻な道徳的ジレンマを生む。Ｗさん（事例 11.9 277頁参照）の事例では、患者のクオリティ・オブ・ライフは、集中治療室に入ることでは保証されないと、医師が自分の裁量で決定した。クオリティ・オブ・ライフについての論争を引き起こす人々は、実際には神を演じている。このように、クオリティ・オブ・ライフに関する議論に対する防衛策としては、医療専門職の介入に対して、本人の自発的な同意を得ることである。

苦しみの解放と二重結果原理

死にゆく患者に関するもう一つの問題は、競合する目的のもとで、苦痛を取り除くかどうかについて、二重結果原理を通して表わされる。この原則は危害が避けられない時、危害を最小限に抑えるよう勧めるものである。二重結果の一例は、苦痛にさいなまれている患者に、モルヒネを増量することは、苦痛の軽減にはなるが、他方で呼

吸の抑制が起こるといったことだ。

1957年にローマ法王ピウス12世は、この問題について特別に講演した。法王は「実際の薬剤の投与が、一方では苦痛を和らげ、もう一方でいのちを縮めるという、二つの異なる結果を生み出す場合、その行為は法的には許される」[11]と述べた。アメリカ大統領委員会生命倫理総括レポートでは、「医療専門家は、その治療が死を早めるという本質的なリスクを引き起こす時であっても、死にゆく患者の症状を和らげる治療を提供してもよい」としている[12]。米国看護協会は、この原則を支持している。

通常の治療と特別な治療

かつては「特別」なものとされ、まれで高価だった治療が、やがて「通常」の治療となる。抗生物質投与、透析治療、開胸術、臓器移植、心肺蘇生法などは、以前は特別な治療や処置だったが、今や通常のものとなった例である。1957年、当時ローマ法王ピウス12世は、法王としての重要な声明の中で、「人、場所、時間、文化などの環境に従って、自分自身や他人にいかなる重大な負担もかけない、通常の手段のみを使用すべきである」[13]と述べている。そしてまた、誰が生き誰が死ぬかという決定は、特に高齢患者においては、その時代や場所で、どの程度の技術が得られるかに関連すると述べている。

いずれにしても、「通常」と「特別」という言葉には、曖昧さや不明確さが多い。大統領委員会は、「通常通りであること」「複雑性」「侵襲性」「人為的」「費用」「利用可能性」[14]のような、いくつかの不明瞭で分かりにくい言葉の意味を、しばしば使い分けている。「普通の/ありふれた」[15]というような区別よりも、重要な利益を含んでいるとして、「役に立つ」と「個々の患者に重い負担になる」という語を、委員会は選んでいる。

「役に立つ/過度の負担となる」という区別の難しさは、「個々の患者」に言及しているにもかかわらず、別の問題を見落としていることだ。それは、医師、看護師、家族、病院の他の職員、患者、一般社会などの負担についてはどうなのかである。さらに出てくる疑問は、もし患者が自分で話せない場合、治療や処置が患者にとって役に立つか、それとも耐え難い負担になるかどうかを、誰が決定するのかということだ。

「通常」と「特別」という言葉の区別の、一つの標準的な意味としては、「特別」とは患者に対して、例外的で追加の思い切った、義務以上の何かをすることと関連している。この考えでは、「通常」とは、日常的に慣習化された処置や治療を行うことを意味している。しかし、「通常」の治療を「役に立つ」医療とし、「特別」な治療を「耐え難い負担」になる医療と考えることは、ヘルスケアの進歩に対して害を及ぼす

ことにもなる。

　最初の人工心臓のレシピエントに対して行われた努力は、ヘルスケアの進歩は、時には通常よりも特別な努力に依存することを示している。ある患者は、自分自身に負担になる特別な治療を選ぶが、それは、その治療が通常になるまで、ケア提供者にとっての経験の積み重ねに役立っているのである。

　特別な治療をあきらめるということは、人間の病状をよくしようと努力する、そのやる気を抑えてしまうことだ。さらに「役に立つ」という言葉は、明らかに「通常」以上という意味であり、さもないと大きな利益はない。なぜなら、患者に対して行われる最小限の治療は、役に立たないことが多く、そのために最大限の治療をすることが求められているからだ。

　例えば、Ｗさん（事例 11.9 277頁参照）の場合、彼にとって役に立ったのは、集中治療室に移り、特別な治療をすることだったかもしれない。「役に立つ」治療は、「特別」な治療と重なるので、いくつかの同様の問題を生じる可能性がある。すなわち、すべての人を助けることができない時、特定のある患者には何をなすべきだろうか。

　いずれにせよ、倫理に敏感で知性的かつ批判力のある看護師は、ある患者に対して何をするべきかまたは何を差し控えるかべきかを考える際に、結果が効果的とも正当とも認められないような区別には、納得しないだろう。一つ提案できる方法は、区別をすべて放棄し、あらゆる状況において最善を尽くすことである。特に心肺蘇生術に関しては、ヘルスケアでよく行われるので、それを通常の治療にしようとすることだ。

　この原則は、Ｗさんが集中治療室に移されることにも当てはまる。そこでは蘇生のための、より多くの資源が利用できる。もし彼のいのちにまだ価値があるのならば、医師が通常の治療で妥協することによって、彼の希望と期待はかなえられないまま終わってしまう。

　サンディ（事例 11.2 274頁参照）、Ｃさん（事例 11.6 276頁参照）、Ｍさん（事例 11.8 277頁参照）の場合、治癒の見込みがないために治療が拒否された。看護師が行うべき適切なことは、思いやりのある熟練した看護を通して、彼らが良い死を迎えられるよう、支援をすることである。しかし、ジョーンズ・ホプキンス病院の幼児の事例（事例 11.1 274頁参照）、あるいはＷさんの事例のように、生きる可能性にかけて、治療することもできる場合には、さらに治療をするほうがよいこともあるだろう。

　一方、ナッツがサンディを生き返らせたとか、あるいは看護師がＭさんを生き返らせたような、ある特別な試みはよいことではない。しかし、数え切れないほどある通常で標準的な医療が、患者を助けるために役に立っている。

問題があるにもかかわらず、時として〔通常／特別〕という区別を利用することにも利点はある。それは、これらの言葉を使用することで、害悪ではなく善に基づいて、何をするべきかを決定せよという原則を、はっきりと人に意識させられることだ。

積極的安楽死と消極的安楽死

常に議論される道徳的問題は、患者を死なせることは道徳的には殺すことと同じなのか、もしくは不作為の死（積極的な行動をしないで死ぬにまかせる）も、殺したことと同じかという問題である。1973年に米国医師会の下院は、積極的安楽死と消極的安楽死の間の違いについて、次のような立場を採択した。

> 他者が意図的に人のいのちを終わらせること、すなわち慈悲殺は、医療専門家のとる立場と相反している。……生物学的な死が迫っているという動かぬ証拠がある時の、特別な延命手段の中止については、患者や肉親が決定することである[16]。

米国医師会によれば、殺すことは悪であるが、特別なことをしない、もしくは特別なことを中止するという意味において死なせることは、道徳的に許容される。

哲学者のレイチェルズ（Rachels J）によれば、積極的安楽死と消極的安楽死の間には、道徳的に正当化できる違いが見られないほどの差異しかない。人が誰かを直接溺れさせるか、あるいは人が溺れるのを防ぐために何もしないかは、もし意図と結果が同じならば、溺れさせることと何もしないことは、道徳的に同じである。

レイチェルズは、両親が十二指腸閉塞の手術に同意しなかった、ジョーンズ・ホプキンス病院のダウン症の幼児の事例（事例11.1 274頁参照）に言及している[17]。小児科医の母親は、明らかな殺人とは違って、人を助けないままでおくことは、道徳的に悪ではないことを根拠に、手術に同意しないことの正当性を主張した。レイチェルズは、もし意図と結果が同じであれば、幼児を救わないことは、殺人と同じであると主張する。もしダウン症の幼児を殺すことが殺人であるならば、いのちを救う手術を拒否することで、幼児を死なせることもまた殺人である。

レイチェルズは、従兄弟にまつわるスミスとジョーンズの、二つの仮定の事例を比較する。スミスは、6歳の従兄弟を浴槽で溺れさせることで、莫大な財産を得る立場にある。スミスは溺れさせて証拠を隠蔽する。ジョーンズもまた、従兄弟が溺れるならば、莫大な財産を得る立場にある。ジョーンズの従兄弟は、浴槽ですべって転んで溺れ、そしてジョーンズはただ見ていただけである。レイチェルズは意図と結果が同じならば、それらの間に道徳的相違はないと主張する[18]。

第 11 章　末期ケアにおける倫理的問題

　ジョーンズの従兄弟が、助けられることなく一人で死んだこと、つまりジョーンズ、あるいは看護師、医師が、患者を積極的に殺したわけではないということに、反論する人もいるだろう。レイチェルズの〔積極的/消極的〕とは同じことを意味するという考えは、いのちを救えなかった口実に、〔積極的/消極的〕の違いを使用する、こうした事例に適用されるかもしれない。しかし別のところでは、殺すことと死なせることの間に、大きな道徳的相違が見られる事例もある。

一般的に受け入れられている安楽死の定義

- 安楽死：良い死もしくは安らかな死
- 積極的安楽死：患者ではない誰か他の人が、患者のいのちを終わらせる。例えば致死量の薬剤を注射するなど。
- 消極的安楽死：人工呼吸器を取りはずすなど、死につながるような行為を見逃す。
- 自発的安楽死：患者が、安楽死という行為に同意したり、それを求めたりする。例えば生命維持治療を拒否する。
- 反自発的安楽死：患者の同意なしで行われる安楽死。
- 非自発的な安楽死：昏睡状態にある患者や無脳児のように同意することができない人に対して行われる安楽死。決定はその家族によってなされる。
- 自殺：意図して自分でいのちを絶つこと。通例、致死量の薬物などで行われる。
- 医師による自殺幇助：死ぬことを求めている判断能力のある人に対して、医師が、一般的に致死薬の処方という形で死ぬことを助けること。

　終末期で不可逆的な昏睡状態であったサンディのケース（事例 11.2 274頁参照）は、子どものいのちを終わらせるために、看護師が意図的に人工呼吸器を中止させた事例である。反事実条件的な判断をすれば、彼女がそうしなければ、子どもはいつまでかは分からないにしろ、生き続けたであろう。この事例では、予後の見込みがなく不可逆的昏睡状態であったが、「生きている限り希望はある」ということわざは、真理値[*3]である。

　事例によっては、殺すことは、死ぬにまかせることよりも悪いとされている。積極的安楽死と対照的に、死ぬにまかせるのは、患者が回復し小康状態になり、または新しい効果的な治療が発見されるまで、生き延びる可能性を示すことになるかもしれない。例えば、インシュリンは、糖尿病の患者のいのちを救ってきた。死ぬにまかせることは、積極的安楽死よりもむしろ、患者にとって「時間稼ぎ」になる。その時間は、無意味

な苦痛の中で過ごすことになるかもしれないが、もしかすると、意味のある豊かな経験になるかもしれないのだ。

　レイチェルズの主張の欠点は、積極的安楽死もしくは消極的安楽死において、意図と結果は、必ずしも同じではないということである。このような事例においては、〔事例11.1 274頁参照〕の幼児の場合のように、手術への同意を拒否することは、殺すための口実として使われる。殺すことと死なせることは同じなのである。心肺停止状態で集中治療室に運ばれてきた多くの患者は、おそらく死ぬことになると思われるが、そういう患者は、明らかに殺されるよりも、死ぬにまかせたほうがよい。殺すよりもむしろ死ぬにまかせるということは、生かすことに効果的な結果をもたらすかもしれないのだ。〔積極的／消極的〕の区別がなければ、死ぬにまかせることと殺すことは同じであるから、瀕死の患者はむしろ殺されたほうがよいと主張することもできる。例えば、〔事例11.3 275頁参照〕の昏睡状態にあるフットボール選手のジャックのように、もし看護師が延命治療の中止を拒否したならば、ジャックは6ヵ月後には学校に戻っているかもしれない。それは私たちにも、母親や看護師、医師にも誰にも分からないのである。

　サンディの事例は、死ぬにまかせるよりも殺すことを選ぶほうが、道徳的に弁護できる事例であることを示している。しかし、サンディの人工呼吸器を外す決定をした看護師に、そうする権利があるかについては、さらによく考える必要がある。家族、医療専門家への相談がないならば、それは一種の個人的な、傲慢で独断的な行為と言えよう。よく検討され、対話に基づいてなされた決定は、相談なく個人によって行われる決定よりも好ましい。

　耐えがたい苦痛や予後の見込みがない状態では、その苦痛に満ちた死にゆくまでの時間を短くするために殺すことは、死を先送りすることよりも道徳的に好ましい。チャールズ・ウェルテンバーグの事例が、その一例である。

> ウェルテンバーグ氏は末期患者で、苦痛に意味があるものならば、その苦痛に耐え、できる限り長く充実した人生を送ろうと決めていた。しかし結局は、妻がそばにいて、妻に幇助（ほうじょ）されて自らいのちを絶った[19]。

　看護活動は、クオリティ・オブ・ライフといのちの長さの両方を、よりよくするための効果的な介入を目指している。その過程や目標は、概して死ぬにまかせることは、殺すことよりも好ましいことを示している。

　不作為（死ぬにまかせる）と作為（故意に死に至らしめる）が、倫理的に同じであるというのは、医療専門家にとって、あまりに負担が大きく背負い切れない。病気が死

をもたらすのであって、傍観者が殺人を犯すわけではないので、死ぬにまかせることは、苦痛や無駄な費用がかかるのを避けることになるかもしれない。

さらに、「死ぬにまかせる（allow to die）」「死ぬことを許容する（permit to die）」もしくは「死なせる（let die）」のような言葉の使用は、言語習慣上曖昧である。こうした言い方をよく聞く。

ⓐ 患者が死にゆくことを妨げない（死ぬにまかせる）医療専門家。

ⓑ 生命維持を打ち切るべき時を患者のために決定することで、患者が死ぬことを許す医療専門家（例えばパターナリスティックな行動）。

という言い方があるが、ⓐとⓑの間には違いがある。医療専門家の認識として、ⓐを選択することは、患者の生死は患者が決定する究極的な権利であり、医療専門家の権限ではないことを示している。ⓑを選択することは、医療専門家が、患者はいつ死ぬべきかを決定する、あるいは提案することを示している。仮に患者があらゆる権利を持っているとするなら、患者はいずれムダになる生命維持装置を、いつ取り除くべきかを決定する権利も持っている。その決定は患者に委ねられ、看護師と医師がすることではない。それを許可し、認める人が決定する。

「許可された」人（医療者）には権限はあるが、権利はない。したがって、死にゆく患者だけが、あらゆる種類のいのちを持続させる援助を、拒否したり取り止めたりする権利を持っている。医療専門家ではなく、患者が許可し認め、そうさせることを決めるのである。

このように、患者が死ぬにまかせるというヘルスケアの決定を、まるで死にゆく人に許可を与えるように、患者が死ぬことを許す事例と見なすことは、言語上の誤りである。ヘルスケア提供者の役割は、患者に死ぬ権限を与えるのではなく、むしろ彼らが死ぬことができるように支援することである。

＊3　真理値：真と偽とを命題の価値と見た時の呼称。古典理論において、すべての命題は、真もしくは偽である。命題が真である時、それは真理値「真」をもつと言われ、偽である時、真理値「偽」をもつと言われる。真偽以外の中間の値をもつ多値論理の体系も存在する（広辞苑）。

アドバンス・ディレクティブ（事前指示）

生命維持治療に関する患者の希望が分からない場合、その問題に医療専門家が対処するためには、文書化された最新のアドバンス・ディレクティブ（事前指示）が、患者の権利を守るのに必要不可欠である。

一つのモデルである「リビングウィルの宣言書」は、回復もしくは「意味のあるクオリティ・オブ・ライフを取り戻す」[20]希望がないような病気、ケガ、または精神的・身体的悪化の場合に、心肺蘇生法、抗生物質投与、水分・栄養補給のような生命維持

の処置を差し控え、中止することを指示している。

最終的に1991年の『患者の自己決定権法』という連邦法は、すべてのヘルスケア施設に対して、入院の際にもし回復の望みがないならば、患者には救命措置を受け入れたり拒否したりする権利があると助言するよう命じている。また、患者の意思は文書化され、尊重されることが求められている。アドバンス・ディレクティブの普及は、ヘルスケアの費用を減らし、患者の選択や希望を尊重しながら、患者や家族、ヘルスケア提供者たちが、現実的な目標や選択を定められるよう支援することになる。

医療における『持続的委任権法』は米国の50州に存在する。これらの法律は判断能力がなくなった後、本人に代わって行動するために法的権限を委任している[21]。その権限は第一に財産に関して考えられたものだが、いくつかの州ではヘルスケアの決定にも広げられている。患者が話せない時に、ヘルスケア代理人を医療の決定のために任命するのは重要なことだ。なぜならば、代理人は特別な状況において患者の意志を読み取り、明瞭にすることができるからである。

これらアドバンス・ディレクティブは、州の法律で差し止められなければ、人工的な水分・栄養補給を差し控えたり中止したりするために、法的に使用されることもある。これらの制限には異議申し立てもできるが、水分・栄養補給は生命維持治療であり、他の治療と同様に、患者の選択に従って拒否できるという新しい合意もある[22]。

臓器提供

腎臓を提供しようとしていた脳腫瘍の女性の場合（事例 11.8 277頁参照）のように、臓器を進んで提供しようとすることは、人びとがいかにお互い助け合うことができるかを示している。しかし、臓器移植や身体組織の移植に関して倫理的に許容できるかどうかについて、その考え方はさまざまである。例えばエホバの証人は、輸血を含めたいかなる身体組織の移植にも反対し、そのような移植を不道徳であると考えている[23]。

生体に対する宗教的、しかも極めて形而上的な考え方の中には、あらゆる臓器は他の誰にも属さず、当然そのいのちを有する者に属しているとする考え方もある[24]。他には、人の身体と機械を比較して、欠陥部品を取り換えるのは、悪いことではないという考え方もある。また別の考え方では、ドナーに対する敬意から移植に制限を課している。身体への他の侵襲行為と同様に、患者の人として尊重される権利は、ドナーや最も近い親族から縛られることのない状態での、十分なインフォームド・コンセントを必要とする。

道徳の面から見て、臓器移植に対する好意的な態度は、最大多数の最大幸福に

目を向ける、功利主義の考え方の中に見られるだろう。臓器移植に対する積極的な態度は、私たちのすべてが宇宙の過程の一部であり、何の汚れもないという、極めて形而上的ないのちに対する見方だけでなく、キリスト教の愛に基づく倫理の主張の中にもある。

ドナーやレシピエントの権利を適切に守るならば、臓器提供と移植に賛成することは、害というよりも正しい行いと言えよう。

移植希望の待機者リストはかなり増大しているが、利用できる臓器は不足している。看護師は、脳死の患者の臓器を他者へ提供するために、臓器の状態が悪くならないうちに、適切な機関と連絡を取る重要な役割を果たしている。さらに看護師は、患者が他者へ、「いのちの贈りもの」として臓器を提供するという心の広さや、積極的な経験であると強調することで、家族を励ますこともできる。

蘇生拒否への対応

DNR（蘇生拒否）の指示について、看護師が何をすべきか決定する際に役に立つ哲学的な方法は、次の観点から考えられる。それは、その観点が依拠していることについて、広く認められた比喩、共通点、あるいは比較からたどってみることだ。

昏睡状態の人を、植物あるいは天使のような精神的なものに喩えるかもしれない。寝たきりの75歳の男性高齢者のことを、役に立たない棒切れに喩えたり、あるいは賢い定規というかもしれない。比喩を実践や実際の会話でどのように適用し、もしくはそれが行きづまるのかを検討してみよう。

そこで、もし人が遷延性意識障害（植物状態）ならば、その人は人であるとは言えないとしよう。「管を引き抜く」ことと反対の事例として、「8ヵ月間、人工呼吸器を装着した後、現在学校に戻っている」[25]昏睡状態だった人について考えてみよう。そのような人は必ずしも、常に遷延性意識障害の状態ではないことを示している。こういった事例は、人を植物状態に喩えることに反論し、またジャックの母親が看護師に懇願した〔事例 11.3 275頁参照〕のように、「人工呼吸器を外す」ことが妥当であるとするのと、反対の例である。

このように、それが現実的な会話に適用されるかどうか確かめるために、共通点を吟味してみよう。真偽の問いかけがここで生まれる。補足もしくは代替の比喩、または共通点がある観点の弁護に役立つかどうかを考察してみよう。

昏睡状態にある、あるいは死にゆく患者について、「患者Xは、身体を自分のものとして所有しているのだろうか」という疑問が起こるだろう。もし、Xが自分の身体を所有しているとしたら、重要なことは、Xには蘇生処置など、あらゆる治療を拒否する権

利を含め、自分の身体に生じることを、コントロールする権利があるということだ。財産を所有することは、自分が所有しているものに対して、支配力を持つことである。

もし、人が自分の身体やいのちを所有しておらず、「いのちを与えた者」だけが、いのちを取り上げることができるというなら、医療専門家は死をもたらさないことが義務となる。

重要なのは、それぞれの比喩が妥当であり実際的に適用可能か、あるいは不可能かについて検討されることである。例えば、サンディ（事例 11.2 274頁参照）やCさん（事例 11.6 276頁参照）の事例がはっきり示すように、いのちは必ずしも賜物ではない。それにもかかわらず、夫に代わって話をしたWさんの妻（事例 11.9 277頁参照）は、いのちを賜物と見なしていた。アクィナスが予知していたように、私たちの多くがほとんどの場合、いのちを賜物と見なしてきた。しかし、いのちを賜物と見なすアクィナスの考え方も、ここにあげたような、いくつかの難しい事例に直面すると、行き詰まってしまうことが分かるだろう。

一方、人のいのちは、希望すればどのようにでもできる、財産や工場とは全く違うものだ。例えば、伝染病の患者は隔離されることになる。両極端には危険が伴う。すべての人を救おうとするのは逆効果である。なぜなら、社会は現在そして未来においても、機能が低下したり、機能を失った多くの人のいのちを支えるという負担に、耐えられないからだ。

その一方で、誰が生きるに値するいのちなのか、ゆえに誰が生きて誰が死ぬのかを決めるという神のような振る舞いは、生きるか死ぬかを決める個人の平等な権利を、自己の判断で奪ってしまうという、さまざまな道徳的落とし穴を持っている。ロールズの考えによると、人が欲しいと思う情報はどんなものであれ、「理性的な人生設計」をする上で必要であり、ゆえにインフォームド・コンセントの権利は、極めて重要なのである。

ここで、Mさん（事例 11.8 277頁参照）の事例をもう少し詳しく見てみよう。患者は看護師に、ある状況下では蘇生処置をしないように頼んでいる。あらゆるいのちが賜物であるという観点では、この患者の死ぬ権利に従うことは、看護師に人を殺すよう求めることになる。しかしそれは殺人なのだろうか。もしいのちが、その人にとってもはや賜物でないなら、殺人ではない[26]。

アリストテレスの考えによれば、希望のない終末期の状態の場合、もし私たちが友人として、患者の最も重要な事柄を相談されたとしたら、予後に見込みがないとしてそれを認めるかもしれない。その患者の立場であれば、いのちが賜物であるとは考えないだろう。このような見込みのない事例の場合、主治医がフロイトの要求に快く従ったように、たとえそれが友人のいのちを終えることを意味していても、友人の立場に立

つことは友人を助けることになるのである。

　もし看護師が、蘇生処置をしないように求めている終末期の患者の意向に沿って、蘇生処置をしないとしても、私たちはそれを間違っているとは考えないだろう[27]。そのような権利が示すものは、「干渉しないで」という、それを選択肢の一つと考える古い見方ではなく、「助けて、私をケアして」という新しい権利の考え方である。患者あるいは看護師の、いのちに関する理にかなった関心に語りかけるこうした権利の見方は、人生のある大切な瞬間には、適切であるように思われる。

　充実して生きるための、このようなより重要な権利は、充実した人生に関係しており、人が自由を効果的に実践するための条件である。しかし、それが明らかでなくても、そのような権利を守ることは有意義な人生を支持することになる。一方で、他の人々の過去の判断を吟味して、人は強いられることなく、十分検討された権利を見いだすのである。

　権利を有するということは、道徳的立場に立つことだ。稼いだ給料に対する権利というように、権利を持つことで、人はどのような立場に置かれているのかが分かる。ヘルスケアにおいて患者の権利に帰する三大権利には、人間として尊重される権利、治療を受ける権利、そして治療を拒否する権利がある。これらの権利は、死にゆく患者が蘇生を拒否し、看護師や医師を拒否しても、それは人としての道徳的立場にとって極めて重要である。

　とはいえ、悲劇や行き詰まりもまた、人の倫理的な生の側面であり、どのようなルール作りをし、どれほど客観的になろうとしても、その事実を乗り越えることはできない。それが分かった時、権利は結局崩壊するのである。

自発的安楽死と反自発的安楽死

　積極的安楽死と消極的安楽死、もしくは殺すことと死なせることについての問題は、自発的安楽死と反自発的安楽死の問題でもある。人は、いつ、どんな状況で死ぬか分からない。なかには突然死ぬ人もいる[28]。一方で、数日から数年という限られた時間の中で、自分の死に対する準備の時間をもって死ぬ人もいる。

　さらなる透析を行うことを拒否した16歳のカレンの事例（事例 8.1 190頁参照）では、彼女の死は彼女自身の決定、同意、願いによるものだった。16歳にとって死は悲劇であり、恐ろしいことである。しかし、カレンの理性を尊重し自ら決定させたことで、インフォームド・コンセントに基づいて、彼女は亡くなった。したがって、これは自発的安楽死であったことを示している。

新生児、認知症の人、昏睡状態の人に、自発的安楽死を適用することはできない。しかし、彼らがどのように治療されたいかを考えることはできる。このため最も近い親族には、代理同意権や「代理判断」と呼ばれるものが与えられる。

自発的安楽死の原則は、次のように表すことができる。患者の生命維持治療の中止、もしくは差し控えのような死につながる方法や処置について、できる限りいつでも希望を聞く。Cさんの場合、本人の治療を止めて欲しい、死にたいという希望は無視された（事例 11.6 276頁参照）。これは自発的安楽死の原則を侵害している。

しかし、親がはっきりと、積極的安楽死を望んでいたジャック（事例 11.3 275頁参照）の事例には、ジレンマがある。そこには、患者の選択が表れているとはいえず、したがってそれは自発的安楽死の原則を侵害している。

自発的安楽死の原則を適用する利点は、死にゆく人を理性ある人として敬意を払い、人として尊敬の念をもって扱うことにある。人に対するそのような扱いは、家族、医療専門家、職員など、誰がどのような状況のもとで生き、あるいは死ぬのかを決定していく他者に対しての、道徳的なバリアになる。ちなみに自発的安楽死は、良い死のための必要な条件であると言われている。

患者が自発的安楽死を実行できないようなケースでは、人々は次善の策として、もし患者が理性的に考えられるとすれば、何を望むかを考えることだ。

自殺

自殺は、それを防ぐ立場にある医療専門家にとっては、特に懸念される事柄である。文化、宗教、個人などによっては、どんな場合でも自殺に反対する立場をとることがある。彼らの立場を要約すると、いのちは誰にも取り上げることができない賜物ということだ。

トムのケース（事例 11.5 276頁参照）では、自殺を試みようとすることは、道徳的に間違いだった。なぜならば、それは不自然であり、道徳律もしくは宗教の教えに反しているからである。自殺は害悪だと言われている。自殺に反対する実際の主張の一つは、もし自殺をしたいと思う人のすべてが、その思いのままに自殺してしまったら、この世に人間は誰もいなくなるというものである[29]。

自殺は不名誉であるといった否定的な価値観に対して、日本などの一部の文化や個人の中には、自殺を好意的に見ている場合もある。シェイクスピアのブルータスは、自分が不名誉な敗軍の将として、ローマの街中を行進させられると知った時、自殺を選んだ。プッチーニのオペラ「蝶々夫人」の蝶々夫人は、19世紀の日本文化において、拒否され、見捨てられた女性という不名誉を着せられるよりも、自殺を選択した。

自殺という話題は、生きるということに対する基本的な問題を含む。ある部分では陰気で不安なところもあるが、魅力的でもある。ハムレットの「生きるべきか、死ぬべきか」という問いは、不思議なほど病的に、すべての人びとを惹きつける。一時期、叔父による父の殺害の仇を討つことはできないと考えたハムレットは、真剣に自殺を考えた。

　人生のすべては不条理であり、将来に希望がないと考えたアルベール・カミュは、自殺に反対しているようには見えない。ウィリアム・ジェイムズのような思想家たちは、人生を価値あるものとして見なしている。他の人たちは、早まって「死ぬ」ことは「神経がいかれて」おり、健全な精神ではなくなっていると考えた。

　ヒューム、ショーペンハウアー、ミルのような思想家たちはまた、自殺するという決定をそれぞれの個人の問題と見なし、道徳的、法的非難から免除されると考えた。

　ショーペンハウアーは、自殺が悪いというのは「まったくバカげている」という。なぜならば、「世界中で自分以上に、自分自身と自分の人生について、より大きな権利を持っている人はいない」からである[30]。また、ショーペンハウアーは、自殺防止の法案を通過させることはバカげていると考えた。なぜなら、自殺に成功した人は、決して罰せられることはないからである。

　自殺は正しいことだろうか、それとも悪いことなのであろうか。あるケースにおいては悪である。しかし他のケースでは、例えば前述のカレンの事例のように、長期にわたる無意味な苦しみに対する唯一の選択肢と見なされる場合には、悪いこととは言えないだろう。26歳のエイズ患者のトムの場合（事例 11.5 276頁参照）には、ジレンマがある。自殺という問題の賛否両方に、それなりの論拠があるが、決定的に正しい答え、あるいは間違っている答えはない。

　自殺それ自体は、善でも悪でもないかもしれない。自殺に伴う状況は、その自殺が正しいか間違っているかを判断するのに役立つ。自殺はそのプロセスにおいて、時には他者に幇助してもらうことがあるにしても、自己に関することであり、自ら招く死であるという点をはっきりさせる必要がある。

　自殺患者の問題については、思慮深い看護師にとって、考慮すべき喩えが二つある。

　一つ目は、人を自分の身体を自分が希望するように処理できる、財産所有者だとする喩えである。この考えでは、自殺は道徳的に許される。さらに正確に言えば、人が自殺するかどうかは、道徳的でも非道徳的でもなく、道徳とは無関係で、各人が決めるべきこととなる。

　二つ目は、人の身体を所有物、しかも他の何者かの所有物である、という喩えで

ある。このような意味で、いのちが賜物もしくは貸与されているものならば、人は自分の身体を思うようにはできないことになる。代わりに人は、死の時を決定するためには、この重要ないのちを授けてくれた存在に頼ることになる。

いずれの見解も、問題点を解決するには至らないようだ。確かなことは、自分のいのちや身体に関して、人は決して満足することは何もできないということである。

人質と一緒に自分自身も爆破すると脅すハイジャック犯は、身体は個人のものという考え方に反している事例である。第8章で示した16歳のカレンの事例のように、一部の人たちにとってのいのちはもはや、賜物ではなく、むしろ維持していることを希望しない重荷になっている。このように、自殺は道徳的に正しいか、間違っているかについて明らかにされてきていない。理性的な医療専門家と患者の間で、意見の一致を見ない問題である。

理性的自殺

計画的な自殺のような死ぬ権利は、緊急の課題を提起する。臨床医学は、病気の人、障がいのある人、高齢者、虚弱な人たちを延命することで、病的状態の人々の増加をもたらしている。

老年医学分野の倫理学者のムーディ(Moody H. R)は、「自殺は、単に個人の抑うつ症状や、必要とされる福祉サービスが提供されなかったからではなく、まじめな筋の通った解決策であると認識されなければならない。自殺は理解できる人生の選択であり、熟慮した結果であるという認識のもと、理性的な決断だと考えて、私たちはその問題を、できる限り真剣に扱わなければならない」[31]と考えている。

プラド(Prado C. G)によれば、理性的と考えられる自殺であるための重要な要件は、健全な論理的思考、しっかりとした個人の価値観、またそれらの価値観や自殺に対する関心が一貫していることである[32]。自殺についてのこの考えは、すべての自殺が理性的なわけではないと思っている、メンタルヘルスの専門家の考えと対立する。

ムーディは、対外的な義務や関係性を持っている、若者や中年の人々の自殺の場合には、専門家のこの考え方は妥当であると考えている[33]。若者や中年の人が自殺をしようとする環境や条件は、一時的であり変化するからである。このグループにとって、高齢期前の自殺は、与えられた寿命を縮めることになる[34]。

しかしムーディは、高齢者の自殺は、全く異なった問題であると考えている。もし高齢者が充実した人生を送り(それが何を意味するかを知っていると仮定して)、対外的な義務を果たし、そして現在病気や衰弱に直面しているのであれば、一つの死の形として、理性的な自殺を選択することに、反論すべきではないと考えている[35]。

ムーディが、高齢者による理性的自殺を正当化するために、提示する第一の議論は、バランスシートの議論である。彼はそれを生きる価値のある人生の規準に照らして、喜びと苦痛のバランスとして定義している[36]。長生きすることの損失と利益を比較検討し、もし損失が利益に勝るならば、自殺は正当化される[37]（この種の考え方は、進行性のエイズ患者が、苦悩と衰弱を伴う感染症の進行に対して、自殺の選択を動機づける議論であるかもしれない）。この議論はまた、他者に対して負担になることを恐れるという、利他的な理由で使用されるだろう。

ムーディは、最大多数の最大幸福を求めて、高齢者の義務的な自殺を正当化するために、功利主義の原則を使うことの危険性を指摘している[38]。しかし、ムーディの苦痛や喜びに関連したバランスシートの議論は、功利主義を思い出させるものである。

【事例 11.10】 医師による自殺幇助(ほうじょ)

末期がんを患う80代半ばのスミスさんは、オレゴン州の自殺幇助の要件を満たしていた。彼女は、1ページの書式になっている「人道的で尊厳のある方法でいのちを終わらせる薬剤の要請」に記入した。二人の医師が、彼女は末期状態で、6ヵ月以内の余命であると確認した。彼女は、自分のベッドにもたれかかったまま、医師によって処方された薬剤を飲み、ブランデーを少しすすり、ベッドに横たわって家族に囲まれ静かに亡くなった。

法施行の最初の年である1998年には15人（男性8人、女性7人）のみが、この自殺幇助で亡くなった。これらの人々のうち13人はがん患者で、多くは決断力のある性格であり、あるいは長年抱いてきた信条に従って行動する人びとであった、と医師は言っている[39]。オレゴン州の保健課は、法律の結果死に追い込まれたのでもなく、混乱も法の乱用もなかったことが分ったとしている。

カントは「人間はそれ自体において、絶対的または無条件の目的である」[40]という絶対的価値の原則に一致していないとして、この主張に反論している。そして以下のように言う。

> 「しかし人は、手段として扱われるのではなく、その人のあらゆる行動において、いつも目的それ自体として考えられなければならない。ゆえに、いかなる方法でも、本人自ら手足を切り取ったり、傷つけたり、殺すようなことをすることはできない」[41]。

ムーディのクオリティ・オブ・ライフの議論は、もし強制されたなら、長く生きるよりも「よく生きる」ことを選択するという、ストア哲学やソクラテスにさかのぼる。クリトンはソ

クラテスに、「可能性があるならば、あなたは自身を生かす義務があるのではないか」と問いかける。ソクラテスは、「親愛なるクリトン、問題なのは単に生きることではなく、充実して生きるということだ」と答えた[42]。のちにアリストテレスは、幸福を「充実して生きる」[43]と定義した。

数世紀後、もう一人の古代ギリシャ人のセネカは言っている。

> 単に生きることがよいのではなく、充実して生きることが大事である。したがって、賢者は、自分ができるだけ長く生きるのではなく、生きるべき期間だけ生きるだろう……問題は、早く死ぬか遅く死ぬかではなく、より良い死を迎えるか、病気で死ぬかである。そして、良い死を迎えるということは、病気のまま生きていくことの危険性から逃れることを意味している[44]。

クオリティ・オブ・ライフの原則は、治癒不可能な患者、末期患者、高齢者などによる生命維持治療の拒否や中止、あるいは自殺という行為自体を正当化するために、よく使用される。ムーディは、「理性的自殺」に対して反対の議論を提示している。

それは、「われわれの力の内にあるもののみが、私たちの適切な関心ごとである」とするストア哲学[*4]の考えに表われている。「運命で財産をなくしたり、病気になったり、そのほか不慮の出来事に遭遇したとしても、精神の内面的自由はそのまま残っている。よりよく生きるというのは、外的な環境ではなく、この内面的な態度や意識の問題である」[45]。

ムーディは、「理性的自殺」（このフレーズを使っているのは彼だけではない）の概念について、二つの不可解な文を提示している。

彼は、「高齢期における理性的な自殺は間違っている。なぜならば、コミュニティ、人間関係、連帯における深い価値、さらに言うと、人間のライフサイクルでの、異なる年齢層にまたがる深い価値を壊してしまうからだ」[46]と言う。二つ目の文は、「年齢を理由とした理性的自殺は、最初に考えたほどには理にかなっていない」[47]というものである。

「理性的」という限定詞がなければ、人はムーディが示した両方の文を理解でき、それについて、賛成あるいは反対することができる。しかし「理性的」という言葉は、最初の文を矛盾したものにしている。もし「理性的」が、正しいことを意味しているならば、理性的自殺は間違っているはずがないからである。

年齢を根拠とする自殺は、人が将来やその意味を予測できるという考えに基づいているが、高齢であってもうれしい驚きがあるかもしれないと、ムーディは考えている。ど

んな年齢でも、自由にはリスクがある。生き続けるというリスクをとる人は、人生についての理解を制限してしまう早すぎる幕引きに対して、「ノー」と言うのである[48]。

*4　ストア哲学：ストア哲学の考え方では、平静や幸福とは、意志以外の外的なものは私たちに対して何物でもないという確信、つまり善でも悪でもないとしている。幸福な生活とは、外的に恵まれるとか、名誉ある生活をすることではなく、どこまでもロゴスにかなった生活であるとされている。ゼノンをはじめとするストア派の哲学者は、神が定めた世界の神的な論理をロゴスと呼び、時にこれを神とも同一視した。人間の人間たるところは、理性つまりロゴスのあるところにあるとする。（鹿野治助『エピクテートス――ストア哲学入門』岩波新書、1977、p.104）

自殺幇助
【事例 11.11】　看護師のとるべき行動

　ルイスは、あらゆる有効な実験的薬剤を試しているにもかかわらず、症状の進んだエイズ患者である。ルイスはまだ話せる時に、何年もの間主治医である医師と、長年の知り合いである看護師に、バルビツール系の薬剤を使って自殺させてくれるよう頼んでいた。

　もし看護師が、患者に対して薬剤の適切な投与を指示し、支援し、彼が家で安らかに死ねるようにしてあげられるならば、医師は「睡眠薬」を処方し、エイズに関連した死亡診断書に署名する意志がある。それに対し、看護師はどう応え、どのように対処すべきだろうか。看護師のとるべき行動の、道徳的根拠と推論は何であろうか。

　裁判で「生命維持治療の中止は、殺人でも、自殺でも、自殺幇助でもない」[49]という判決をくり返し出している州のほとんどが、他者のいのちを終わらせるために、積極的に援助するのは犯罪としている。いくつかの州裁判所は、「人は死ぬ権利を持っているが、その権利は、自分自身を殺すための、他者の支援にまで拡大されない」[50]という考え方を適用してきた。

　消極的安楽死は、人工的な手段を通して水分や栄養を与えないという、不作為の行為と定義されてきた。自発的かつ積極的安楽死は、患者の生命を維持する人工呼吸器を取り外すようにという患者の要望―委任―[51]で、医師によって患者のいのちを終わらせることである。自殺幇助は、慈悲深い効果的な方法でいのちを終えさせるために、医師、看護師、もしくは専門家ではない他者から、支援を得ることである[52]。

　これらの定義での違いは、明らかに曖昧と言えよう。エイズ患者の擁護者の中には、医療専門家に対して、合法的な自殺幇助を望んでいる人もいる[53]。

　1972年に、ある医師が自分の母親の要請に応じて、母親が死ぬのを援助したケースで、裁判所が実刑を課すことを拒否して以来、オランダ人は自発的かつ積極的で、医師が幇助する安楽死を許してきた。保障措置として、患者には意識があり、判断

能力があり、自分で要請を行い、そして決定について家族、友人、助言者と話し合いをしていることが求められる。家族は患者に代わって自殺幇助を要請することはできず、また認知症もしくは昏睡状態の患者は、安楽死の候補者にはなれない。

患者にはいかなる回復の希望もないこと、耐え難い苦痛があることが必要とされる。今までその患者をケアしたことのない医師を含めて二人の医師が、このケースには望みがないと診断する。それから患者は、医師が（死を招く）クラーレを混入した（眠りを誘発する）バルビツール系の薬剤を注射することに対し、証拠となる承諾書に署名する。

【事例 11.12】 夫婦の選択による死
ホスピスの看護師が仮名で、自分の悲惨な状況を終わらせたいと、妻にずっと懇願してきた患者について書いている。妻は疲れて、患者は絶望していた。看護師は二人に、患者の服用している薬剤が発作を抑えているのだと教えた。薬剤を服用しなければ、彼は死ぬことになるだろう。患者はその後の薬剤の投与を拒絶し、12時間後に亡くなった[54]。

【事例 11.13】 納得した上での個人の選択
ディモシー・クイル博士は、重症を乗り越え、最終的には白血病であった長期療養患者のケースを示している。患者はさらなる治療を拒否し、バルビツール系の薬剤の致死量の処方を要請していた。クイル博士は、その薬剤の使用目的について十分知った上で、処方箋を書いた。そしてさまざまな治療が不成功に終わった後、患者はその薬剤を死ぬために使った。クイル博士は、死因を急性の白血病として報告した。

彼は、患者の死の過程について二つの問題を提起した。それは、人生の最期の時に患者を一人きりにすることが必要であったかと、そのことは害をもたらしたかという問題である[55]。

【事例 11.14】 機械による自殺幇助
ジャック・キボキアン博士は、引退した病理学者で、自殺幇助を要請した患者に対して、致死量の化学薬品もしくは有毒ガスを吸引できるように考案された、自殺幇助装置を開発した。

彼は、これらの患者に意識があり、精神的に判断能力があり、治癒不可能であり、末期の病気で苦しんでいることを条件とした。1994年までに彼はほぼ20名の患者を、自殺幇助装置で死なせた。彼は、死を求める人に致死薬を注射した「積極的安楽

死」を公に放映したことで、刑務所に投獄された。

【事例 11.15】 患者の要請に応じた死

1998年の『米国医師会雑誌（JAMA）』には、また別の事例が報告されている。20歳の末期の卵巣がん患者であるデビーは、不眠に苦しんでいた。産婦人科の研修医は、真夜中に看護師から連絡を受け、デビーを診るように言われた。彼女は激しい嘔吐に苦しみ、酸素と静脈内輸液を必要としていた。ひどい息苦しさのため衰弱して、2日間食べることも眠ることもできなかった。デビーに化学療法の効果はなく、緩和ケアと対症療法が行われるだけであった。

デビーは研修医に、ただ「もうこの状態をおしまいにしてください」[56]と言った。医師は、患者はもとより、デビーの傍らに寄り添っていた母親と思われる年輩の女性、看護師などともそれ以上話し合うことなく、「患者は疲れているので、休息が必要だろう。私にはデビーの健康を取り戻すことはできないが、彼女を安らかにしてあげることができる」という決定を下した[57]。

そこで医師は、これからデビーに安らぎをもたらす何かを与えるので、二人の女性にデビーに「さようなら」を言うように促した。彼は致死量の麻薬を注射し、その薬剤によって4分後にデビーは亡くなった。

医師による自殺幇助の問題は、メディアや学術誌上において論争を巻き起こした。私たちは、幅広く専門的な情報、哲学的考え方、新聞の情報源などから医師による自殺幇助に対する賛成、反対の議論をまとめてみることにした。積極的安楽死、自発的安楽死、そして医師による自殺幇助の違いについて明確な合意がなく、それらの言葉は時には、互いに置き換え可能であるように思われる。

1997年にオレゴンの市民グループは、「成人が、医師に自分の人生を終わらせるための処方を要請し、その薬剤を入手できるようにする」[58]ことを求めて、住民投票を主唱した。そして、それは法律となった。

自殺幇助を要請するには、余命6ヵ月以内の患者で、自分で署名し、保証人がおり、15日の待機期間が必要である。医師には、患者が十分な説明を受け、自発的に決定していることを確かめる義務がある。もしその患者に抑うつの疑いがあるならば、自殺幇助を求めているという情報とともに、資格をもった心理学者か精神科医に照会される[59]。「オレゴン州死の権利委員会」は、患者の自由と死にゆく過程のコントロールという点から問題を捉えている[60]。

理性のある末期患者に自殺幇助を行う医師は、不道徳ではないという11名の医師

の意見に、ヴァンツァーも賛成した[61]。彼は、死にゆくすべての患者は、最大限の安らぎと尊厳のある穏やかな死を迎えられるような、医学的環境が与えられる権利を持っていると考えている[62]。痛みを緩和する処置がなされても、時には苦痛を取り除くためのあらゆる努力がうまくいかないことがある。そうすると患者は、いのちを終えるための支援を求めてくる。医師の中には、この支援が予後に見込みのない患者へのケアの継続のなかで、最終的な行為であると考える人もいる[63]。

1998年には自殺幇助で亡くなった人は、15人のみだった。この法律はオレゴン州ではまだ法的効力があるが、他の州では連邦法によって禁止されている。

『ファイナル・エグジット――安楽死の方法』という、自殺の手引き書の著者であるデレック・ハンフリーは、医師が苦しんでいる末期患者に対して、死ぬのを助けるべきだという考えには、多くの理由があると記している[64]。医師は知識や訓練に基づいて、医学的にどの時点で、安楽死が正当化されるかされないかを、最もよく知っている。そして、医師だけが、薬剤の最大許容量やどれくらいで作用するのかという知識を持ち、致死薬を扱える。咽頭がんあるいは神経疾患のある患者は、いのちを終わらせるための薬剤を飲み込むことができず、注射する必要がある。

患者の中には、家族や友人より長生きしてしまったり、家族関係が悪くなることがあるために、「死に損なう」ことを恐れている者もいる。治療にもはや可能性がなく、患者が安楽死を通して、その苦痛を取り除くことを求める時、医師による援助は最も適切であるという[65]。

カス（Kass L）は、患者の選択、自律、自己決定に対する要求、あるいはそのいのちは長引かせる価値がないという、患者の主張に基づいた積極的安楽死や自殺幇助の実施は、妥当ではないと考えている[66]。同様にカスは、医療の契約モデルに反対し、それを「法律の許す限りどんな要求にも応じる、金さえ出れば何でもやる有能な専門家」に喩えている[67]。

カスはまた、「患者を殺すことを含めて、愛をもってなされるあらゆる行為は、正当で賞賛にさえ値する」[68]という医療の一般的な博愛モデル、もしくは愛に満ちた慈善モデルにも反対している。カスはその理由として、次の議論を提示する。もし医師に、眠気を誘発し、意識レベルを落とすのに十分効果のある薬剤を使う意志があるならば、あらゆる痛みはコントロールできるだろうということだ[69]。

それでも安楽死するということであれば、安楽死の議論は、苦しみを和らげることから、それを支える人、すなわち周囲の人によって、患者のいのちはこれ以上長らえる価値がないと判断され、いのちを終わらせるために使うことに転換されてしまう、と主張している[70]。

この立場からカスは、遷延性意識障害から四肢麻痺まで、また深刻な抑うつからアルツハイマー病まで、あらゆる種類の悲惨な状況にある人は、積極的安楽死の候補者になり得ると主張する[71]。そのような状況においては、患者の自由な同意とインフォームド・コンセントは、ほとんど成立しないからである。

〔安楽死／自殺幇助〕に対するカスの最終的な主張は、一般大衆と医師の両方にある、医学上の奇跡に対する期待は、どんな科学技術によっても治療できない時、医療ではどうにもできないという結論を導いてしまう、というものだ[72]。治すことが、主として技術的な取り組みになってしまっているので、医師には最終的に、技術的解決の提供が期待されることになる。そして次のように述べている。

> もし治療することができないならば、殺して欲しい。自律を保つための最後のもがきや尊厳を強く求めるのは、いのちの終わりの医療化や施設化が、高齢者や不治の病の人から、自律や尊厳のほとんどを奪ってしまうことに反対する主張なのである。かつて誇りを持ち、自律していた人々が、管を挿入され電気ショックを与えられ、異様な機械の傍らで、予後の見込みがなく、管理されて消極的で従順で、よくしつけられた子どもの役を演じさせられるからなのだ[73]。

ビーチャム（Beauchamp T. L）とチルドレス（Childress J. F）は問う。厳しい状況の中で、判断能力があり、延命治療を拒否する法的および道徳的権利を持つ患者が、死ぬのを助けてもいいという医師に、なぜ同じ自律の権利をもって、依頼することができないのだろうか[74]。

1991年に「米国医師会」と「米国老年医学会」は、殺すことあるいは自殺幇助におけるあらゆる医師の関与に対して、正式に反対した[75]。この立場は、患者を殺すことは、看護する、ケアを与える、そして治すという役割と矛盾し、それらの役割の関係者に対立をもたらし、その役割を侵すものであると主張している[76]。

生命倫理学者たちは、倫理はアルゴリズム*5、定式、規則もしくは規律に、結果的につながらないことを認めている。しかし生命倫理は、まさにそのような規則化を追求し、おそらく人の悲劇的な最期を覆そうとするむなしさを、和らげようとしているかに見える。最終的な定式はない。自殺幇助への賛成や反対の議論に関する事例においては、一方で愛に基づく倫理を、もう一方では倫理的理論を参考にする。また、何が正しく何が間違っているのかを決定し、自分がとった見解に対抗する他の倫理理論にも、向き合わなければならない。

看護倫理は科学ではなく、またそうである必要もない。看護倫理は、危害や危害を

もたらす間違った選択を最小限にするために、ガイドラインや規則を利用することがある。しかし、悲劇的な選択に直面している人は、願わくは哲学者であるスピノザが言うように、自分たちにとってより良い決定をするために「理性的直観」を使い、最後には自分の心を決めることである。

自殺幇助についての人の意志をはっきりさせるにあたって、考慮しなければならない合理的な予防手段はある。それは、人びとを単なる手段として扱ったナチスのようになるのを避け、いかなる人のいのちも、暴力的にたやすく奪われることを避けるためである。人は、置かれた状況を注意深く検討した後に、ハムレットのフレーズの中にある「生きるべきか死ぬべきか」を決定するのである。

*5　アルゴリズム：何らかの問題を解くための手順のこと。

宗教的信条への対応

ある人にとっては、生死という重要な問題に対して、宗教的信念というものが、信者の道徳的行為を導き、正当化する究極的価値になっている。非常に強い宗教的信念は、人間の関係性や宗教上の務めと義務、死後も魂が生き続けるという概念などの認識に、大きく影響を及ぼしている。こうした信念をもつ患者と家族にとって、規定されているあらゆる宗教的信念は、必ず実践すべきものである。

その一方で、患者の中には宗教的問題に積極的ではない人もいる。しかし、死が目前に迫ってきた時、子どもの時に学んだ宗教的信念に向き合い、再評価することもある。その結果、なかにはある宗教的儀式に慰めを求める人もいる。看護師自身の宗教的信念の有無に関わらず、看護師は患者の価値観を尊重する。看護師は、適切な聖職者または宗教団体の代表者と連絡を取り、患者の宗教的希望が実現されるまで見守る。

患者は入院の際に、たいてい宗教的選択について尋ねられる。看護師は、アセスメントプロセスの一部として、患者の宗教的関わりについての希望を引き出す機会を持っている。もし患者が、宗教的関わりを得たいと思っているならば、そのような信仰をもつ病院のチャプレンに取り継ぐ。そう思ってないなら、看護師は同じようにそれを尊重する。

このように看護師には、患者の最期に関わる者として、患者が生きている間に、気遣いやケアを示す唯一の機会が与えられているのである。死にゆく人にとって、最後の息を引き取るまで、誰か側にいてもらう必要があるのは、人であることの特質を強調するものである。

宗教の中にはそうではないものもあるが、よく知られている宗教の中には、死にゆく信者に信心を求めるような特別な儀式や儀礼を持つところもある。これに対して、儀式的なことを行わない宗教は、生から死の瞬間まで、人間の愛情やケア、気遣いを重要視する。そのグループには、死にゆく人を訪問し支援する指導者や訪問者、会員がいる。

　看護師には非人間的、技術的、かつ時にはいのちを引き延ばすというような、無情な手段を抑える努力をして、死にゆく人に対する人間的な支援やケア、配慮を調整する機会がある。それは患者や看護師が、宗教的信念を持っているかどうかによらない。宗教が重要な価値であろうとなかろうと、看護師は、個人の人格や生き方に深く根づくような、患者の信念体系をそのまま受け入れる。死に直面している個人の価値観は、個人の選択の表明であり、また思想や言論の自由に対する権利を延長したものなのである。

ヘルスケアにおける宗教の役割

　宗教的信念の役割は、死にゆく患者に、今までの人生は意味がなかったとか、悪いものだったと思わせるのではなく、むしろ良いものであったと再確認させるためにある。このように、近代社会が若さや生産性、快楽を求める中で、宗教は個々の死にゆく患者の疎外感を克服する助けになっている。宗教にはますます、愛、交流、情緒的な援助というメッセージを伴う、牧歌的で治療に役に立つ役割が見いだされる。

　宗教は、家族がバラバラにならないように、家族やコミュニティでの生活を向上させることに役立つ。例えば、自暴自棄の人やアルコール依存症の人、失業者、軽視された人、病気の人々などに、自分たちの本質的価値を再確認させるように支援する。また宗教には、人々をまとめる意味がある。社会が崩壊した状況の中で、宗教は人間関係において、愛と知恵を通して人々を結びつける役割を果たす。そして、人生が意味あるものであったと、個人が再確認できることを目指している。

　人々は、信頼や愛、思いやりや個性、善良さ、そして個人の安全が保障されることを求めている。そして人々は、医療専門家との関係を宗教的なものにすることで、それを見いだす。宗教の力はまた、トルストイの『イヴァン・イリイチの死』のような文学作品を通じても表現されている。この小説では、家族に拒否されている死にゆく男性が、宗教的な愛で、使用人にがんの看病やケアをしてもらい、最期を看取られる。表現の形はさまざまであっても、宗教は真、善、誠実、美を結びつけようとしている。

　多くの宗教が、神やより大きな力を信じてそれを求める。だが、彼らが信じ求めているのは、人間関係や経験における善（good）の考え方である、というのが治療的

な見方であろう。信仰のない人が、宗教的な経験を理解するための一つの方法は、神「God」に一つ「o」を足し、「Good」に置き換えて考えるというものだ[77]。

最後に、ヘア（Hare R. M）が「ブリク（blik）」と呼んでいる宗教的信念は、人の道徳的信念を方向づけ、導くものである。私たちは、死にゆく患者にとって、何が善いことで何が悪いことなのかを、論理的に考えることはできる。しかし宗教は、その中に人の心を含めるよう手助けをしているのである。

死にゆく患者のケアにおける看護師の役割

人がより良い死を迎えられるよう支援することは、その人生の最後の瞬間まで、自尊心、尊厳、選択という人のもつ感覚を支援することである。この目的を達成するには、苦しみを最小限にし、最大限の安らぎを与える、手厚い思いやりのある看護を必要とする。看護師は、この最期の時に、できる限り痛みや不安を感じなくて済むように、冷静かつ繊細で、それぞれの人に応じたケアを提供する[78]。

患者たちの死に対する態度は、非常に異なっている。「態度」という言葉には、感情、認知、行動の側面がある。このような態度とは、倫理的・宗教的または人間性を尊重する原則と共に、個人が死についてどのように考え感じているか、そして最終的に死に直面した時、人がどのように行動するかという要素をすべて含んだものである[79]。

患者の中には、悪化していく自分の状態について、真実をすべて知りたいという人もいる。その一方で、健康が損なわれている自分の症状に対して、絶対に良性であるという理由を見いだそうとする人もいる。個人の性格や成熟度、文化的また民族的指向、教育、宗教的信念の有無、年齢、役割、社会的地位、家族関係などは、死を目前にした患者の反応に影響を与える、変わりやすい要素である。

死にゆく患者の態度に関する、キューブラ・ロス（Kübler-Ross）のよく知られている研究は、段階のアプローチを強調する[80]。キューブラ・ロスは、死にゆく患者がたどる五つの心理的な段階を説明している。

《第1段階》　差し迫った死を拒否したり、無視したり、誤りであると見なすような、否定や孤立である。「私に死が迫っているのではない」「それは真実ではない」、もしくは「それはまさに（がんではなく）関節炎だ」というのが、典型的な否定である。

《第2段階》　不当で不公平であるとして、死に対する激しい怒りや敵意が表現される。「なぜ私が」というのが、この段階の典型的な反応である。

《第3段階》「分かりました、でも……の後に」というように、改心を約束したり償いをするので、結婚や孫の誕生まで死を先送りにして欲しいと、何かと取引するという特徴が、典型として見られる。しかし、病気が進行する過程において、死にゆく人は取引には意味がないと分かり、うつ状態になる。

《第4段階》予測される人生の喪失、愛する人との別れに対する反応としての、抑うつである。「確かに私は悪化してきている」というのは、差し迫った死の容認である。

《第5段階》死が避けられないことを受け入れる段階である。「私は最善を尽くした」は、受容やあきらめの表現の一つである。

キューブラ・ロスは、これらの段階が、人が死を受容するまでにたどる過程として、正常で誰にでも適用できるものだと考えている。彼女は、この死の受容段階を、患者がたどらなければならない悲嘆の作業の終着点と見ている。キューブラ・ロスは、死にゆく患者が、否定や怒りの段階に逆戻りするのを最低限にとどめるのを助けることも、ヘルスケア提供者やカウンセラーの役割だと考えている[81]。

しかし、キューブラ・ロスは、患者がこれらの段階の間を行ったり来たりする、または同時に、二つの段階にいる場合もあることを認めている。

カリシュ（Kalish R. A）は、これらの段階がよく知られているので、「自分を成就させるための予言になってしまう」危険性がある点を、指摘している[82]。段階が普遍的で、頻度が高く、文化に根ざしており、さらに適用性があるかどうかを確かめることは、困難である。なぜなら一貫した研究結果は報告されておらず、臨床医の間では意見が分かれているからである[83]。

研究が行われていないことを踏まえて、カリシュは、死にゆく人が五つの段階を通ることができるように、介入・実践することが、一つの倫理的な課題であると指摘している[84]。

違う質問項目を使ったり、別の方法を用いた調査も、また異なる見識を提供している。ヒントン（Hinton）はある研究で、死にゆく人にインタビューをしている。その中で死にゆく人びとは、予後について理解したいこと、また特に子どものいる人や不安のある人は、たとえ正式な医学的診断を与えられていなくても、自分たちの状態について気づいていることが示されていた[85]。

死にゆく人を対象に行った別の研究では、彼らの状態についての意識の、もう一つの分類をあげている。ワイズマン（Weisman）は、死をはっきりと受け入れている状態と、全く否定している状態との間にあるものを、「中間の認識」と呼んでいる。彼は、きちんと分類してしまうことに対して、警告している。なぜなら患者は、自分の状態に

ついて知っているようでもあり、また知りたいと思っているが、提供された情報を思い出したくないかのように話したからである[86]。

　看護の意味は、「患者が自分の状態について話し合い、そして患者が現在対処できる問題や課題に、焦点を当てる準備ができるまで待つことである」。

　カリシュによって報告されたいくつかの研究によると、死にゆく患者の対処能力は、「良い夫婦関係、一般的に良好な対人関係、人生に対する大きな満足感、死にゆくことについて隠しごとなく話し合えること」によって高められる[87]。判断能力があり、気配りのできる看護師は、患者が自分の身体機能などが衰えていくことに直面する中で、自己コントロールや平静さを維持しようとする時、死にゆく患者の対処能力を支援する。

　別の研究は、予想していたよりも長生きする患者たちは良好な人間関係を持っており、死ぬまで人との親しい付き合いを維持する傾向があることを示している。彼らは医療的支援や情緒的な関係を求め、それを受け止める能力をもっている。深刻な病気であるという事実は受け入れているが、自分が死ぬとは思っていない。また、彼らは病気や治療について恨みごとを言うこともあるが、ひどく落ち込むことは滅多にない[88]。

　したがって、看護師としてのもう一つの機能は、死にゆく患者の怒りや恨みが、個人的な敵意ではなく、自分が無力であることの自然な表現だと受容することだ。怒りは、否定的な感情を吐き出すために役立つのである。

看護介入の判断

　看護に役に立つ考えの一つに、死に対する恐怖は自然なもので誰でも持っており、自分を制御しようとしたり、強さを得ようとしたり、超越的な存在に近づこうとするのは、その恐怖を軽減するためだというものがある。これに従えば、看護を実践する上での重要な目標は、患者が自己管理し、ケア提供者の介入を制限することで、患者の自律の権利を高めることである。

　この目標を達成するための方法の一つは、ケアの計画や実施に、本人を主要な決定者として関わらせていくことである[89]。例えば、死にゆく患者が、自分にとって愛する人の訪問のほうが、着替えたり腸閉塞の治療をするより重要だと決めたなら、何よりそれを尊重すべきである。それは、自分の大事な人から見捨てられるという恐怖感を減らすための手段であり、患者が大切だと思っている経験を、実現できるようにすることで、自己管理の意識を強化するための手段にもなる[90]。

　症状コントロールは、自分自身を制御できなくなることを恐れる人びとや、痛みにとても弱いと思う人びとの自尊心にも重要である。コントロールできない痛みは、多くの患者

第 11 章 末期ケアにおける倫理的問題

を悩ませている。精神機能障害や吐き気、便秘、下痢、感染症、褥瘡、呼吸困難は、どれも同様に悩まされるものである。そのほとんどは周知の方法で管理され、それ以外は積極的な治療で処置される。

それぞれの状況は、現在の症状また予想される症状に対処しようと、個別に最大限に検討される。集中治療室に移されなかったWさん（事例 11.9 277頁参照）のような場合、スタッフと資源の不足により、症状をコントロールできず、結果的に亡くなってしまった。

痛みはほとんどの場合、コントロールできる。現在、痛みのマネージメント技術は、痛みの緩和のための薬剤量やタイミングを、直接管理できるようになっている。痛みの原因が特定されると、それを受けて特別な処置、例えば病的骨折*6に対する予防的な固定、症状を和らげるための放射線療法、あるいは化学療法などが行われることになる[91]。痛み、不安、抑うつを和らげるための、薬剤の選択や組み合わせはますます増えてきており、絶えず改善されている。

麻薬の投与に関しては、例えば少量のモルヒネを回数を増やして投与することは、今まで麻薬を服用していない患者に対して、急速に痛みをコントロールできるとして、勧められている[92]。痛みの効果的なコントロールは、絶え間なく気を配り、継続的に試しながら維持される。死が迫ってきた患者の場合、患者あるいは家族が、痛みを避けるためのセデーション*7に賛成することもあるだろう。

アメリカ大統領生命倫理諮問委員会は、麻薬の投与は規則正しいスケジュールを定めて行うように推奨している。それは、前の投薬の効果が消失してくるのと同時に、次の投薬の効果が出るようにするためである。時には、回数を増やすことが、1回の服用量を増やすよりも、一層効果がある場合もある。

「必要に応じて」（pro re nata：PRN）と書かれた指示により、患者を見ている看護師は、痛みを予防するために、過度の鎮静剤を用いることなく、1回の服用量を調整することができる。しかし、呼吸抑制や過度のセデーションは、規定の量や間隔でナロキソン*8を使用することで食い止められるだろう[93]。

大統領委員会は、「死にゆく患者が麻薬中毒になっているという、看護師と他のケア提供者たちの心配は間違っており、いずれの場合でも見当違いである。薬剤への依存が問題になる患者は、ほとんどいない。さらに身体的、心理的依存が生じても、それは死にゆく患者にとって特に心配なことではなく、ケア提供者にとっても心配はない」[94]とする。

この声明は、人を単なる手段として扱うのではなく、むしろ目的として取り扱いなさいという、カントの倫理の直接的な適用である。この声明は、死にゆく患者の痛みや症

状のなかでも、コントロールしなければ、彼らの人間性を貶（おとし）めてしまうようなものは抑えるという原則を、死期の迫ったすべての患者に対して適用している。

　看護師は、薬剤の1回の服用量または回数の変更を提言するために、患者の投薬に対する反応の看護所見を、効果的に利用することができる。病気や治療計画についての患者の反応に対して、看護師はシステム化された看護診断から、現在の治療の効果を評価し、必要な時は変更するよう提言することができる。

　適切な看護は、痛みや他の症状のコントロールに絶対に欠かせないもので、患者ができる限り長く生きられるようにする。患者の痛みのコントロールを約束し、声明に書かれていることを実践する看護師は、患者の痛みに対する恐怖と心配を和らげる。すると患者は、他の問題でもスタッフを信頼するようになり、結果的に通常より協力的になる。

　死にゆく患者が、ベテランで思いやりのある看護スタッフを信頼することは、患者の見捨てられるといった思いや、事態をコントロールできなくなる恐怖の軽減に、直接役立つだろう。家族が、看護師の能力や気遣いに対して信頼を置けば、自分たちがいない時に、患者が放置されるのではないかという恐怖を、減らすことになるだろう。

　精神機能障害が、病気もしくは治療の結果として現れる時、患者や家族、ケア提供者の間での信頼関係は重要である。不安や抑うつは、死にゆく患者には予想される行動の現れである。痛みや症状のコントロール、快適な方法、刺激の少ない向精神薬、環境への配慮などとともに、共感や支援が絶えず看護師から与えられることで、不安や抑うつが和らげられる。

　呼吸困難のように、死にゆく患者の症状がどんなに苦痛を感じさせるものであっても、苦痛を和らげる利用可能な方法はある。これらの方法には、例えば、入浴、体位変換、吸引、スキンケア、褥瘡へのケア、排便や尿のコントロール、不快な臭いを取り除いた快適な環境の提供、時間通り鎮痛薬を投与すること、意味のない不快な症状をなくすことなど、幅広い特別な看護技術が含まれる。

　人を目的として扱うというカントの原則を、看護師が実践する機会は、いろいろな形でいたるところにある。死にゆく患者をケアする看護師は、この経験が、患者や家族そして自分にとって、深く意味あるものとなるように支援する、さまざまな機会と方法をもっている。アクィナスの愛に基づく倫理を知っており、また深く関与し、ケアを提供している看護師は、患者の話を聴きケアをすることで、患者の苦痛や苦しみを緩和するだろう。

　死にゆく患者の権利擁護者としての看護師の中心的な原則は、できる限り高い水準のケアを提供して、尊厳、敬意、自律という基本的な人間の価値を守ろうと努める

ことである。看護師の能力や思いやりが、いかに患者が穏やかな死を迎え得るかに、大きく左右するだろう。看護師の気遣いは、死にゆく患者と同様に、家族に対する敬意、親切さや礼儀正しさを通じて家族にまで及ぶ。

　家族は、食事の介助をしたり、患者の額をぬぐったり、手を握ったりして、そばにいてあげるように言われるだろう。このような関わり合いの最終の場面では、やり残したことや解消されないままであった緊張関係は、脇に置く。そして、看護師の助けや支えを受けて、家族やその他の大事な人たちは、思いやりと配慮をもって、死という最終の状態を認めるという最期の経験をしていくことになる。

　　＊6　病的骨折：骨に基礎的疾患があり，わずかの外力により骨折に至るものをいう。(南山堂医学大辞典第18版)
　　＊7　セデーション：意識レベルを落とすことによって、苦痛を感じさせなくする治療のこと。
　　＊8　ナロキソン：塩酸ナロキソンはペンタゾシンを含む麻薬およびエンドルフィンの強力な拮抗薬で，麻薬と共に投与しないと薬理学的作用がない。効能は麻薬による呼吸抑制・覚醒延長の改善。

ホスピスのコンセプト

「人を手段ではなく、目的として扱う」というカントの命題に従って、ホスピス運動は死にゆく成人や子どもに対して、思いやりのある手厚いケアを提供する。「ホスピス」という言葉は「巡礼者、若者もしくは恵まれない人のための宿」として定義されている[95]。辞書には、「hospice」という言葉に続いて、「hospitable」という言葉があり、これは客に対して、寛大かつ心のこもった接待をすることであると定義されている[96]。

　これらの言葉は、現代のホスピス運動の創始者で、ロンドンの聖クリストファー・ホスピスの看護師でディレクターであった、シシリー・ソンダース(医師)によって、「死にゆく人のケア」と訳されている。ソンダースによるホスピスのコンセプトは、そこでは家族、友人、子どもやペットは、歓迎され温かくもてなされ、死にゆく患者に、家にいるような快適で心地よい明るい環境を提供することである。

　痛みやその他の症状がコントロールされて、その結果死にゆくプロセスは、意味のある心豊かなもので、人生や愛する人との最期の別れになるだろう。患者は、最後の息を引き取るまで、手厚く、思いやりをもってケアされる。患者は、看護師やケア提供者の熟練した関わりの中で、安心感をもつ。

　このように、患者の痛みや症状のコントロールに関する苦しみや不安は減り、差し迫った死について穏やかになる。死にゆくことや死についての話題が率直に話し合われる。情緒的な支援が、患者を含むすべての人びとによって、互いに絶えず提供される。分かち合い、思いやりのある共同体という概念が、病院全体に普及しているからである。

聖クリストファー・ホスピスに限らず、イギリスのどこでも、今ある痛みや予想される痛みを取り除く必要があるなら、成分にヘロインを含む「ブロンプトン・カクテル」が、いつでも経口で与えられる。患者は次の投与を待つ間、決して苦しむ必要がない。いつも麻薬中毒になるわけではないが、もし中毒になっても優先されるべきは、痛みから解放されることであり、患者が「穏やかな」死を迎えられるように、支援することである。

米国は、ホスピスのコンセプトの変化を経験してきた。ホスピスプログラムの中には、地域看護師とともに、在宅ケアプログラムとして始められ、その後フルタイムのホスピスケアを取り入れながら、発展してきたものもある。

ある病院では、看護師を含むホスピスチームが、病院のすべてのユニットで、死にゆく患者に対するケアの管理責任を担っている。チームはケアを提供し、患者の最善の利益およびユニットスタッフに対する希望について、患者の擁護者となる。また、家族とスタッフに、彼らの死に関する感情について助言し、そして死にゆく患者のために、看護環境を提供するよう努力する。

もう一つのホスピスプログラムは、もし必要ならば、家族やコミュニティ、ホスピスのスタッフを巻き込んで、在宅と病院においてケアを提供するものである。ホスピスのスタッフは毎日24時間待機しているので、見捨てられてしまったと感じる必要はない。

またこれらのプログラムも、ここで論じられていないその他の米国の多くのプログラムも、ホスピスのコンセプトに一致している。死にゆく患者は、いのちが終わる最後の瞬間まで、尊敬、ケア、親愛の情を受けるに値する自己決定をする人として扱われ、支援される。死にゆく人は、これまでのように孤立してしまうことなく、それぞれの人が地域社会の一員と見なされ、あらゆる人生の楽しみや喜びに参加できるようになる。

死にゆく人の身体的苦しみは、コントロールされる。患者は、痛みや見捨てられることを恐れる必要はない。死は、すべての人に訪れるいのちの終わりとして扱われる。

まとめ

死はある人にとっては悲劇であるが、そうは感じない人もいる。ヴィトゲンシュタインが言うように、誰にでも訪れる死は「人生の出来事とは違う。死は克服できない」[97]のである。物理学者の中には、10億年後に宇宙は「ブラックホール」になり、何も残らないだろうという人がいる。そして死んでいく人も、それと同じだと信じている人もいる。生き続ける人には、人生の悲嘆やトラブル、また喜びが続いていく。人にとって、他人の死は乗り越えるべき出来事なのである。

死にゆく患者のベッドサイドで、看護師は患者を支え、死にゆく段階を通し、患者を援助し、思いやりや支援、理解を持って患者の悲嘆を分かち合う。死にゆく患者の最期の時に、倫理的に細やかな感覚を持ち、愛に基づく倫理を重視する看護師は、一人の人間として、人生と運命を共有しているという認識を与える。

一人の人間として、こうした分かち合いのできる看護師は、自分もいずれ死ぬことを思う。そして、どのように人はいのちを終えるのか、またそれが満足のいくものであるかないかは、その時に関わる人たちの、知恵や愛情の有無に左右されることを理解しているのだ。

以上のように、本書を通して私たちは、いのちの始まりから、いのちを支え、そして終わらせるための権利に関する機会や限界を、示そうとしてきたのである。

討論のテーマ

❶ HIVの陽性患者を治療するかどうか決定する時に、通常の治療と特別な治療の間にどのような違いがあるだろうか。
❷ 積極的安楽死と消極的安楽死が道徳的に等しいということに関して、レイチェルズの議論を支持する、または反対する道徳的理由は何であろうか。
❸ 誰かを死ねるようにしたり自殺幇助したりすることよりも、むしろ誰かに死を許可することのほうに、何か道徳的悪があるとしたら、それは何であろうか。
❹ 自殺禁止に反対するショーペンハウワーの議論の長所と短所はどのような点であろうか。

参考文献

1章

1) American Nurses Association. *Nursing: A social policy*. Kansas City, Mo: 1980; 7.
2) American Nurses Association. *Code for Nurses, with interpretive statement*. Kansas City, Mo: 1976; 4.
3) Patridge KB. Nursing values in a changing society. *Nursing Outlook* 1978; 26(6): 356.
4) ibid.
5) Aristotle. *Nicomachean ethics*. Indianapolis: Bobbs-Merrill. 1962; 21.
6) Abbott TK, Fox M (trans). *Fundamental principles of the metaphysics of morals*. Indianapolis: Bobbs-Merrill.1949; 11.
7) Speak up: Health care rationing tops list of pressing ethical issues. *The American Nurse*. 1994; 26(3): 11.
8) ibid.
9) ibid.
10) What nurses are saying. *The American Nurse* 1994; 26(3): 11.
11) ibid.
12) ibid.
13) Speak up: Health care rationing tops list of pressing ethical issues. *The American Nurse*. 1994; 26(3): 11.
14) ibid.
15) Hoffman PB. Decisions near the end of life: Resource allocation implications for hospitals. *Cambridge Quarterly of Health Care Ethics* 1992; 1(3): 230.
16) ibid.
17) ibid.
18) American Nurses Association. *Code for Nurses*, Kansas City, Mo. 1985.
19) ibid.
20) Benner P, Wrubel J. *The primacy of caring*. Menlo Park, Calif: Addison-Wesley.1989; 166-167.
21) Herodotus. *Custom is king*. In: Ladd J (ed). Ethical Relativism. Belmont, Calif: Wadsworth. 1973; 12.
22) Grube GMA *Plato's Republic*. Indianapolis: Hackett Publishing Company. 1974; 5-6.
23) Benner P, Wrubel J. *The primacy of caring*. Menlo Park, Calif: Addison-Wesley.1989; 166-167.
24) ibid.
25) ibid.
26) ibid.
27) ibid.
28) Gilligan C. *In a different voice*. Cambridge, Mass: Harvard University Press. 1982.
29) Noddings N: *Caring*. University of California Press. 1984.
30) Gilligan C. *In a different voice*. Cambridge, Mass: Harvard University Press. 1982; 73.
31) Fried C. *An anatomy of values*. Cambridge, Mass: Harvard University Press. 1971; 227.
32) Williams B. *Moral luck*. Cambridge, Mass: Harvard University Press. 1981; 21.
33) Noddings N. Doubts about radical proposals on caring. In: Burbules N (ed.) *Philosophy of education*. Normal, Ill.: Illinois state university, Philosophy of Education Society 1986; 83.
34) Benner P. *From novice to expert*. Menlo Park, Calif: Addison-Wesley. 1984; 52-53.
35) Keane A, Richmond T. Tertiary nurse practitioners. *Image* 1993; 25(4): 281-284.
36) ibid.
37) Aroskar MA. Ethics in nursing and health care reform: Back to the future? *Hastings Center Report* 1994; 24(3): 11-12.
38) ibid.
39) ibid.
40) American Nurses Association. *A national policy for health care: Principles and positions*. Kansas City, Mo; December,

1977.
41) ibid.
42) Toulmin S. The tyranny of principles. *Hastings Center Report* 1981; 11: 31-39.
43) Joint Commission on Accreditation of Healthcare Organizations. *Accreditation Manual for Hospitals*, 1992 Supplement (Patient Rights, Section RI. 1. 1.6.1); 10.
44) ibid.
45) ibid.

2章

1) Hesse M. Models and analogy in science. In: Edwards P (ed). *The encyclopedia of philosophy*. New York: McMillan. 1967; 5:358.
2) Black M. *Models and metaphors*. Ithaca, NY: Cornell University Press. 1962; 236.
3) Scheffler I. *Reason and teaching*. Indianapolis: Bobbs-Merrill. 1975; 68.
4) Emanuel, EJ, Emanuel LL. Four models of the physician-patient relationship. *JAMA*.1992; 267(16): 2221
5) ibid.
6) ibid.
7) ibid.
8) ibid.
9) ibid, p.2222.
10) ibid, p.2222.
11) ibid, p.2222.
12) ibid, p.2222.
13) ibid, p.2222.
14) ibid, p.2224.
15) ibid, p.2225.
16) ibid, p.2225.
17) ibid.
18) ibid.
19) Smith S. Three models of the nurse-patient relationship. In Spicker SF, Gadow S (eds.). *Nursing images and ideals*. New York: Springer. 1980; 177-179.
20) ibid, p.181.
21) Gadow S. Existential advocacy. In: Spicker SF, Gadow S (eds). *Nursing images and ideals*. New York: Springer. 1980; 81.
22) ibid, p.83.
23) ibid, p.85.
24) ibid, p.85.
25) ibid, p.84.
26) Goodnow M. The patient's bill of rights and the nurse. *Nursing Clinics of North America* 1974; 9:557.
27) Mill JS. *Utilitarianism, liberty, and representative government*. London: Dent. 1948; 208.
28) Abrams N. Moral responsibility in nursing. In: Spicker SF, Gadow S (eds). *Nursing images and ideals*. New York: Springer. 1980; 153-159.
29) Kosik SH. Patient advocacy or fighting the system. *Am J Nursing* 1972; 72(4): 694.
30) Whittaker S. Issues update. *Am J Nursing* 1998; 98(8): 58.
31) Flanagan L. *One strong voice*. Kansas City, Mo: American Nurses Association. 1976; 23.
32) Fowler MD. Ethics relic or resource? *The Code for Nurses. Am J Nursing* 1999; 99(3): 56.
33) American Nurses Association. *Code for nurses with interpretive statements*. Kansas City, Mo.1985: 2.
34) ibid, p.1.
35) ibid
36) ibid
37) ibid, p.4.
38) ibid
39) ibid
40) ibid
41) ibid
42) ibid
43) ibid
44) ibid, p.7.
45) ibid, p.8.
46) ibid
47) ibid
48) ibid, p.9.
49) ibid
50) ibid

51) ibid, p.10.
52) ibid
53) ibid
54) ibid, p.11.
55) ibid
56) ibid, p.12.
57) ibid, p.13.
58) ibid
59) ibid, p.14.
60) ibid, p.15.
61) ibid
62) ibid, p.16.
63) ibid
64) ibid
65) ibid, p.10.
66) ibid, p.18.
67) ibid, p.19.
68) Flanagan L. *One Strong Voice*. Kansas City, Mo: American Nurses Association 1976; 629.
69) ibid, p.20.
70) ibid.
71) Daly BN. Ethics: Why a new code. *Am J Nursing* 1999; 99(6): 64-65.
72) American Nurses Association. *Code for Nurses*: Proposed Revision, Draft #8; 1999.
73) ibid.
74) ibid, p.20.
75) ibid, p.23.
76) ibid.
77) ibid.
78) Flanagan L. *One Strong Voice*. Kansas City, Mo: American Nurses Association. 1976; 624.
79) International Council of Nurses Code for Nurses. *Ethical concepts applied to nursing*. Geneva, May 1973.
80) ibid.
81) ibid.
82) ibid.
83) *The American Heritage Dictionary of the English Language*, (3rd ed.). Boston: Houghton Mifflin. 1996; 366.
84) *Black's law dictionary*. (7th ed.). St. Paul, Minn: West. 1999; 250.
85) Tuma J. Professional misconduct. *Nursing Outlook*. 1977; 25(9): 546.
86) *Dorrence Kenneth Darling v. Charleston Community Memorial Hospital*, 33 111,326,211(NE 2nd 253 1965).
87) Transcript. *The matter of Ms. Jolene Tuma*. Board of Nursing. Idaho. August24, 1976; 186-188,234-235.
88) Austin JL. Performative utterances. In: Austin JL(ed). *Philosophical papers*. New York: Oxford University Press. 1970; 233.
89) American Medical Association. *Principles of medical ethics*. Chicago, 1996.

3章

1) President's Commission for the Study of Ethical Problems in Medicine and Biomedical and Behavioral Research. *Making Health care decision*. Washington, DC: US Government Printing Office. 1982; 33. PB83236703.
2) ibid.
3) President's Commission for the Study of Ethical Problems in Medicine and Biomedical and Behavioral Research. *Summing up*. Washington, DC: US Government Printing Office. 1983; 72. PB83236703. PB83236810.
4) Thompson DF. Hospital ethics. *Cambridge Quart Health Care Ethics* 1992; 1(1):206.
5) ibid.
6) American Nurses Association. *Code for Nurses with interpretive statements*. Kansas City, Mo: American Nurses Association, 1985; 4.
7) ibid.
8) President's Commission. *Making Health care decisions*, p.2.
9) Bandman B, Bandman E. The nurse's role in an interest-based view of patients' rights. In: Spicker SF, Gadow S (eds). *Nursing images and ideals*. New York: Springer-Verlag, 1980; 129.

10) Mezey et al. The Patient Self-Determination Act: Sources of concern for nurses. *Nursing Outlook* 1994; 42(1):30-37.
11) ibid.
12) *ANA Position Statement on Nursing and the Patient's Self-Determination Act*. Washington, DC: American Nurses Association; 1992.
13) Mezey M et al. The Patient Self-Determination Act: Sources of concern for nurses. *Nursing Outlook* 1994; 42(1):30-37.
14) ibid.
15) ibid.
16) ibid.
17) ibid.
18) ibid.
19) President's Commission. *Making Health care decisions*, p.45-46.
20) American Nurses Association. *Code for Nurses with interpretive statements*. Kansas City, Mo: American Nurses Association, 1985; 4.
21) Frankena WK. *Ethics* (2nd ed). Englewood Cliffs, NJ: Prentice-Hall. 1973; 47.
22) President's Commission. *Making Health care decisions*, p.42.
23) ibid, p.43.
24) ibid.
25) ibid, p.44.
26) ibid.
27) President's Commission. *Summing up*, p.70.
28) President's Commission. *Making Health care decisions*, p.16.
29) ibid, p.55.
30) ibid.
31) ibid.
32) ibid, p.57.
33) ibid, p.58.
34) ibid, p.59
35) ibid, p.60.
36) ibid, p.62.
37) Macklin R. *Man, mind and morality: The ethics of behavior control*. Englewood Cliffs, NJ: Prentice-Hall. 1982; 90, 91-95.
38) ibid.
39) President's Commission for the Study of Ethical Problems in Medicine and Biomedical and Behavioral Research. *Deciding to forego life-sustaining treatment*. Washington, DC: US Government Printing Office. 1983; 124. PB83236836.
40) President's Commission. *Making Health care decisions*, p.178.
41) ibid.
42) ibid.
43) ibid, p.179.
44) ibid, p.66.
45) ibid.
46) ibid, p.69.
47) ibid.
48) ibid, p.74.
49) Nurse Practice Act, Title VIII, Article 139. New York State Education Law, 1972.
50) Greenlaw JL. When patients' questions put you on the spot. *RN* 1983; 46(3):79.
51) Nurse Practice Act, Title VIII, Article 139. New York State Education Law, 1972.
52) Holder AR, Lewis JW. Informed consent and the nurse. *Nursing Law Ethics* 1981; 2(2):1.
53) President's Commission. *Making Health care decisions*, p.76.
54) ibid.
55) ibid.
56) ibid, p.36.
57) Nurse Practice Act, Title VIII, Article 139. New York State Education Law, 1972.
58) President's Commission. *Making Health care decisions*, p.147-148.
59) Bradley JC, Edinberg MA. *Communication in the nursing context*. New York: Appleton-Century-Crofts. 1982; 278.
60) ibid, p.278-279.
61) ibid, p.279.

4章

1) Burgess EW, Locke HJ, Thomas MM. *The family* (4th ed). New York: Van Nostrand Reinhold. 1971;1

2) ibid, p.2
3) Thomson J. In defense of abortion. *Philosophy and Public Affairs* 1971;1(1):47-66.
4) Goldman A. *The moral foundations of professional ethics.* Totowa. NJ: Littlefield, Adams. 1980;2-8, 20-22, 34-37, 49, 58-61, 65-69, 88-91, 109, 113, 273, 277-278, 281, 282.
5) Robbins M, Schacht T. Family hierarchies. *Am J Nursing* 1982, 82(2):285.
6) ibid.
7) Feinberg J. The child's right to an open future. In: Aiken W, LaFollette H(eds). *Whose child? Children's right, parental authority and state power*, Totowa, NJ: Littlefiled, Adams. 1980;125-153.
8) Benoliel JQ. The nurse-family relationship. In: Curtin L, Flaherty MJ(eds). *Nursing ethics: theories and pragmatics.* Bowie, Md; Brady. 1982;121.
9) Mill JS. *Utilitarianism, liberty and representative government.* London, England: Dent. 1948;79.
10) Bonoliel JQ. The nurse-family relationship. In: Curtin L, Flaherty MJ(eds). *Nursing ethics: theories and pragmatics.* Bowie, Md: Brady. 1982;121.
11) Toulmin S. The tyranny of principles. *Hastings Center Report.* 1981;11(6):31-39.
12) ibid.
13) Burns C et al. New Diagnosis: Caregivers' role strain. *Nursing Diag* 1993;4(2):73-76.
14) Harding GJ. What about the family? *Hastings Center Report* 1990:20(2):5-10.
15) ibid.
16) Confronting domestic violence. *Report: Official Newsletter of the New York State Nurses* 1998;29(9):4.
17) Feldman J. Divorce and the children. In: Getty C, Humphreys W (eds). *Understanding the family: Stress and change in the American family.* East Norwalk, Conn: Appleton-Century-Crofts. 1981;336.
18) ibid, p.333.
19) Foreman CH Jr. What the AIDS czar can't do. *The New York Times.* July 14, 1993;A19.
20) Leary WE. Long-term contraceptives cost called excessive. *The New York Times.* March 19, 1994;10.
21) ibid.
22) Planned Parenthood. *The future of birth control.* October 18, 1999.
23) Berger J. Vatican official assails method of fertilization. *The New York Times.* October 8, 1987;B6.
24) McCormick RA. Reproductive technologies: Ethical issues. In: Reich WT(ed). *Encyclopedia of bioethics.* (Vol.5) New York: Free Press. 1978;456.
25) ibid, p. 1463.
26) Italian oldest to give birth. *Daily Hampshire Gazette.* July 19, 1994;5.
27) Kolata G. New scope examines embryos in first trimester. *The New York Times.* July 11, 1993;32.
28) ibid.
29) ibid.
30) Healthy baby born after test for deadly gene. *The New York Times.* January 28, 1994;17.
31) Lenon JL. The fetus as a patient: Emerging rights as a person? *Am J Law Med* 1983;9:1-29.
32) American Academy of Pediatrics Committee on Bioethics. Fetal therapy: Ethical considerations. *Pediatrics* 1988;81(6):898-9.
33) ibid.
34) Schneider K. Mothers urge ban on surrogacy as form of slavery. *The New York Times.* September 1, 1986;A13.
35) Editorial. *The New York Times.* June 4. 1988;A26
36) ibid.
37) D'Amato A. Letter to the editor. *The New York Times.* February 18, 1988;A26.
38) Hilts PJ. Panel reports genetic screening has cost some their health plans. *The New York Times.* November 5, 1993;A20.

39) ibid.
40) ibid.
41) ibid.
42) ibid, p.19.
43) *Taber's Cyclopedic Medical Dictionary* (14th ed) Philadelphia: FA Davis, 1981;1427.
44) Lappe M. Genetics and our obligations to the future. In: Bandman EL, Bandman B (eds). *Bioethics and human rights: A reader for health professionals.* Lanham, Md: University Press of America. 1986;86.
45) ibid.
46) *Taber's Cyclopedic Medical Dictionary*, 1246.
47) Lappe M. Genetics and our obligations to the future. In: Bandman EL, Bandman B (eds). *Bioethics and human rights: A reader for health professionals.* Boston: Little, Brown. 1978; 87.
48) Blakesle S. Genetic discoveries raise painful questions. *The New York Times.* April 21, 1987;C1.
49) ibid.
50) ibid.
51) Bullock BL, Rosendal PP. *Pathophysiology* (3rd ed). Philadelphia: JB Lippincott. 1992;53-54.
52) ibid.
53) Lappe M. Genetics and our obligations to the future. In: Bandman EL, Bandman B (eds). *Bioethics and human rights: A reader for health professionals.* Lanham, Md: University Press of America. 1986;91.
54) Ludmerer KM. Eugenics: History. In: Reich WT (ed). *Encyclopedia of bioethics.* (Vol. 1) New York: Free Press. 1978;459.
55) Lappe M. Genetics and our obligations to the future. In: Bandman EL, Bandman B (eds). *Bioethics and human rights: A reader for health professionals.* Lanham, Md: University Press of America. 1986;86.
56) ibid.
57) ibid, p.91.
58) ibid.
59) ibid, p.92.
60) ibid.
61) ibid, p.92.
62) ibid.
63) ibid, p.93.
64) ibid.

5章

1) *Roe v. Wade*, 410 US 113 (1973)
2) ibid.
3) ibid.
4) ibid.
5) ibid.
6) Segers MC. Abortion and the Spreme Court: Some more equal than others. *Hastings Center Report.* 1977;7(4):5.
7) ibid.
8) *Planned Parenthood of Southeastern Pennsylvania v. R.P. Casey*, 112 S.Ct., 2791 (1992)
9) Munson R. *Intervention and reflection: Basic issues in medical ethics* (4th ed). Belmont, Calif: Wadsworth. 1992;61-62
10) *Planned Parenthood of Southeastern Pennsylvania v. Casey*, 505 US 833 (1992).
11) ibid, p.2820.
12) ibid.
13) ibid.
14) ibid, p.2816.
15) Appeals Court Upholds Bans on a Type of Late Abortion. *The New York Times.* October 27, 1999;A18.
16) The Supreme Court: Balancing free speech and government interests: Experts from ruling backing limits on abortion protest. *The New York Times.* July 1, 1994;A16.
17) ibid.
18) ibid.
19) ibid.
20) ibid.
21) Seelye KQ. Accord opens way for abortion pill in the U.S. *The New York Times.* May 17, 1994;1, A16.
22) ibid.

23) ibid.
24) ibid.
25) ibid.
26) Kolata G. Test of fetuses rise sharply amid doubts. *The New York Times.* September 22, 1987;C1.
27) ibid, p. C10.
28) ibid.
29) ibid.
30) ibid.
31) ibid.
32) ibid.
33) ibid.
34) Kolata G. Multiple fetuses raise new issues tied to abortion. *The New York Times.* January 25, 1988;1, A17.
35) ibid.
36) ibid.
37) Regelson W. Letter to the editor. *The New York Times.* October 8, 1987;A38.
38) ibid.
39) ibid.
40) ibid.
41) Dedek JF. Abortion. In: *Ethical issues in nursing—A proceeding.* St. Louis, Mo: The Catholic Hospital Association. 1976;77-78.
42) ibid, p.81.
43) ibid, p.82.
44) Thomson J. A defense of abortion. *Philosophy and Public Affairs.* 1971;1(1):47-66.
45) ibid.
46) ibid.
47) ibid.
48) ibid.
49) ibid.
50) ibid.
51) ibid.
52) Thomson J. A defense of abortion. In: Munson R(ed). *Intervention and reflection* (4th ed). Belmont, Calif: Wadsworth. 1992;79.
53) Toulmin S. The tyranny of principles. *Hastings Center Report* 1981;11(6):21-29.
54) Held V. Abortion and the rights to life. In: Bandman EL, Bandman B (eds). *Bioethics and human rights: A reader for health professionals.* Lanham, Md: University Press of America. 1986:108.
55) St. Thomas Aquinas. *The sin of suicide.* In: Abelson R, Friquegnon ML(eds). *Ethics for modern life* (2nd ed). New York: St. Martin's. 1982;25.
56) Held V. Abortion and the rights to life. In: Bandman EL, Bandman B (eds). *Bioethics and human rights: A reader for health professionals.* Lanham, Md: University Press of America. 1986;105-107.
57) Nozick R. *Anarchy, state and utopia.* New York: Basic Books. 1974;169.
58) Feinberg J. *Social philosophy.* Englewood Cliffs, NJ: Prentice-Hall. 1973;54.
59) Ruddick W. Parents, children and medical decisions. In: Bandman EL, Bandman B (eds). *Bioethics and human rights: A reader for health professionals.* Lanham, Md: University Press of America. 1986;165.
60) Brody B. Opposition to abortion: A human rights approach. In: Arthur J (ed). *Morality and moral controversies.* Englewood-Cliffs, NJ: Prentice-Hall. 1981;200-213.
61) ibid, p.211.
62) ibid, p.212-213.
63) Jaggar A. Abortion and a woman's right to decide. *Philosophical Forum* 1973-1974; 5:351.
64) ibid.
65) Warren MA. On the moral and legal status of abortion. In: Munson R (ed). *Intervention and reflection: An introduction to medical ethics* (6th ed). Belmont. Calif: Wadsworth. 2000;103.
66) ibid, p.102.
67) ibid.
68) ibid, p.70.
69) Sherwin S. Abortion through a feminist ethics lens. In: Munson R (ed). *Intervention and reflection* (6th ed).

70) ibid.
71) Executive Committee on the Division of Maternal and Child Health Nursing Practice. *Statement on Abortion.* Kansas City, Mo; June 12, 1978.
73) American Nurses Association. *Code for nurses with interpretive statements.* Kansas City. Mo. 1976;4.
74) Executive Committee on the Division on Maternal and Child Health Nursing Practice. *Statement on Abortion.*
75) Curtin L, Flaherty MJ. *Nursing ethics: Theories and pragmatics.* Bowie, Md: Brady. 1982;254.
76) Legislative Bulletin No. 14. Albany, NY: New York State Nurses Association. April 27, 1972.
77) ibid.
78) ibid.
79) ibid.
80) Dwyer S. Understanding the abortion problem. In: Dwyer S. Feinberg J (eds). *The problem of abortion* (3rd ed). Belmont, Calif: Wadsworth. 1997;1-20.
81) Sumner LW. A Third Way. In: Dwyer Feinberg (eds). *The problem of abortion* (3rd ed). Belmont, Calf: Wadsworth. 1997;98-113.
82) Gallie WB. Moral Concepts. In: *Proceedings of the Aristotelian Society.* 1980;80:139.

6章

1) Pasero CL. Pain Control: Pain during circumcision. *Am J Nursing* 1997;97(10):21.
2) ibid.
3) Catlin Aj. Physicians' neonatal resuscitation of extremely low birth weight preterm infants. *Image J Nursing Scholar* 1999;31(3):269.
4) ibid.
5) ibid.
6) ibid.
7) ibid.
8) Body H. *Ethical decisions in medicine* (2nd ed). Boston: Little, Brown. 1981;116.
9) ibid.
10) Shaw A. Dilemmas of "informed consent" in children. In: Hunt R, Arras J (eds). *Ethical issues in modern medicine.* (2nd ed). Palo Alto, Calif: Mayfield. 1983;252-258.
11) Munson R. *Interventiona and reflection: Basic issues in medical ethics* (3rd ed). Belmont, Calif: Wadsworth. 1988;114.
12) ibid, p.114-115.
13) Heifitz MD, Mangel C. *The right to die.* New York: Berkeley. 1975;59-60.
14) ibid, p.60.
15) Bulloch BL, Rosendahl PP. *Pathophysiology* (3rd ed). Philadelphia: JB Lippincott. 1992;318.
16) ibid.
17) ibid.
18) *The New York Times.* September 8, 1999;A15. (Advertisement: The Elizabeth Gloser Pediatric Foundation.)
19) ibid.
20) Sack K. Battle lines drawn over newborn HIV disclosure. *The New York Times.* June 26, 1994;23.
21) Sontag D. HIV testing for newborns dated ANSW. In: Beauchamp TL, Walters L. *Contemporary issues in bioethics* (5th ed). Belmont, Calif: Wdsworth. 1999:763-765.
22) American Nurses Association. *Code for nurses with interpretive statements.* Kansas City, Mo. 1985;8.
23) Munson R. *Social context: The baby Doe cases intervention and reflection* (6th ed). Belmont, Calif: Wadsworth. 2000;139-143.
24) American Nurses Association. *Code for nurses with interpretive statements.* Kansas City, Mo. 1985;8.
25) Duff RS, Campbell AGM. Moral and ethical dilemmas in the special care nursery. *N Eng J Med* 1973;289:885.
26) American Academy of Pediatrics. Joint Policy Statement. Principles of Treatment of Disabled Infants. *Pediatrics* 1984;73(4):559-

560.
27) ibid.
28) Hospers J. *An introduction ot philosophical analysis* (3rd ed). Englewood Cliffs, NJ: Prentice-Hall. 1988:122-124.
29) St. Thomas Aquinas. *The sin of suicide*. In: Abelson R, Friguegnon ML (eds). *Ethics for modern life* (3rd ed). New York: St Martin's. 1986;25.
30) Benn S. Abortion infanticide and respect for persons. In: Feinberg J (ed). *The problem of abortion*. Belmont, Calif: Wadsworth. 1973;102.
31) Feinberg J. The problem of personhood. In: Beauchamp T. Walters L (eds). *Contemporary issues in bioethics* (2nd ed). Belmont, Calif: Wadsworth. 1982;113-114.
32) Engelhardt HT. *Foundations of bioethics*. New York: Oxford University Press. 1986;111.
33) Federal Register. March 7, 1983. 48(45):9630-9632.
34) Aristotle. *Nichomachean ethics*. Ostwald M (trans). Indianapolis: Bobbs-Merrill. 1962;3.

7章

1) Wieczorek RR, Natapoff, JN. *A conceptual approach to the nursing of children*. Philadelphia: JB Lippincott. 1981;31.
2) Aris P. Centuries of childhood: *A social history of family life*. New York: Vintage. 1962:128.
3) United Nations. *The declaration of the right of the child*. New York: United Nations: 1959.
4) ibid.
5) Wieczorek RR, Natapoff, JN. *A conceptual approach to the nursing of children*. Philadelphia: JB Lippincott. 1981;33.
6) Holder AR. *Legal issues in pediatrics and adolescent medicine*. New York: John Wiley & Sons. 1977:137.
7) ibid, p.138.
8) ibid.
9) ibid, p.143.
10) ibid.
11) Brown RH. Consent. *Pediatrics* 1976;57(3):414-416.
12) ibid.
13) ibid.
14) Brody H. *Ethical decisions in medicine*. (2nd ed) Boston: Little, Brown. 1981:253.
15) ibid.
16) American Nurses Association. *Code for nurses with interpretive statements*. Kansas City, Mo. 1985;8.
17) Report; NY State Nurses Association. Recognizing the signs and symptoms of child abuse/neglect. May, 1999;30(5):4-6.
18) Munson R. *Intervention and reflection: Basic issues in medical ethics*. (4th ed) Belmont, Calif: Wadsworth. 1992;223.
19) ibid.
20) ibid.
21) Andrews S, Williams AB, Neil K. The mother-child relationship in the HIV-1 positive family. *Image* 1993;25(3):193-198.
22) ibid.
23) ibid.
24) ibid.
25) ibid.
26) ibid.
27) ibid.
28) ibid.
29) ibid.
30) Lipson M. What do you say to a child with AIDS? *Hastings Center Report* 1993; 23(2):6-12.
31) ibid.
32) ibid.
33) ibid.
34) ibid.
35) Committee on Bioethics. American Academy of Pediatrics. *Pediatrics* 1988:81(1):169-171.
36) Nicholson R. Letters. *Hastings Center Report* 1999;29(1):5.
37) ibid.

38) Ruddick W. Parents, children and moral decisions. In:Bandman EL, Bandman B (eds). *Bioethics and human rights: A reader for health professionals*. Lanham, Md: University Press of America. 1986:165-170.
39) Fletcher J. Four indicators of humanhood—the enquiry matures. *Hastings Center Report* 1974;4(6):5.
40) Fromer MJ. *Ethical issues in health care*. St. Louis: Mosby. 1981:12-14.
41) ibid.
42) ibid.
43) ibid, p.32.
44) Cranston M. Human rights, real and supposed. In: Rapheal DD(ed). *Political theory and the rights of man*. Bloomington, Ind: Indiana University Press; 1967, 50-51.
45) ibid.
46) Cranston, M. *What are human rights?* New York: Taplinger. 1973;67.
47) Houlgate L. *The child and the state*. Baltimore: Johns Hopkins Press. 1980;50.
48) Feinberg J. A child's right to an open future. In: Aiken H, LaFollette H (eds). Totowa, NJ: Littlefield, Adams. 1980:125-126.
49) Cranston, M. *What are human rights?* New York: Taplinger. 1973;9-10.

8章

1) Muscari ME. When to worry about adolescent angst. *Am J Nursing* 1998;98(3):22-23.
2) ibid.
3) ibid.
4) ibid.
5) ibid.
6) Young R. In the interests of children and adolescents. In: Aiken W, LaFollette H (eds). *Whose child? Children's rights, parental authority and state power*. Totowa, NJ: Littlefield, Adams. 1980;179.
7) ibid, p. 180.
8) Hoffman ND. The health of american adolescents: Current issues and service gaps. In:Bluestein J, Levin C, Dubler NN (eds). *The adolescent alone*. Cambridge: Cambridge University Press. 1999;50-77.
9) ibid.
10) ibid.
11) ibid.
12) ibid.
13) ibid.
14) ibid.
15) Will G. Condoms don't belong in schools. *Daily Hampshire Gazette*. January 10, 1994;16.
16) ibid.
17) ibid.
18) ibid.
19) ibid.
20) ibid.
21) ibid.
22) Schowalter JE et al. The adolescent patient's decision to die. *Pediatrics* 1973;51(1):97-103.
23) ibid, p. 98.
24) ibid.
25) Bandman E, Bandman B. The nurse's role in protecting the patient's right to live or die. *Advances Nursing Sci* 1979;1(3):21-35.
26) Will G. The case of Phillip Becker. *Newsweek*. April 14, 1980;112.
27) ibid.
28) Ruddick W In the matter of Sieferth. In: O'Neill 0, Ruddick W (eds). *Having children*. New York: Oxford University Press. 1979; 139.
29) Holder A. *Legal issues in pediatrics and adolescent medicine*. (2nd ed) New Haven, Conn: Yale University Press. 1985;240.
30) ibid, p. 239.
31) ibid.
32) Aiken W, LaFollette H. *Whose child? Children's rights, parental authority and state power*, Totowa, NJ: Littlefield, Adams. 1980.
33) Holder A. *Legal issues in pediatrics and adolescent medicine*. (2nd ed).

34) ibid.
35) Holmes SA. Birthrate for unwed women up 70 percent since 1983 study shows. *The New York Times.* July 20, 1994;1.
36) ibid.
37) Golding W *Lord of the flies.* New York: Putnam;1954.
38) Adolescent Health Task Force Position Statement on Adolescent Health. American Nurses Association: Washington, DC; 1998.
39) Donnegan A. *The theory of morality.* Chicago: University of Chicago Press. 1977;6,7, 28-31,102,172,210-243.
40) Hamblet J. Ethics and the pediatric preoperative nurse. *Today's OR Nurse* 1994; 16(2): 16.
41) Sullivan HS. *The interpersonal theory of psychiatry.* New York: Norton. 1953;32.

9章

1) Keniston K. Youth and its ideology. In:Arieti S (ed). *American handbook of psychiatry.* Vol. 1(2nd ed) New York: Basic Books. 1974;422.
2) ibid, p.403.
3) Neugarten BL, Datan N. The middle years. In: Arieti S (ed). *American handbook of psychiatry.* Vol. 1(2nd ed) New York: Basic Books. 1974;596.
4) ibid, p.606.
5) ibid, p.593.
6) Bandman E. The dilemma of life and death: Shall we let them die? *Nursing Forum* 1978;17(2):118-132.
7) Study cites public expense of injuries to motorcyclist. *The New York Times.* July 14, 1988;B7.
8) Brock D. The nurse-patient relation: Some rights and duties. In: Beauchamp T, Walters L (eds). *Contemporary issues in bioethics.* (2nd ed) Belmont, Calif; Wadsworth. 1982;144.
9) Bandman B, Bandman EL. The nurse's role in an interest-based view of patients' reights. In:Spicker S, Gadow S (eds). *Nursing-Images and ideals.* New York: Springer. 1980:135.
10) Brody H. *Ethical decisions in medicine.* (2nd ed) Boston: Little, Brown. 1981:46-47.
11) Bandman EL, Bandman B. Rights are not automatic. *Am J Nurs.* 1977:77(5):867.
12) Brody H. *Ethical decisions in medicine.* (2nd ed) Boston: Little, Brown. 1981:46-47.
13) ibid, p.53.
14) Rawls J. *A theory of justice.* Cambridge, Mass: Harvard University Press. 1971;133.
15) Hart HLA. Bentham on legal rights. In: Simpson AWB(ed). *Jurisprudence.* New York: Oxford University Press. 1973;170-201..
16) Bandman E. The dilemma of life and death: Shall we let them die? *Nursing Forum* 1978;17(2):118-132.
17) MacCormick DN. Rights in legislation. In: Hacker P, Raz J (eds). *Law, morality and society: Essays in honor of H. L.A. Hart.* New York: Oxford University Press. 1977:188-209.
18) Brock D. The nurse-patient relation: Some rights and duties. In: Beauchamp T, Walters L (eds). *Contemporary issues in bioethics.* (2nd ed) Belmont, Calif; Wadsworth. 1982;145.
19) ibid.
20) Beauchamp T. The disclosure of information. In: Beauchamp T, Walters L (eds). *Contemporary issues in bioethics.* (2nd ed) Belmont, Calif; Wadsworth. 1982;172.
21) Kant I. *Fundamental principles of the metaphysics of morals* (1748). New York: Liberal Arts 1949;38.
22) Mill JS. *Utilitarianism, liberty and representative government.* London: Dent. 1948:151.
23) ibid.
24) California Supreme Court. *Tarasoff v Regents of the University of California,* 131 California Reporter. In: Beauchamp

T. Walter L (eds). *Contemporary issues in bioethics*. (2nd ed) Belmont, Calif. Wadsworth. 1982:204-210.
25) Fletcher J. *Morals and medicine*. Boston: Beacon. 1954;58.
26) Downie RS. *Roles and values*. London: Methuen. 1971:131.
27) Feinberg J. The problem of personhood. In: Beauchamp T. Walter L (eds). *Contemporary issues in bioethics*. (2nd ed) Belmont, Calif. Wadsworth. 1982:108-116.
28) Engelhardt HT. Medicine and the concept of person. In: Beauchamp T. Walter L (eds). *Contemporary issues in bioethics*. (2nd ed) Belmont, Calif. Wadsworth. 1982:95.
29) Ramsey P. *The patient as person*. New Haven: Yale University Press. 1970:5.
30) Singer P. Value of life. In Reich W (ed) *Encyclopedia of bioethics*. New York: Macmillan, 1978.
31) Fletcher J. Four indicators of humanhood: The enquiry matures. *Hastings Center Report* 1974:4(6):51.
32) Ruddick W. Parents, children and medical decisions. In: *Bioethics and human rights: A reader for health professionals*. Lanham, Md: University Press of America. 1986, 165-170.
33) Agency for Health Care Policy and Research. *Evaluation and management of early HIV infection: Clinical practice guideline*. US Department of Health and Human Services, Public Health Service. 1994:7. Publication no.7.
34) ibid.
35) ibid.
36) ibid.
37) ibid, p.8.
38) ibid, p.2.
39) ibid, p.9.
40) Munson R. *Intervention and reflection: Basic issues in medical ethics*. (4th ed) Belmont, Calif: Wadsworth. 1992:226.
41) ibid, p.227.
42) ibid.
43) ibid.
44) ibid.
45) ibid.
46) ibid.
47) American Nurses Association. *Nursing: A social policy statement*. Kansas City, Mo; 1980;18.
48) Kohnke MF. *Advocacy: Risk and reality*. St. Louis: Mosby. 1982;18.
49) American Nurses Association. *Code for nurses with interpretive statements*. Kansas City, Mo; 1976;4.
50) Kohnke MF. *Advocacy: Risk and reality*. St. Louis: Mosby. 1982;5.
51) American Hospital Association. *A Patient's Bill of Rights*. Chicago: 1992.
52) Kant I. *Fundamental principles of the metaphysics of morals*. Indianapolis: Bobbs-Merrill. 1949;34.

10章

1) Lidz T. *The person*. (rev. ed) New York: Basic Books. 1976; 512.
2) Bureau of Labor Statistics: Labor Force Participation of Older Men. In: Moody HR (ed). *Aging: Concepts and controversies*. Thousand Oaks, Calif: Pine Forge Press. 1994; 298-300.
3) ibid.
4) ibid, p. 303.
5) Moody HR (ed). *Aging: Concepts and controversies*. Thousand Oaks, Calif: Pine Forge Press. 1994; 300.
6) ibid.
7) Ekerdt DJ. The busy ethic: Moral continuity between work and retirement. In: Moody HR (ed). *Aging: Concepts and controversies*. Thousand Oaks, Calif: Pine Forge Press. 1994; 334.
8) ibid, p. 329.
9) ibid, p. 330.
10) ibid.
11) ibid, p. 334.

12) Lidz T. *The person.* (rev. ed) New York: Basic Books. 1976; 521.
13) ibid, p. 525.
14) Erikson EH. *Childhood and society.* (2nd ed) New York: Norton. 1963; 268.
15) Lidz T. *The person.* (rev. ed) New York: Basic Books. 1976; 512.
16) ibid, p. 514.
17) Bulter RN, Lewis MI. *Aging and mental health.* (2nd ed) St. Louis: Mosby. 1977; ix.
18) Siegel JS. Recent and prospective demographic trends for the elderly population and some implications for health care. In: *Second conference on the epidemiology of aging.* Washington, DC: US Department of Health and Human Services. 1980; 309.
19) Minkler M. Generational equity and the new victim blaming: Critical perspectives on aging. In: Minkler M, Esters C (eds). *The political and moral economy of aging.* Amityville, NY: Baywood Publishing Company. 1991; 67-79.
20) ibid.
21) Siegel JS. Recent and prospective demographic trends for the elderly population and some implications for health care. In: *Second conference on the epidemiology of aging.* Washington, DC: US Department of Health and Human Services. 1980; 309.
22) Daniels N. *Just health care.* Cambridge, Mass: Cambridge University Press. 1985; 14-15, 90-96.
23) Atchley RC. Aging and suicide: Reflection on the quality of life? In: *Second conference on the epidemiology of aging.* Washington, DC: US Department of Health and Human Services. 1980; 141.
24) ibid, p. 143.
25) Annas G et al. *The rights of doctors, nurses and allied health professionals.* New York: Avon. 1981; 80.
26) ibid, p. 81.
27) ibid.
28) ibid.
29) Barry V. *Moral aspects of health care.* Belmont, Calif: Wadsworth. 1982; 3.
30) ibid.
31) ibid.
32) ibid, p. 266-267.
33) Rawls J. *A theory of justice.* Cambridge, Mass: Harvard University Press. 1971.
34) Mill JS. *Utilitarianism.* Indianapolis: The Liberal Arts Press. 1957; 14.
35) ibid, p. 76.
36) Kant I. *Fundamental principles of the metaphysics of morals.* Indianapolis: Liberal Arts Press. 1949; 46.
37) Childress J. Who shall live when all cannot live? *Soundings* 1970; 53: 339-355.
38) Veatch R. What is a "just" health care delivery? In: Veatch R, Branson R (eds). *Ethics and health policy.* Cambridge, Mass: Ballinger. 1976; 134.
39) Macklin R. *Man, mind, and morality: The ethics of behavior control.* Englewood Cliffs, NJ: Prentice-Hall. 1982; 90, 91-95.
40) Annas G et al. *The rights of doctors, nurses and allied health professionals.* New York: Avon. 1981; 80-81.
41) ibid.
42) Plato. *Republic.* (GMA Grube, trans.) Indianapolis: Hackett. 1974; 5-6.
43) Feinberg J. *Social philosophy.* Englewood Cliffs, NJ: Prentice-Hall. 1973; 50-51.
44) Moody HR. *Ethics in an aging society.* Baltimore: Johns Hopkins University Press.1992; 34.
45) ibid, p. 34-35.
46) ibid, p. 34-38.
47) Kant I. *Fundamental principles of the metaphysics of morals.* Indianapolis: Liberal Arts Press. 1949; 46.
48) Rogers PD, Bocchino NL. Restraint-free care: Is it possible? *Am J Nurs* 1999; 99 (10): 27-33.
49) ibid.

50) ibid.
51) ibid.
52) ibid.
53) ibid.
54) ibid.
55) Lynch SH. Elder abuse: What to look for, how to intervene. *Am J Nurs* 1977; 97 (1): 27-30.
56) New York State Nurses Association. Position Statement: Patient abuse, neglect, and maltreatment in nursing homes. 1993.
57) Lynch SH. Elder abuse: What to look for, how to intervene. *Am J Nurs* 1977; 97 (1): 27-30.
58) New York State Nurses Association. Position Statement: Patient abuse, neglect, and maltreatment, 1993.
59) Kohnke M. *Advocacy: Risk and reality.* St. Louis: Mosby. 1982; 5.
60) ibid, p. 2.
61) ibid, p. 5.
62) American Nurses Association. *Code for nurses with interpretive statements.* Kansas City, Mo; 1976; 8.
63) ibid, p. 4.
64) Annas G. Remarks on the law-medicine relation: A philosophical critique. Presented at: Trans-Disciplinary Symposium on Philosophy and Medicine. Farmington, Conn: University of Connecticut Health Center. November 11, 1978.

11章

1) President's Commission for the Study of Ethical Problems in Medicine and Biomedical and Behavioral Research. *Deciding to forego life-sustaining treatment.* Washington, DC: US Government Printing Office; March 1983: 17-18.
2) Guidelines for the Determination of Death. In: *Legal and ethical aspects of treatment for critically and terminally ill patients.* New York: American Society for Law and Medicine and Concern for Dying. 1981; 54-63.
3) Black P. Definitions of brain death. In: Beauchamp T, Perlin S (eds). *Ethical issues in death and dying.* Englewood Cliffs, NJ: Prentice-Hall. 1978; 9.
4) Heifetz MD, Mangel C. *The right to die.* New York: Berkley. 1975; 59-60.
5) Muyskens J. *Moral problems in nursing.* Totowa, NJ: Littlefield, Adams. 1983; 92-93.
6) Davis AJ, Aroskar MA. *Ethical dilemmas and nursing practice.* (2nd ed) Norwalk, Conn: Appleton-Century-Crofts. 1983; 223.
7) Cross J. Whose life is it anyway? *Empire State Report.* March 1983; 25.
8) Muyskens J. *Moral problems in nursing.* Totowa, NJ: Littlefield, Adams. 1983; 92.
9) Levine M. Nursing ethics and the ethical nurse. *Am J Nurs* 1977; 77 (5): 843.
10) Carson R, Siegler M. Does "doing everything" include CPR? *Hasting Center Report* 1982; 12 (5): 27.
11) Pope Pius XII. Symposium on anesthesiology. In: Hayes EJ, Hayes PJ, Kelly DE (eds). *Moral principles of nursing.* New York: Macmillan. 1964; 131.
12) President's Commission. *Deciding to forego life-sustaining treatment.* March 1983; 90.
13) Pope Pius XII. Symposium on anesthesiology. In: Hayes E. J., Hayes PJ, Kelly DE (eds). *Moral principles of nursing*: N.Y. Macmillan. 1964; 131.
14) ibid, p. 62. President's Commission #12.
15) ibid, p. 85. President's Commission #12.
16) Rachels J. Active and passive euthanasia. *N Engl J Med* 1975; 292(2): 78.
17) ibid.
18) ibid.
19) Kohl M. Karen Quinlan: Human rights and wrongful killing. In: Bandman EL, Bandman B (eds). *Bioethics and human rights: A reader for health professionals.* Lanham, Md: University Press of America. 1986; 125.
20) Society for the Right to Die. *Living will declaration.* New York; 1985; 1-2.

21) Society for the Right to Die. *The physician and the hopelessly ill patient*. New York; 1985; 26.
22) ibid, p. 32.
23) Machlin R. Consent, coercion and conflicts of rights. In: Arras J, Hunt R (eds). *Ethical issues in modern medicine*. (2nd ed) Palo Alto, Calif: Mayfield. 1983; 231-238.
24) McCormick R. Organ transplants: Ethical principles. In: Reich W(ed). *Encyclopedia of bioethics*. New York: Free Press. 1978; 1169-1172.
25) Davis AJ, Aroskar MA. *Ethical dilemmas and nursing practice*. (2nd ed) Norwalk, Conn: Appleton-Century-Crofts.1993; 223.
26) Bandman B, Bandman E. The nurse's role in an interest-based view of patient's rights. In: Spicker S, Gadow S (eds). *Nursing image and ideals*. New York: Springer. 1980; 135-136.
27) ibid.
28) President's Commission. *Deciding to forego life-sustaining treatment*. March 1983; 16.
29) Kant I. *Fundamental principles of the metaphysics of morals*. Indianapolis: Bobbs-Merrill. 1949; 39.
30) Schopenhauer A. On suicide. In: Beck R, Orr J (eds). *Ethical choice*. New York: Free Press. 1970; 78.
31) Moody HR. *Ethics in an aging society*. Baltimore: Johns Hopkins University Press. 1992; 73.
32) Prado CG. *The last choice: Preemptive suicide in advanced age*. Westport, Conn: Greenwood Press. 1990; 69.
33) Moody HR. *Ethics in an aging society*. Baltimore: Johns Hopkins University Press. 1992; 73.
34) ibid.
35) ibid.
36) ibid, p. 74-75.
37) ibid.
38) ibid, p. 77.
39) Editorial, "Assisted Suicide in Practice." *The New York Times*. February 24, 1999; A14.
40) Kant I. *Fundamental principles of the metaphysics of morals*. Abbot TK (trans). New York: Bobbs-Merrill. 1949; 39.
41) Kant I. *Fundamental principles of the metaphysics of morals*. In: Moody HR (ed). *Ethics in an aging society*. Baltimore: Johns Hopkins University Press. 1992; 73.
42) Edman I (ed). *The philosophy of Plato*. New York: Modern Library. 1928; 91-106.
43) Aristotle. *Nicomachean ethics*. Thomson JAK (trans). Aylesbury Bucks, England: Penguin. 1975; 66, 78.
44) Seneca. *Letters from a stoic*. Campbell R (trans). Baltimore: Penguin; 1969.
45) Moody HR. *Ethics in an aging society*. Baltimore: Johns Hopkins University Press. 1992; 80.
46) ibid, p. 87.
47) ibid.
48) ibid, p. 88.
49) Moody HR. *Aging: Concepts and controversies*. Thousand Oaks, Calif: Pine Forge Press. 1994; 105.
50) Munson R. *Intervention and reflection: Basic issues in medical ethics*. (4th ed). Belmont, Calif: Wadsworth 1992; 144.
51) McCarrick PM. Active euthanasia and assisted suicide. *Kennedy Inst Ethics J* 1992; 2(1): 79-100.
52) ibid.
53) Munson R. *Intervention and reflection: Basic issues in medical ethics*. (4th ed) Belmont, Calif: Wadsworth. 1992; 144.
53) ibid, p. 148.
54) Cate S. Death by choice. *Am J Nurs* 1991; 91 (7): 32-34.
55) Quill TE. Death and dignity: A case of individualized decision making. *N Engl J Med* 1991; 324 (10): 691-694.
56) It's Over, Debbie. *JAMA* 1988; 259 (2): 272.
57) ibid.
58) Campbell CS. Oregon's fight over the right to die. *Hastings Center Report* 1994; 24 (2):

3.
59) ibid.
60) ibid.
61) Wanzer SH et al. The physician's responsibility toward hopelessly ill patients: A second look. *N Engl J Med* 1989; 320 (13); 846-848.
62) ibid.
63) ibid.
64) Humphrey D. *Final exit: The practicalities of self-deliverance and assisted suicide for the dying.* Eugene, Ore: The Hemlock Society and Dell Paperbacks. 1992.
65) ibid.
66) Kass L. Neither for love nor money: Why doctors must not kill. *The Public Interest* 1989; 94: 26-37, 42-45.
67) ibid.
68) ibid.
69) ibid.
70) ibid.
71) ibid.
72) ibid.
73) ibid.
74) Beauchamp TL, Childress JF. *Principles of biomedical ethics.* (4th ed) New York: Oxford University Press. 1994; 226.
75) ibid, p. 227.
76) ibid.
77) Hare RM. Religion and morals. In: Mitchell B (ed). *Faith and logic.* London: Allen & Unwin. 1957; 192.

78) American Nurses Association. *Code for nurses with interpretive statements.* Kansas City, Mo; 1976; 6.
79) Kalish RA. Death, attitudes toward. In: *Encyclopedia of bioethics.* Vol. 1. 286.
80) Kübler-Ross E. *On death and dying.* New York: Macmillan; 1969.
81) ibid.
82) Kalish. Death, attitudes toward. In: *Encyclopedia of bioethics.* Vol. 1; 287.
83) ibid.
84) ibid.
85) ibid.
86) ibid.
87) ibid, p. 288.
88) ibid.
89) American Nurses Association. *Code for nurses with interpretive statements.* Kansas City, Mo: 1976; 4.
90) President's Commission. *Deciding to forego life-sustaining treatment.* 1983; 276.
91) ibid, p. 278.
92) ibid, p. 279.
93) ibid, p. 283.
94) ibid, p. 284.
95) *Webster's New Collegiate Dictionary.* Springfield, Mass: Merriam. 1974; 553.
96) ibid.
97) Wittgenstein L. *Tractatus logicus philosophicus.* New York: Humanities Press. 1951; 185.

用語解説

愛に基づく倫理（Love-based ethics）：他者に対する愛、ケアリング、献身を示すこと。たとえばエイズの患者を無私無欲で助ける。（第4章から第11章、または「利他主義」の項を参照）

アガピズム（Agapism）：ギリシャ語の言葉である「アガペー（愛）」に由来する愛に基づく倫理。

アクィナス(St. Thomas Aquinas) (1225-1274)：自然法や利他主義（もしくはアガピズムか愛の倫理学）、二重結果の原則を展開した中世の哲学者。

アドボカシー（Advocacy）：助けを必要としている特定の人々に支援をしたり保護したりすること。

アリストテレス（Aristotle）（紀元前384-322）：ギリシャの哲学者で、プラトンの弟子。アリストテレスは、最高の善は幸福であり、徳が幸福をもたらすと考える徳の倫理に多大な影響を与えた。

安楽死（Euthanasia）：患者の意思に基づき、耐え難い苦痛から解放するため、医師が積極的に患者のいのちを終わらせること。（第11章参照）

意思決定プロセス（Decision-making process）：①倫理的問題や倫理的葛藤を確認し明確にする。②関係者や決定に関しての権威者を確認する。インフォームド・コンセントが必要条件。③提示された行動、選択肢、起こりうる結果の分析。④この作業で議論した倫理理論に関する決定や共通の道徳を正当化する。

インフォームド・コンセント（Informed consent）：データや理路整然とした証拠にもとづいて、患者によってなされる決定。患者が治療を行うことに同意した後にのみ、治療が提供される。

隠喩（Metaphor）：イメージ的な言葉を使用したたとえ、類推、モデル。

エイズ（AIDS）：後天性免疫不全症候群。ウィルスやバクテリアの感染に対する実質的すべての免疫を喪失する。

エゴイズム（Egoism）：個人の利益が他者の利益よりも勝ることを強調するような倫理理論。自己中心主義。

黄金律（Golden rule）：自らがして欲しいように他者を扱うべきという行動規範の教え。相互主義理論としても知られている。

看護倫理（Nursing ethics）：看護における道徳的決定を批判的かつ哲学的に評価し正当化すること。

患者の権利章典（Patient's Bill of Rights）：患者のインフォームド・コンセントの権利や、秘密が守られる権利、尊重される権利を保障する全米病院協会の声明。

カント（Kant Immanuel）(1724-1804)：ドイツの哲学者。定言命法（義務の意識に由来し、絶対無条件的に守るべき道徳法の命令）を明示した。これは、「汝の人格および他のすべての人格の内に存する人間性を、つねに同時に目的として扱い、決して単に手段として扱わないように行為せよ」というものである。

まやかしの推論（Fallacy）：推論の誤り。「個人攻撃」（abuse of person）におけるまやかし

の推論は、決定に対する根拠を説明するというよりむしろ、個人を攻撃することで成り立っている。「偶然というまやかしの推論」(accident of fallacy)は、「偶発的な」差異や状況を考慮しないで、すべての状況に、倫理的原則を無差別に適用することである。「権力へ訴える」(the appeal to force)というまやかしの推論は、権力を不適切に利用するものである。「不適切な権限への訴え」(the appeal to authority)というまやかしの推論は、専門分野において適切な権威を有する人々を領域外もしくはそれを越えた分野でも権威者であるとみなすことである。「一般大衆への訴え」(the fallacy of appeal to the populace)におけるまやかしの推論は、「みんながそうしている」ので、それはよいことに違いないというものである。「入り組んだ質問」(the complex question)というまやかしの推論は、前の質問に対し、同意を当てにしている質問をたずねることで成り立つ。「滑りやすい坂」(slippery slope)というまやかしの推論は、もし規則や原則への例外が許されるならば、望まれていない結果を伴うコントロールできない一連の出来事が生じることを仮定することである。「怠惰な帰納的結論」(slothful induction)におけるまやかしの推論は、批判に対して自分の結論を守るために、結論に反論するいかなる根拠も認めないことである。(第3章参照)

クオリティ・オブ・ライフ (Quality of Life)：喜び、苦痛、感情、自己認識というような生活の側面。あるいはいのちの質。

クラブ所属型モデル (Club membership model)：家族内の決められた規則内で、自分が望みどおり行動できるよう優遇される自由がある家族の形態。しかし、他の家族員の利益には無関心である。(第4章参照)

現象学 (Phenomenology)：意識は空間や時間における現実を決定するという哲学的な考え方。

権利 (Rights)：行動したり利益を受けるための正当な根拠。「自由の権利」は、表現と行動の自由である。「福祉の権利」は援助される権利である。(第3章から第11章までを参照)

権利にもとづく倫理 (Rights-based ethics)：権利の役割を強調する倫理理論。目的にもとづく倫理 (功利主義) と義務にもとづく倫理 (カント倫理理論) とともに、3大倫理のひとつで、R.ドーキンによって展開された。

幸福主義理論 (Eudaemonistic ethics)：アリストテレスの幸福にもとづく倫理理論。

功利主義 (Utilitarianism)：善とは最大多数の最大幸福である、という哲学的な考え方。

最善の利益基準 (Best-interest standard)：患者の治療を決定するための客観的で望ましいヘルスケアの基準。

最大幸福の原理 (Greatest happiness principle)：大多数の人に幸福をもたらす決定をすること。

自己決定の原則 (Self-determination principle)：個々の人がどのように生き、どのような治療を受けたり、拒否するかを決めること。

自殺幇助 (Assisted Suicide)：患者が自殺できるように、医療専門家が意図的に支援すること。

自発的安楽死 (Voluntary euthanasia)：当事者によって、意味のある人生をもはや送ることができないと示されたことに基づいてなされる、安楽で苦痛のない死を求める個人的な決定。

所有型モデル (Ownership model)：家族の中で力のある地位にいる者が、他の家族員に影響す

る決定を、その当事者に相談することなく、その利益を勝手に決めていく家族の形態。(第4章参照)

自律(Autonomy)：自己決定とは区別され、人の理性的な意思を実行すること。自律の考え方は、カントによって最初に提唱されるようになった。

真実の告知(Truth-telling)：カントと、後にS.ボークによって定式化された倫理原則で、人が理解する上での理性的な方法として、誠実性を強調している。

正義(Justice)：正義、要求、利益の競合する基準を調整し、それに基づいたヘルスケアの資源やサービスの公平かつ公正な配分(第4章から第11章参照)。

正当化(Justification)：倫理、ヘルスケア、看護倫理における結論を導く適切な根拠。たとえば、ヘルスケア倫理における議論を参照。

生物学的／伝記的の区別(Biological/biographical distinction)：生物学的とは、(物質的な有機体としての)身体、(精神との対立を含意する)肉体的な機能をさし、一方伝記的とは、社会生活を通し、人が精神面や知識を高めていく過程で、人の考え方に変化をもたらす機能をさす。

守秘性(Confidentiality)：普通の人や患者の伝記的なデータについて、その人たちのプライバシーを尊重すること。

相対主義(Relativism)：それぞれの人、それぞれの社会によって、いつでも価値は変化するという考え方。人間の認識や評価はすべて相対的であるとするもの。

ソクラテス(Socrates)(紀元前470-399)：ギリシャの哲学者で、「吟味されていない人生など生きるに値しない」と教えた師でもある。ソクラテスは何世紀にもわたって、模範的な哲学者であり、人物であった。ソクラテスは、対話を通じて相手の持つ考え方に疑問を投げかける問答法により哲学を展開した。

代理判断の基準(substitute judgment standard)：患者が望んでいると思われることを患者に代わって決めること。

タラソフ対カリフォルニア大学理事会(Tarasoff v Regents of University of California)：(第9章、注6を参照)

中絶(Abortion)：胎児の命を意図的に終わらせること。その結果、妊娠の中断は殺人か、それとも女性が自由に選べる権利かという議論が起こっている。

デカルト(Descartes René)(1596-1650)：フランスの哲学者。最も確実なものは考えている自分であることを示したのが、「我思うゆえに我あり」である。人間の考える能力を強調したことは、脳死の定義に影響を及ぼした。

道徳(性)(Morality)：傷つけることより善を行うこと。そして、通常、一般的アプローチ、弁証法的アプローチ、経験的アプローチ、帰納的アプローチ、直感的アプローチのいずれかによって、人が善を行うことを正当化する理由を示すこと。

徳の倫理(Virtue ethics) 生きるために最も良い方法は、正直、勇気、幸福、愛、知恵という伝統的な徳を高めることであるという考え方。

能力(Competence)：患者の能力とは、自分をとりまく時間や空間を認識し、その後理性的な決定を行う能力のことをいう。専門家の能力とは、効果的に患者を治療する能力をいう。

パートナーシップ型モデル（Partnership model）：民主主義的で、意思決定を共有していく家族の形態。(第4章参照)

バイオエシックス（Bioethics）：生物学、医学、看護学、神学、ソーシャルワーク、法学、ヘルスケアを扱う他の領域を応用した哲学的な倫理。バイオエシックスは医学的なケース、法律、哲学的倫理の三角形からなる。

人とみなすための必要最低限の基準（Quorum future）：大多数の人が、人としてみとめられるために持っているもの。たとえば、意識があること。(第6章から第8章参照)

プラトン（Plato）（紀元前428-347）：ギリシャの哲学者。理性的なパターナリズムを含む、ヘルスケアに適用しうる哲学的な考えを幅広く発達させた。

ベンサム（Bentham Jeremy）(1748-1832)：イギリスの法哲学者で、功利主義理論を生み出した。

ミル（Mill. John Stuart）(1806-1873)：ベンサムの最大幸福の原理に基づく功利主義を発展させ、快苦には単なる量には還元できない質的差異があるとした功利主義者。また自由至上主義論を主張する『自由論』を著した。

無知のベール（Veil of ignorance）：人は、その人の生まれや生活環境（例として、性別、人種、社会的経済的地位など）には関知しないということを基本をおいて、正義の原則を決めなければならないというJ.ロールズの考え方。

利他主義（Altruism）：自分自身に対するのと同じように他人にも大いなる愛を示す、(他人の幸福や利益を追求しよう) とする考え方。(アガピズムを参照)

ロールズ（Rawls John）(1921-)：「無知のベール」を通して、正義の原則を選ぶという公正にもとづく正義を強調し、その制度（慣例）とともに生きていくという原理を生み出した、ヘルスケアと看護倫理において極めて重要な意味を示した『正義論』の著者。

訳者あとがき

鶴若麻理

　私たちは今日、科学技術の進展に伴い今まで想像し得なかった、いのちにかかわる様々な新しい倫理的問題に直面しています。例えば代理出産などの生殖医療やクローン技術をはじめとするようないのちの誕生をめぐる生命操作、ヒトゲノム研究の進展に伴う種々の差別や遺伝情報の管理などの問題、ヒト由来の細胞・組織の利用、医科学実験のための被験者の保護、死にゆく人々へのケア、脳死や臓器移植、高齢者介護をめぐる問題などです。このような時代のなかで、私たちがまもらねばならない倫理とは何であろうか、また人やいのちあるものの尊厳とは何であろうかと、一人一人が思考を深め、問うていくことの意味が求められているのではないでしょうか。

　私は、早稲田大学で勉強をする中で、『バイオエシックス（生命倫理）』という学問に出会いました。大学院修士課程では、ホスピスでボランティア活動をするなかで、死にゆく人々へのケアのあり方について考え、博士課程では特別養護老人ホームやデイケアセンターで、高齢者105名へ聞き取りをして、高齢者一人一人のナラティブから、高齢期における生きがいというテーマに取り組んできました。

　このような歩みにおいて、大学や看護専門学校にて、生命倫理や看護倫理を教える仕事をし、現在、聖路加看護大学において生命倫理や看護倫理の教育にたずさわっています。生命倫理や看護倫理に関する様々な事例を取り入れた教科書となる書籍を、友人の仙波由加里さんと探して、この『Nursing Ethics‐through the life span』に出会いました。本書は、いのちのはじめから終わりまで、さまざまな臨床のケースが随所にちりばめられています。

　はじめて本書を手にして読んだとき、鮮烈に記憶に残っているのは、「第一章の看護倫理はなぜ必要なのか」という節でした。なぜ看護に倫理が必要なのか？という根本的な問いで、かつ最も重要な問いかけだと私は思いました。まさに看護倫理を考える上で、まず私たちが考えなければならない問いでしょう。私たちは、看護を一般的に「善い行い」と考えています。しかしそうであるならば、倫理を考える必要はないのではないでしょうか。確かに、私たちが「看護」という言葉を聞いて、思い浮かべるイメージは、決して害となる行為ではないでしょう。つまり看護は善いことを行う目的だから、善い行いなのだと考えられているのです。しかし、看護実践の場で繰り広げられるさまざまな行為や決定は、人々に大きな影響を及ぼします。提供する看護や医療

処置に関する知識の有無、看護師の価値観、対象者の人生観、実践の場の特性、医師とのパワーバランス、同僚との関係性などが複雑に絡み合い、善い行いをしようとしても、それが害を及ぼす力にもなってしまうことがあります。特に看護行為は、相手が存在することで、看護師自身は患者さんにとって最も善い行いであると確信していても、それが必ずしも患者さんにとって、また患者さんの生き方や価値観に照らし合わせてみれば、善い行いとはいえないことがあるのです。このように考えていくと、看護倫理とは、ケアの対象者に対する看護のふさわしい行われ方について考える営みであり、まさにそれは、よりよい看護とは何かという看護の本質を考えることにつながっていくことを、本書を通して改めて実感しました。

　私は、聖路加看護大学大学院や認定看護師課程の看護倫理の講義を通して、臨床経験のある受講生の発する言葉から、臨床現場において何が善であり、何が害であるのかを見極めることがいかに難しいかということを学んでいます。現場にいる人々は、それを考え続け、ケアの実践をしていかなければならないという、ある意味ではとても過酷な現場に身をおいています。

　ケアの対象者に対する看護のふさわしい行われ方を考えるとき、本書で示されている「倫理的意思決定」がまさに重要な概念であるといえます。いかに倫理にかなう意思決定を支援していくのか、ということなのです。これは、当事者である患者さんが自らすべてを決定すれば、あとは何も考えなくて良いということではありません。本書を通して、まさに「倫理的意思決定」のキーワードは、徹底した＜情報提供＞と＜合意＞であり、そして本書ではその＜合意＞に至るまでのプロセスがいかに大切かということが示されています。まさにその＜合意＞に至るプロセスとは、患者さんやご家族のライフスタイルや価値観を見つめながら、看護師もその帆走者として、その道のりを共に歩んでいくことではないかと思います。わが国では、何らかの意思決定をする場合、本人のみならず家族の意向も重要になってきます。本人と家族の意向が異なったり、家族の間で意向が一致しなかったり、＜合意＞に至ることがいかに難しいかということを臨床現場からの声としてよく聞きます。しかし、できる限り＜合意＞を目指す不断の努力が、まさに倫理にかなう意思決定であることを、本書は説得力をもって示してくれています。

　翻訳に際して、多くの皆様にご指導、お力添えをいただきました。まず、監修を快くお引き受けいただきました、恵泉女学園大学学長の木村利人先生に心より深謝いたします。バイオエシックスに関心をもつきっかけを与えてくださいましたことが、今ここに、こういう形で看護倫理に関する書籍の翻訳につながっていると感じております。

　未曾有の超高齢社会の日本に、新たなるメッセージを発信し続け、「新老人の会」

を設立された、聖路加国際病院および聖路加看護大学理事長の日野原重明先生には、高齢期と生きがいというテーマでの博士論文執筆から、今に至るまで多大なるご支援とご指導をいただきましたこと、心より感謝いたします。聖路加看護大学学長の井部俊子先生には、聖路加看護大学において看護と倫理を本質的に考える機会を与えていただきましたこと、心より感謝いたします。そして生命倫理の研究者を志したときから、常に私の歩む道を見まもり、学問上の示唆とご指導を賜りました、元日本大学医学部教授　岡安大仁先生、下訳と日本語を丹念に読み、ご指導いただきました、早稲田大学名誉教授の嵯峨座晴夫先生に深謝いたします。

　看護における倫理教育の意義をご理解いただき、出版のチャンスを与えてくださいました、人間と歴史社　佐々木久夫社長、また何度も私たちの翻訳した文章を読み、忍耐強く最後まで的確なアドバイスをいただきました、人間と歴史社　鯨井教子氏に深謝いたします。

　ネイティブスピーカーとして英語の細かいニュアンスを含めご指導いただきました藤野貞子さん、看護専門家の立場から的確なアドバイスをいただきました、日本赤十字看護大学准教授の吉田みつ子先生、吉田先生をご紹介いただき、いつもあたたかいご支援をいただいている佐藤雅彦氏、佐藤郁子氏に心より感謝申し上げます。またいつもあたたかく見守ってくれる父と母に感謝いたします。皆様のご支援なしには、この翻訳は完成しなかったと思っております。ここに深い感謝の意を述べたいと思います。

　そして何より研究仲間であり、生涯の友である仙波由加里さんと一緒に本書を翻訳できたことが、大きな喜びであります。私の担当章を含めて、様々な方面でサポートしてくださったこと、本当にありがとうございました。

　本書は看護にたずさわる方のみならず、看護と倫理に関心をお持ちの多くの方々に読んでいただき、皆様の人生の歩みと照らし合わせながら、いのちのはじめから終わりまでのさまざまな臨床のケースを通して、倫理にかなう意思決定のあり方や看護の本質的な営みについて考えていただく一助になれば幸いです。

（聖路加看護大学）

訳者あとがき

仙波由加里

　本書翻訳の校正作業も最終段階となった、2009年の梅雨明け近い夏、世間では連日のように、脳死の問題が報道されました。それは、脳死改正法案をめぐって、これまで日本人が抱いてきた死に対する考え方に、大きな転換が訪れようとしていたからです。

　1997年10月から施行されている日本の臓器移植法では、脳死になった本人が、ドナーカードで臓器提供者となることを明らかに希望し、さらにその人の家族が、臓器提供に同意している場合にのみ、脳死判定が行われることになっていました。すなわち、移植のために臓器提供してもいいと考える人にのみ、脳死判定が実施され、医学的に脳死が確認された人だけが、脳死者となっていたわけです。

　しかし、2009年6月18日の衆院本会議では、「脳死は人の死である」ということを前提とし、本人が移植用の臓器提供者になることを拒否していない限り、家族の了承を得られれば、脳死者から臓器摘出できるという案が、投票総数430票のうち、賛成263票で採択されました。

　この案が採択された理由の第一は、移植用の臓器不足の解消を目指すことにあります。これまで、日本国内でなかなか移植用臓器を得られない患者さんは、家族や知人から提供してもらった臓器を利用したり、海外で移植を受けたりして命をつなぎ止めていました。しかし、臓器不足は日本に限ったことでなく、2008年5月のイスタンブール宣言では、移植用の臓器は、自国で調達するべきという考え方が示されました。

　今後、海外での移植が難しくなる。日本国内での移植用臓器を増やさなければいけないという状況が、この案の採択に結びついていると思われます。そして第二に、これまで日本ではできなかった15歳未満の子どもの臓器移植も、できるようにしなければいけない。そうした事情もあって、まだ自分の意志を表明できない子どもが脳死と診断された場合、親や家族の判断で、子どもを臓器提供者にしてもよいとする案が、採択されたのです。

　しかし、一律に「脳死を人の死」とするこの改正案が採択されたことに、私は衝撃を受けました。脳死者はまだ暖かく、心臓も人工呼吸器を付けた状態であるとはいえ、鼓動しています。身体は反射によるものかもしれませんが、動きます。また、妊娠している脳死の女性からの出産例は、各国で報告されています。私自身は、その後

の参院本会議で、この案は覆されるだろうと思っていました。しかし、その予想に反して、参院でも同じ案が採択されたのです。

「人の死とは何なのだろう？」——そんな思いをますます強く感じ、私は自分が担当している「看護倫理」の講義の中で、学生たちとこの話を議論しました。そして、学生の多くが、「自分は脳死になったならば、臓器提供者になってもかまわない。でも、家族が脳死だと判断されても、臓器の提供に同意できるか自信がない。脳死を一律人の死としてしまっていいのか」といった意見を語っていました。

医療に従事する立場では、脳死は、人として活動できる能力が、完全に失われると理解していながらも、いろいろな立場に身を置き換えて考えてみる時、そこにはジレンマがあることを、学生たちは感じているようでした。

私自身は、2003年に早稲田大学大学院・人間科学研究科を卒業し、その後、看護学生の前で、「看護倫理」を教える立場となりました。授業では、医療現場で起こっている倫理的な問題をとりあげ、それらについて学生たちと、患者や医療従事者にとって必要なことや、社会一般にとっての利益などを一緒に考えたりしています。

看護を含む医療の現場では、多くの倫理的問題や道徳的ジレンマが、日常的に起こっています。そこには、マニュアル的な解決方法があることの方が稀で、看護師たちには、医療者としての立場のみならず、患者や家族の立場に立って、彼らの心にも配慮しながら、道徳的判断や倫理的な視点からの検討が求められます。ところが、それは簡単なことではありません。

授業を担当するようになって、大学や看護学校で、やはり教鞭をとっている同じ研究室の同期生である鶴若麻理さんと、何か看護倫理の授業に使える海外の文献や教材はないものかという話を、よくするようになりました。そして、二人で海外の文献を探し始め、出会ったのが、この本でした。

この本の中で、私が一番感銘を受けたのは、医療に携わる看護学生たちに、医療の明るい面ばかりでなく、厳しい現実を示しているところです。たとえば、新生児を扱う章では、もう治る見込みのない子どもを担当している看護師が、その子の世話をしながら、自分の無力さに絶望し、その子どもが亡くなった時、悲しむと同時にほっとしたという話が紹介されています。このような看護師の本音を記した看護の本は、珍しいのではないでしょうか。そして、その内容は、看護師のみならず、社会に生きる一般の人たちにも、さまざまな問題を提起しているように思います。

1章から3章では、哲学的考察に基づく理論別のアプローチを使いながら、倫理理論を詳細に紹介し、4章から11章では、人の生涯（Life Span）を通した、看護領域での具体的な事例をあげて、倫理原則に適用させながら解説を進めています。看護

大学に勤務するある友人からも、「大学院の時に、この教科書を使った」という話を聞いていました。

　米国と日本では、医療をめぐる環境や考え方に異なる点は少なくありませんが、一方で、共通する点、参考となる点も多く見られます。本書は、理論をはじめとして、授業で参考にできる事例を多く含んでおり、翻訳してみたいと思いました。

　出版にあたっては、ボリュームの関係から、原書の一部（原書の3章、4章、5章、6章、7章）は割愛せざるを得ませんでしたが、それでも倫理理論と事例をうまく組み合わせ、バランスのとれた内容になっていると思います。

　翻訳に際しては、多くの方のお力添えをいただきました。まず、監修をしてくださった木村利人先生、このような出版のチャンスをくださった人間と歴史社の佐々木久夫社長、何度も丁寧に文章を読み、最後まで細かなアドバイスをくださった人間と歴史社の鯨井教子氏には、心から感謝しております。本当にありがとうございました。

　また、この他にも、以下の方々の力をお借りしました。

　下訳の段階で、米国の文化的な背景や英語の細かなニュアンスについて、根気強く説明をしてくれたバーバラ・ターナー氏、英語の翻訳において、さまざまなアドバイスをくださった、桜美林大学のブルース・バートン先生、出来上がった日本語の文章を丁寧に読んでくださった早稲田大学の恩師でもある嵯峨座晴夫先生、そして作業の途中、何度となく文章について素人の立場から意見をくれた夫・仙波哲夫（夫はコンピュータ技術者なので、生命倫理の理論的知識はほとんどありません）。これらの方々の支えなしには、この本は完成しなかったと思います。翻訳作業を最後まで支援してくださった方々に、ここに深い感謝の意を表します。

　そして何よりも、研究仲間であり、プライベートにおいても大事な友といえる鶴若麻理さんと出会い、二人で翻訳という作業を行う機会を得られたことを、幸せに思います。鶴若さんがいたからこそ、今回の翻訳が実現しました。まだ、原書の著者であるエルシー・バンドマン氏、バートラム・バンドマン氏に、お目にかかったことはありませんが、近々完成した翻訳本を持って、お二人に会いに行くつもりでおります。

　最後に、看護を勉強される方だけでなく、多くの方にこの本を読んでいただき、それが人生を歩む中で、誰もが遭遇することになる、倫理的な問題を考える上での一助になればと、切に願います。

（桜美林大学総合研究機構）

● 監訳者略歴
木村利人(きむら りひと)
早稲田大学名誉教授。1964年、早稲田大学大学院法学研究科博士課程修了、博士（人間科学）。タイ国立チュラロンコン大学教授、ベトナム国立サイゴン大学教授、ジュネーブ大学大学院エキュメニカル研究科教授、ジョージタウン大学・ケネディ倫理研究所国際バイオエシックス研究部長などを経て、1987年早稲田大学人間科学部教授、2000年早稲田大学国際バイオエシックス・バイオ法研究所・所長。恵泉女学園大学前学長。
日本生命倫理学会前会長、国際長寿センター（ILC）理事、Georgetown University Kennedy Institute of Ethics Journal 編集委員。
CIOMS（国際医科学団体協議会/WHO）国際委員、厚生労働省・厚生科学審議会委員および医師国家試験委員、内閣・司法制度改革推進本部事務局・法曹制度検討会委員、日本医師会・生命倫理懇談会委員、日本弁護士連合会・綱紀審査会委員、東京都病院倫理委員会委員長などを歴任。
主な著書「いのちを考える－バイオエシックスのすすめ」（日本評論社、1987）、「自分のいのちは自分で決める」（集英社、2000）。共編著に「バイオエシックス ハンドブック－生命倫理を超えて」（法研、2003）、「看護に生かすバイオエシックス」（学研、2004）、「クリエイティブ・エイジング－生の充実・いのちの終わり」（ライフサイエンス、2006）、「いのちのバイオエシックス――環境・子ども・生死の決断」（コロナ社、2008）、Cambridge World History of Medical Ethics (Cambridge Univ. Press, 2009)、「いのちを語る」（集英社、2009）、その他著書・論文多数。HP= http://bioethics.jp

● 訳者略歴
鶴若麻理(つるわか まり)
2003年、早稲田大学大学院人間科学研究科博士課程修了、博士（人間科学）取得。専門：バイオエシックス、老年社会学。2004年4月から2007年3月まで、早稲田大学人間総合研究センター助手を経て、2007年4月より聖路加看護大学助教（倫理学／生命倫理）、2010年4月より聖路加看護大学准教授（倫理学／生命倫理）。
主な編著書：2006年「高齢者とリビングウィル」（木村利人・折茂肇編『クリエイティブエイジング』）、2007年「終末期へのまなざし――生命倫理の立場」（袖井孝子編著『死への人間学』）以上、分担執筆、2013年『ナラティヴでみる看護倫理』（鶴若麻理・麻原きよみ編著、南江堂）、2014年『臨床のジレンマ30事例を解決に導く看護管理と倫理の考えかた』（鶴若麻理・倉岡有美子編著、学研メディカル秀潤社）。学術論文：「末期がん患者のスピリチュアル・ニーズについて」（『生命倫理』11、2000年）、「語り（ナラティヴ）からみる高齢者の生きがいの諸相」（『生命倫理』14、2003年）、「ホスピス・緩和ケアにおけるリビングウィル」（『生命倫理』17、2006年）、「台湾のハンセン病に関する一考察－元ハンセン病患者への聞き取りから」（『生命倫理』19、2008年、日本生命倫理学会若手論文奨励賞受賞）など。（1～3章、10、11章訳出担当）

仙波由加里(せんば ゆかり)
早稲田大学大学院人間科学研究科博士課程修了、博士（人間科学）取得。専門：バイオエシックス。桜美林大学加齢発達研究所客員研究員、スタンフォード大学Freeman Spogli Institute visiting researcher。2005年から2008年までInternational Consumer Support for Infertility (iCSi)のコーディネータを務める。
主な著書：2013年「提供精子・提供卵子で生まれた人たちの出自を知る権利とドナーリンキング」（『グローバル化時代における生殖技術と家族形成』(2013)日比野由里編著、日本評論社）、2014年「ドナーおよび遺伝的きょうだい探しを支援するための取り組み―オランダのドナーリンキングシステム」（『精子・卵子・胚の提供をともなう生殖医療と家族』、日比野由里編集・発行）。翻訳：2010年『家族をつくる――提供精子を使った人工授精で子どもを持った人たち』（K. Daniels著"Building a Family with the Assistance of Donor Insemination" 2004、人間と歴史社）。学術論文：2010年 Surrogacy: Donor Conception Regulation in Japan. "Bioethics" 24(7)、2013年「アメリカにおける出生前検査――ダウン症スクリーニング」（『臨床倫理』No1、日本臨床倫理学会）など。米国カリフォルニア州在住。（はじめに、4～9章訳出担当）

著者
ELSIE L. BANDMAN
（エルシー・L・バンドマン）
登録看護師　教育学博士
ニューヨーク市立大学付属ハンター校
ベルビュー看護学部　名誉教授（看護学）

BERTRAM BANDMAN
（バートラム・バンドマン）
哲学博士
ロングアイランド大学ブルックリン校　教授（哲学）

ケーススタディ
いのちと向き合う看護と倫理
―受精から終末期まで―

2010年3月20日　初版第1刷発行
2014年4月1日　　　第2刷発行

著者
エルシー・L・バンドマン＋バートラム・バンドマン

監訳者
木村利人

訳者
鶴若麻理＋仙波由加里

発行者　佐々木久夫
カバーイラスト　東野洋子
造本・装丁　人間と歴史社制作室
発行所　株式会社 人間と歴史社
東京都千代田区神田小川町2-6　〒101-0052
電話　03-5282-7181（代）/ FAX　03-5282-7180
http://www.ningen-rekishi.co.jp
印刷所　株式会社 シナノ

ⓒ2010 in Japan by Ningentorekishisha
ISBN 978-4-89007-177-7

◆ 人間と歴史社 好評既刊 ◆

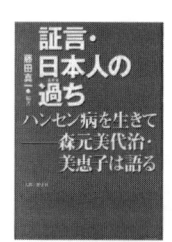

証言・日本人の過ち〈ハンセン病を生きて〉
──森元美代治・美恵子は語る

「らい予防法」によって強制隔離され、見知らぬ土地で本名を隠し、過去と縁を切り、仮名で過ごした半生。自らの生い立ちから発病の様子、入園、隔離下での患者の苦難の生活を実名で証言! ハンセン病対策の過ちと人権の大切さを説く!! 「ニュース23」絶賛! NHKラジオ「深夜便」「朝日新聞」ほか紹介! 「徹子の部屋」に森元夫妻出演・証言! 感動を呼び起こした「事実の重み」　　　　　　　　藤田真一◆編著　定価 2,136 円（税別）

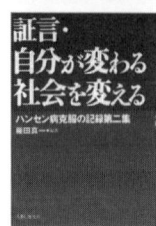

証言・自分が変わる 社会を変える
ハンセン病克服の記録第二集

「らい予防法」廃止から三年半。「人間回復」の喜びと今なお残るハンセン病差別の実態を森元美代治・美恵子夫妻が克明に語る。元厚生官僚・大谷藤郎氏、予防法廃止当時の厚生省担当係長、ハンセン病専門医らの証言から、らい予防法廃止の舞台裏、元患者らによる国家賠償請求の背景、彼らの社会復帰を阻害する諸問題、ひいては日本人の心に潜む「弱者阻害意識」を浮き彫りにする。　　　　藤田真一◆編著　定価 2,500 円（税別）

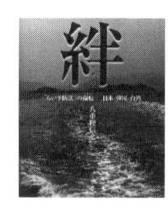

写真集【絆】　DAYS 国際フォトジャーナリズム大賞・審査員特別賞受賞作品
「らい予防法」の傷痕──日本・韓国・台湾

「らい予防法」が施行されて 100 年―。本書は「強制隔離」によって、肉親との絆を絶たれ、仮借なき偏見と差別を生きた人々の「黙示録」であり、アジアの地に今なお残る「らい予防法」の傷痕を浮き彫りにしたドキュメントでもある。元患者の表情、収容施設の模様を伝える日本65 点、韓国 15 点、台湾 14 点、計 94 点の写真を収録。キャプションと元患者の証言には韓国語訳を付す。　八重樫信之◆撮影　定価 2,500 円（税別）

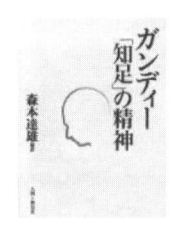

ガンディー　知足の精神
ガンディー思想の今日的意義を問う──没後 60 年記念出版

「世界の危機は大量生産・大量消費への熱狂にある」「欲望を浄化せよ」──。透徹した文明観から人類生存の理法を説く。「非暴力」だけではないガンディーの思想・哲学をこの一書に集約。多岐に亘る視点と思想を 11 のキーワードで構成。ガンディーの言動の背景を各章ごとに詳細に解説。新たに浮かび上がるガンディーの魂と行動原理。
森本達雄◆編訳　定価 2,100 円（税別）

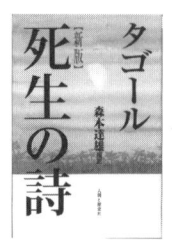

タゴール 死生の詩【新版】　生誕 150 周年記念出版
深く世界と人生を愛し、生きる歓びを最後の一滴まで味わいつくした
インドの詩人タゴールの世界文学史上に輝く、死生を主題にした最高傑作!

「こんどのわたしの誕生日に　わたしはいよいよ逝くだろう／わたしは　身近に友らを求める─彼らの手のやさしい感触のうちに／世界の究極の愛のうちに／わたしは　人生最上の恵みをたずさえて行こう、／人間の最後の祝福をたずさえて行こう。／今日　わたしの頭陀袋は空っぽだ─／与えるべきすべてをわたしは与えつくした。／その返礼に　もしなにがしかのものが─／いくらかの愛と　いくらかの赦しが得られるなら、／わたしは　それらのものをたずさえて行こう─／終焉の無言の祝祭へと渡し舟を漕ぎ出すときに。」（本文より）
森本達雄◆編訳　定価 1,600 円（税別）

◆ 人間と歴史社 好評既刊 ◆

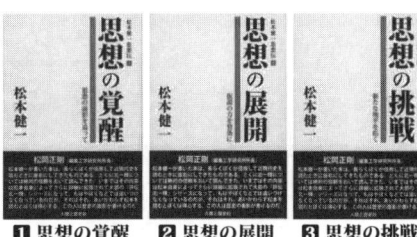

松本健一思想伝
思想とは人間の生きるかたちである

思想は生き方の問題である。ひとは思想によって生きてゆくのではなく、生き方そのものが思想なのである。生き方そのものに思想をみずして、どうしてひとの沈黙のなかに言葉をみることができようか

● 各巻 320 頁　● 定価各巻 1,900 円（税別）

❶ 思想の覚醒　思想の面影を追って
❷ 思想の展開　仮説の力を発条に
❸ 思想の挑戦　新たな地平を拓く

松岡正剛氏（編集工学研究所長）「松本健一氏が書いた本は、長らくぼくが信用して近現代史を読むときに座右にしてきたものである。とくに北一輝については絶対の信頼をおいて読んできた。（中略）あいかわらず松本を読むとぼくは得心する。この人は歴史の面影が書けるのだ。」

『**週間エコノミスト**』「北一輝研究の第一人者で思想家、評論家、作家、歴史家とさまざまな顔を持つ著者の膨大な作品の「まえがき」「あとがき」を集めた3冊本『松本健一思想伝』の第1巻。年代順に並べられ、1971年からの著者の思想的変遷が一目瞭然。3冊を通読すると、近現代史を見る著者の目が一貫して歴史の底に潜む思想の葛藤、ひいては一人一人の人間の思想的苦闘に向いていることが再確認できる。この巻では「私の同時代史」の長文が今も輝きを放ち、秀逸だ。」（2013・7・30 号）

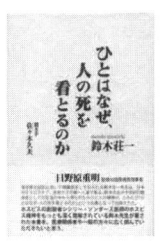

ひとはなぜ、人の死を看とるのか
日本的ホスピスのかたちを求めて

日野原重明 聖路加国際病院理事長「東京都大田区において開業医をしておられる鈴木荘一先生は、日本のホスピスケア、在宅ケアの第一人者である。鈴木先生が半世紀の臨床医としての生活の中から得られたホスピスの精神が、このたび『ひとはなぜ、人の死を看とるのか』という名著となって出版された。ホスピスの創設者シシリー・ソンダース医師のホスピス精神をもっとも深く理解されている鈴木先生が著された本書を、医療関係者や一般の方々に広く読んでいただきたいと思う」　**鈴木荘一◆著　聞き手◆佐々木久夫　定価 2,700 円（税別）**

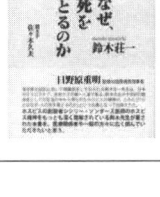

音楽の起源〔上〕
人間社会の源に迫る『音楽生物学』の挑戦

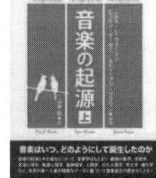

ニルス・L・ウォーリン／ビョルン・マーカー他◆編著　山本聡◆訳　定価 4,200 円（税別）
音楽はいつ、どのようにして誕生したのか。音楽の起源とその進化について、音楽学はもとより、動物行動学、言語学、言語心理学、発達心理学、脳神経学、人類学、文化人類学、考古学、進化学など、世界の第一人者が精緻なデータに基づいて音楽誕生の歴史をたどる！
（原書『The Origins of Music』：マサチューセッツ工科大学出版部発行）
毎日新聞評：言語は音楽であり、音楽は言語だったのではないか。『音楽の起源』と銘打ってはいるが、本書は実質的に「言語の起源」であり、「人間社会の起源」である。

〈ケーススタディ〉いのちと向き合う看護と倫理　受精から終末期まで

エルシー・L・バンドマン＋バートラム・バンドマン◆著　木村利人◆監訳　鶴若麻理・仙波由加里◆訳
倫理的思考を通して患者の人間としての尊厳・QOL・自己決定の在り方を具体的に提示、解説。「子宮の中から墓場に至るまで」の応用倫理に対応する構成。ライフスパンごと臨床現場に即した様々な事例（52例）を提示、そのメリット・デメリットを解説。各章ごとに「この章で学ぶこと」、「討論のテーマ」を配し、学ぶべきポイントを要約。理解を助けるために脚注および用語解説を付録。定価 3,500 円（税別）

◆ 人間と歴史社 好評既刊 ◆

シリーズ 死の臨床 全10巻

日本死の臨床研究会●編

【編集責任代表】大阪大学名誉教授・日本死の臨床研究会前世話人代表 柏木哲夫

我が国におけるホスピス・ターミナルケアの歴史を網羅

医学、心理学、哲学、思想、教育、宗教から現代の死を捉らえた本邦唯一の叢書！比類ない症例数と詳細な内容！

セット価格：58,000円（税別）
各巻定価：5,800円（税別）
各巻A5判上製函入

日本人はどう生き、どう死んでいったか

「本書は、全人的な医療を目指す医療従事者や死の教育に携わる人々の間で、繰り返し参照される感動的な記録として継承されていくだろう。
同時にこの大冊には、21世紀の医学創造のためのデータベースとすべき豊穣さがある」
……………作家・柳田邦男氏評